KLINGER MONIKA

Erwin Böhm

Verwirrt nicht die Verwirrten

Erwin Böhm

Verwirrt nicht die Verwirrten

Neue Ansätze geriatrischer Krankenpflege

Psychiatrie Verlag

CIP-Titelaufnahme der Deutschen Bibliothek

Böhm, Erwin:
Verwirrt nicht die Verwirrten : neue Ansätze geriatrischer Krankenpflege / Erwin Böhm. – Orig.-Ausg., 9. Aufl. – Bonn : Psychiatrie-Verl., 1996
(Ist heute Montag oder Dezember?, Verwirrt nicht die Verwirrten, Alte verstehen / Erwin Böhm)
ISBN 3-88414-097-3

Gesamtausgabe Übergangspflege:
Böhm, Erwin:
Ist heute Montag oder Dezember?, Verwirrt nicht die Verwirrten, Alte verstehen / Erwin Böhm. – Bonn : Psychiatrie-Verl.
ISBN 3-88414-108-2

Originalausgabe

Titelfoto: Lutz Schmidt/JOKER, Bonn
Umschlag: markus lau, Berlin
Herstellung: Monika Rohde, Psychiatrie-Verlag
Satz und Druck: Clausen & Bosse, Leck

Inhaltsverzeichnis

Vorwort

Erwin Böhm hat ein Buch geschrieben, das verändernd wirkt. »Verwirrt nicht die Verwirrten« verändert die Berufsethik der krankenpflegenden Berufe in der Psychiatrie und bricht mit dem üblichen Stil, in dem bisher über geriatrische Krankenpflege – meist von Medizinern – geschrieben wurde.

Mit seinem neuen Buch ist es Böhm gelungen, was sonst der Quadratur des Kreises gleichkommt, nämlich sowohl für Theoretiker als auch für Praktiker zu schreiben. Nach der Lektüre werden die Theoretiker erschrocken sein über die praktischen Auswirkungen ihrer Forschung auf eine neue Krankenpflege, und die Praktiker werden nicht mehr einfach so weiterhandeln können wie bisher, weil dieses Buch ihre Handlungsgrundlagen radikal hinterfragt.

Erwin Böhm gilt als einer der Initiatoren der Re-aktivierenden Krankenpflege. Mit der ihm eigenen Konsequenz hat er eine neue Pflegetechnik kreiert und publik gemacht.

In diesem Buch steht jedoch nicht die Bedienungsanleitung für diese Technik. Böhm geht es nicht nur um die Schilderung anderer Arbeitsstile und -tricks, er beschäftigt sich vor allem mit der Ethik, der Normierung und den Schuldgefühlen, die uns in unserer Gesellschaft dazu bringen, mit altersverwirrten Menschen so umzugehen, wie wir es jeden Tag tun. Er schildert eindrücklich, warum es nichts nützt, Fachpersonal eine andere Pflegetechnik beizubringen, ohne zu fragen, welche Grundlagen – bewußte und unbewußte – die bisherige hat. Die Beschreibung eines Realitäts-Orientierungstrainings bliebe für alte Menschen allein technokratisch.

Böhms Ansatz ist die Lebensgeschichte, die Anthropologie der alten Menschen.

Dies hört sich nach Theorie und Trockenheit in der Darstellung an. Aber Erwin Böhm schafft es mit seiner ihm eigenen, lebendigen Sprache und vielen Beispielen aus dem Alltag ungezählte »Aha-Erlebnisse« zu vermitteln. So werden die praktischen Fallschilderungen – zweifellos ein Höhepunkt in diesem Buch – zum Lesegenuß. In ihnen wird für jede/n nachvollziehbar, wie Böhms Konzept der Re-aktivierenden Krankenpflege angewendet werden kann.

Dabei fungiert das Realitäts-Orientierungstraining als eine hilfreiche Technik, damit sich die Alten wieder in ihren Lebenszusammenhängen zurechtfinden. Als solche bleibt sie aber wirkungslos, wenn sie nicht von Menschen praktiziert wird, die eine veränderte Einstellung zu sich selbst und zu den Alten eine andere, neue Anthropologie haben.

Klaus Nouvertné

Einleitungsgedanken

Das fängt ja schon gut an, wenn man einen Oldtimer mit einem Oldie vergleicht

Als junger Mann bildete ich mir immer ein, daß ich meinen ersten schrottreifen Wagen solange fahre, bis er eben auseinanderfällt. Ich dachte, das geht! Nun, die Praxis hat mich eines besseren belehrt. Zuerst ging die Kupplung kaputt: »Na ja, diese richten wir noch. Das rentiert sich. Das nächste Mal, wenn wieder etwas ist, werfen wir ihn weg.« Natürlich ist zwei Wochen später wieder etwas gewesen, nämlich mit dem Getriebe. »Wenn wir's Getriebe auch noch reparieren, dann ist er ja fast neu. Also, das rentiert sich auch noch – na los.«

Kaum ist das Getriebe repariert, brennt ein Kabel durch. Schweißstelle über Schweißstelle, Rost über Rost, aber der Oldtimer ist eben der größte und schönste und man putzt und putzt, und dann ist eben diese Kleinigkeit noch zu reparieren und diese Kleinigkeit und diese und diese... – und dann ist es der Ehefrau zu blöd und sie kauft ein neues Auto. Man denkt aber noch immer mit Rührung, noch nach drei neuen Autos an seinen Oldie, an seinen alten Auto-Opa 1940.

Auch die Verwandten eines alten Menschen bilden sich ein, sie könnten so lange mit ihm »fahren«, bis er eben auseinanderbricht. Aber auch hier geht dies nicht. Der Medizin ist es gelungen, viel »reparieren« zu können – genauso wie beim Auto – und so haben wir alle 14 Tage mit einer anderen »Reparatur« zu rechnen. So beginnt er eines Tages schlecht zu sehen und muß zum »Mechaniker« (Katherakt operieren). Kaum hat er sich wieder gefangen, fällt er. Eine Schenkelhalsfraktur ist die Folge und wieder wird ein Aufenthalt in einer »Reparaturwerkstatt« erforderlich. Sobald der Teil »geschweißt« ist, Aktivierung, neu eingefahren, weiter geht's!

Aber eine Roststelle, eine Reparaturstelle nach der anderen stellt sich ein. Jede Reparaturstelle läßt ein Leiden zurück, nichts heilt restlos (Restitutio ad integrum), sodaß ein Durchschnitts-Oldie auf ca. 16 Roststellen (= Diagnosen/Leiden) kommt.

Er wird auch immer langsamer und fährt meist nur mehr ein und dieselbe Strecke (Altgedächtnis). Sollte er einmal in Urlaub fahren, geht es einmal in eine andere Gegend, ist es schon möglich, daß er nicht mehr nach Hause findet (Altgedächtnis).

Nun, vieles kann man reparieren, sollte aber eines Tages die elektronische Steuerung (Gehirn) ausfallen, ist es meistens mit Reparaturen zu Ende; man muß den Oldie in eine Dauerparkgarage stellen (Altersheim, Psychiatrisches Krankenhaus) und dort (das ist immer so, wenn etwas lange herumsteht) zerfrißt ihn der Rost.

Ja, manche bekommen nicht einmal mehr das »grüne Pickerl« (TÜV-Plakette), weil sie nicht mehr umweltfreundlich sind, weil sie andere behindern, zum Beispiel während der »Rush-hour« in der Straßenbahn fahren oder immer dann, wenn die anderen einkaufen, im Supermarkt sind.

Jeder meint es natürlich gut, wenn er den Oldie nicht mehr so hernimmt und ihn in die Garage stellt. Es tut auch allen um den Oldie leid.

Nun, ich habe 1979 eine neue »Reparaturwerkstatt« eröffnet und aktiviere solche Oldies, indem ich sie langsam wieder »restauriere«. Wir fahren dann natürlich nur alte Wege ab (Altgedächtnis-Aktivierung) und lassen ihn auch so fahren, wie er will: langsam in die Kurve und nicht das Getriebe überfordern. Ich möchte euch liebe »Fahrer« lehren, wie man mit einem Oldie zwar langsam, aber doch noch von der Stelle kommt, um das Verrosten unserer Oldies in einem Heim zu verhindern.

Ein Oldie ist eben ein Oldie. Man muß mit ihm umgehen können. Er ist mir sehr viel wert, denn ein Oldie ist ein wertvolles Fahrzeug, dem man sehr lange nachtrauert. Und wenn er weg ist, nie mehr wieder zu bekommen ist, denn jeder ist eine Einzelausgabe – schützt sie!

Diese »Reparaturanleitung« für geronto-psychiatrische und geriatrische Patienten ist also aus Meinungen und Erfahrungen aufgebaut.

Nun zu meinen Meinungen zum Thema »Alter – und wie geht man damit um«. Natürlich habe ich nicht übersehen, daß Meinungen keine wissenschaftliche Aussagekraft besitzen. Ich habe allerdings auch noch keine praktisch einsetzbare wissenschaftliche Aussage gelesen, die den Patienten helfen könnte. Natürlich haben zum Thema »Reparatur von Oldies« viele Leute viele Meinungen: ARBÖ (Auto Radfahrerbund Österreichs) (Klinik) eine, der Mechaniker (Praktischer Arzt) eine andere, der Tankstellenwart (Pflegeperson) eine weitere. Übrigens bin ich manchmal mit der Meinung eines Tankwartes viel besser gefahren als mit der eines Auto-Ingenieurs. Der Tankwart und ich haben nämlich eines gemeinsam: eine lange, breitgestreute Erfahrung im Umgang mit Oldies aus dem täglichen Leben.

Die Meinung des Tankwarts und die meine würde ich demnach, wenn man den Dingen unbedingt einen Namen geben will, als empirische Forschung bezeichnen.

Vielen Themen und Berichten werde ich natürlich heute gebräuchliche Gebrauchsanweisungen, wissenschaftliche Grundlagen unterlegen, so daß zum Schluß noch ein Werk herauskommt, mit allerdings vorwiegend praxisbezogenen Aspekten in der Aktiv-Haltung und Aktivierung.

Praxisbezogene Aspekte heißt aber (und das weiß ich komischerweise erst seit kurzem), daß nicht alles im Umgang mit Oldies nur aus Praxis und Arbeit, sondern auch, und das ist eigentlich furchtbar, aus Gefühl besteht, und daß vor allem das Gefühl immer mitspielt. Haben Sie schon einmal eine Schraube an ihrem Auto befestigen wollen und dies nur erreicht, indem sie sich mindestens zweimal den Arm brechen mußten, um überhaupt das Loch zu finden, – dann kennen sie das Gefühl, das dabei entsteht.

Es ist also schwer, meine ich, rational verständliche Maßnahmen und Gefühle unter einen Hut zu bringen. Im Umgang von Mensch zu Mensch hemmt meistens die Gefühlsbremse das rationelle Gas-geben. Man weiß zum Beispiel meistens folgerichtig, daß in der Altenbetreuung Fördern durch Fordern das Beste wäre; was tut man aber, man legt den Alten in ein Bett, weil es gefühlsmäßig weh tut, wenn man ihn durch die Gegend jagen muß.

Man weiß natürlich, daß der Parkinsonpatient (das ist der, der so furchtbar zittert) sein Häferl beim Kaffeetrinken selbst halten müßte, um es wieder zu erlernen. Aber was tut man? Die Gefühlsbremse schaltet sich ein: weil man nicht zuschauen kann, wird er gefüttert und zwar so lange, bis er eben ein vollkommener Pflegefall geworden ist!

Das wäre ja fast so als wenn man seinen Oldtimer durch die Gegend schieben wollte, damit der Motor nicht überlastet wird. Aber glauben Sie mir, auch der durch die Gegend geschobene Oldtimer rostet trotz Schiebens unter ihrer Sitzfläche dahin.

Was soll ich nun tun? Soll ich schieben oder bremsen? Soll ich aktivieren oder sozial betreuen? Welcher Kampf in meiner Brust?

Nun, wie ich eben heute weiß, kann ich mein Gefühl bei der »Nächsten«-Betreuung eben nicht streichen; das wollen wir auch nicht, aber ich muß wenigstens daran denken, daß eine Bremse in meiner Seele wohnt (Über-Ich-Normen, ethisch-moralische Pflichten etc...), die ein profi-mäßiges Betreuen behindern.

Auch ich Profi nehme mich von dieser Gefühlsabhängigkeit nicht aus, sodaß ich bei verschiedenen Kapiteln versuchen werde, meine Empfindungen zu dem jeweiligen Fall aufzuzeigen.

Wie auch immer, die Zielsetzung dieses Buches soll ein Beitrag sein zur Besserung der Lage pflegebedürftiger Mitmenschen und ihrer »Mechaniker«. »Hobby-Mechaniker« (das sind die, die nur am Sonntag ihren Oldie-Oldtimer polieren) sollen darüber informiert werden, daß sie, wie schon oben erwähnt, mit ihren Gefühlen und Problemen nicht allein stehen – denn auch wir Profis leiden darunter. Aber gleichzeitig soll ihnen auch gezeigt werden, daß es mit Fachwissen doch ein bißchen besser geht als eben nur mit Gefühl.

Viele meiner Hörer aus Laienkursen rufen mich oft noch nach Jahren an und bestätigen mir durch ihre Erfolge, daß meine »Werkstätte zur Reparatur und Aktivierung von Oldtimern« richtig ist, daß sie nach meiner

Anleitung gut fahren und sich ihre geliebten »Oldie-Fahrzeuge« noch recht lange gut in Schuß halten lassen, wenn, ja wenn man sie nicht zu Tode fährt (pflegt).

Einen relativ breiten Raum wird das Kapitel »Aktivierung aus den Grundlagen der Biographie« einnehmen. Ich bin nämlich der Meinung, daß man Alte nur auf den Grundlagen ihres Lebens aktiv halten und aktivieren kann. Sie besitzen eben noch kein »automatisches Getriebe«: man muß zweimal kuppeln und eventuell Zwischengas beim Schalten geben. Wieviele von uns können das noch? Wesentlich ist auch bei Alten, daß der »Chauffeur« (z.B. Gattin, Tochter, Betreuer) immer derselbe bleibt, denn jeder fährt anders, beschleunigt anders, und das stehen unsere Oldies nicht mehr gut durch.

Demnach wünsche ich Ihnen allen und natürlich auch mir ein konfliktloseres, emotionsloseres Pflegen, Fahren, Aktivieren unserer Oldtimer, das hoffentlich mit diesem Reparatur- und Servicebuch besser gelingt.

Es ist sicher besser, man fährt den Karren solange er läuft, als daß man ihn unangemeldet in einer Garage (Altersheim) verrosten läßt oder sogar zu früh auf den Auto-Friedhof fährt. Ich meine eben, daß die heute paranoiden, desorientierten Senioren ehemals uns großgezogen haben. Es steht ihnen mehr zu als ein Ausgedinge in einem Schuppen (psych. Spitalsbett)!

Wie Sie aus dieser Einleitung ersehen können, ist das geriatrische Problem äußerst vielschichtig und verzweigt. Es gibt eine Unmenge moderner Literatur, die zu Hause auf der Couch herrlich zu lesen ist, gespickt mit viel Latein, viel gescheitem Monolog; aber selten ist Brauchbares für die Praxis dabei. Da ich selbst (mein früherer Beruf war Autospengler) mit beiden Beinen auf dem Boden der Realität stehe, werde ich versuchen, alle unsere Erfahrungen, alle unsere Forschungsergebnisse an Hand von Regeln – und damit überschaubar wie ein Kochrezeptbuch oder wie Handwerksregeln – niederzuschreiben.

Denn Leute, die dieses Buch lesen, sollen den Inhalt leicht verstehen. Ich glaube, daß die heutige Betreuung in einfachen, fast banalen Dingen – in der Einfachheit – liegt.

Hier schließe ich mich ganz den Sätzen von Asmus FINZEN an, der meint: »Handwerker, Hausfrauen und Köche haben lange Zeit etwas getan, das sie Erfahrung nennen; und diese Erfahrungen aus der Altenpflege möchte ich hier als Kochbuch und vor allem als Kochregeln verstanden wissen.« (Aus: Sozialpsychiatrische Informationen 1981).

Sie haben sich heute entschlossen ein Buch zu kaufen, ein Buch, das schon dem Titel nach »medi-zynisch« aber auch kritisch-realistisch aus meiner langjährigen Erfahrung mit Alten, Ratschläge und Lösungsversuche im Umgang mit schwierigen Alten bringen soll.

Dieses Buch hätte meiner Ansicht nach unter vielen Titeln in den Handel kommen müssen, zum Beispiel:
»Oma, hol' dir selbst die Kohlen aus dem Keller«, oder etwa
»Schafft das Wort »Ruhestand« endlich ab!«, oder
»Alter ist nicht Wohlstandsmüll«, usw...

So vielschichtig meine Überschriften sein könnten, denn die Liste könnte ich meterweit fortsetzen, so vielschichtig ist das Altersproblem schlechthin. Ich komme also sicherlich nicht darum herum, schon im Vorwort einige Untertitel unterbringen zu müssen.

Nicht fehlen dürfen meiner Meinung nach im Einleitungsgedanken folgende wichtige Punkte:

1. Stört meine Erziehung mein Verhalten zu den Alten?
2. Falsche Werte? Alte Ansicht – Neue Ansicht
3. Wer ist überhaupt ein Alter – ein störender Alter?

sowie natürlich Lösungsvorschläge anhand meiner Erfahrungen, die wir in Reformgedanken und Neue Wege unterteilen werden.

Aber vorerst bin ich erst einmal völlig einer Meinung mit denen, die meinen, man müßte etwas tun, daß es nicht genügt, die Alten nur in Festreden zu Ehren kommen zu lassen, daß es nicht genügt, aus schlechtem Gewissen den Senioren gegenüber, einem 90jährigen silberne Verdienstzeichen umzuhängen – so ähnlich wie Kindern, denen man Schokolade gibt, weil sie lange Zeit brav waren.

Nein, man muß schon vorher etwas tun! Vorher heißt zum Beispiel, sich über die Thematik »Alte« rechtzeitig zu informieren, um diese nicht emotional bearbeiten zu müssen. Ich glaube, das Schlechteste ist es, gerade bei Altersproblemen, die nicht verstanden werden, mit vermehrter Angst, Unwissenheit, Mitleid, aber auch Ekel zu reagieren. Sehr rasch führen nämlich übertriebenes Mitgefühl oder auch Ekel zu einer Überforderung des Betreuers.

Als Krankenpfleger überstieg schon 1979 die nur emotionale Betreuung von Alten meine eigenen Leistungsgrenzen, so daß ich mich entschloß, ein eigenes pflegerisches Forschungsprogramm, das die Betreuung von Alten erleichtern soll, ins Leben zu rufen. Heute möchte ich versuchen, Ihnen meine Erfahrungen darzulegen, damit sich auch Laien leichter tun und ihre Alten »verkraften« lernen.

Ich möchte hier meine Erfahrungen als Praktiker wiedergeben, also keinesfalls ein medizinisches Wörterbuch schreiben.

Ich möchte das Problem schlicht und einfach menschlich betrachten. Was ich brauche, braucht auch der andere – wobei das natürlich auch eine Generationsfrage ist, denn der andere hat 80 Jahre Leben hinter sich.
Ihr Mechaniker Erwin Böhm

Die ethisch-moralische Gefühlsbremse

Die erste Frage, die ich mir immer wieder stellte, war, in wie weit stört mich meine Erziehung, meine ethische Haltung bei der Betreuung von alten Menschen?

Nun, heute weiß ich, daß es leider nicht genügt, sich nur mit den anderen (Patienten) zu beschäftigen. Vielmehr ist es notwendig, sich mit sich selbst auseinanderzusetzen, mit sich selbst ins reine zu kommen.

Hier stellt sich wiederum die Frage, warum möchte ich überhaupt alte Menschen betreuen, warum bin ich »altenfixiert«?

Gibt es also Betreuungsneurosen oder folgen wir irgendwelchen erzieherischen Prägungsgesetzen? Als Kleinkind stand ich immer am Gartenzaun unseres Kleingartens und begrüßte die vorübergehenden alten Damen (Tanten sagte man früher): »Guten Tag, Frau Müller«. Immer wieder grüßte ich sie und oft am Tag war ich freundlich, lächelnd, lieb, blauäugig mit lockigem Haar. Das Echo der alten Damen blieb nicht aus. Sie erwiderten meine Freundlichkeit mit Zuwendung und mit »oraler Befriedigung« – mein Süßigkeitskonsum war groß. Durch dieses an die alten Damen verschenkte Lächeln bekam ich ohne Schwierigkeiten die in der Nachkriegszeit so begehrten Bonbons. Lächeln und Reden brachten mir persönlich gesehen also viel ein.

Heute, 50 Jahre später, bringen mir wieder alte Damen durch ein Lächeln von mir und ein kurzes Gespräch Zuwendung entgegen. Sie haben mir ein neues Berufsziel gegeben und sie waren auch der Anstoß zu diesem Buch. Meine Fixierung auf alte Leute ist aus meiner eigenen Biographie zu verstehen.

»Tausche Lächeln gegen Bonbons«

Es gibt natürlich auch ganz andere Gründe, um altenfixiert zu sein – es müßte sich praktisch jeder Mensch, der eine alte Mutter hat mehrere Fragen dazu stellen, zum Beispiel: Verstand ich mich eigentlich mit meiner Großmutter? Oder: Leide ich heute daran, daß ich nie bei ihr zu Besuch war und übertrage ich jetzt nach ihrem Tod meine Schuldgefühle auf andere Alte? Dies kann sich in zwei Extremen ausdrücken: überfürsorglich zu Tode pflegen oder »Alte gehören weg – die sind Wohlstandsmüll«. Es ist interessant, daß gerade Pflegepersonen, die ein schlechtes Gewissen den Alten gegenüber haben, vermehrt »Überbeglückungstherapien« (vermehrt ins Kino, ins Theater gehen, Ehrungen, Geburtstagsfeiern etc...) durchführen. Auch andere Reaktionen, wie zum Beispiel Liebesbetteln, sind bekannt. Ich frage Sie, machen Sie sich unabkömmlich, weil Sie der Beste sein wollen, stehen Sie also unter Erfolgszwang und fühlen Sie sich für ganz Europa zuständig, für alle Probleme dieser Welt? Diese Leute lassen die armen Patienten nicht einmal Samstag oder Sonntag allein, damit diese sich erholen können.

Denn nicht nur wir haben einen schlechten Patienten, – *er* hat auch *uns*!

Eines darf ich nämlich nicht vergessen. Sobald ich aus meiner Liebesbettelei heraus einen Menschen Tag und Nacht versorge, entmündige ich ihn, mache ihn abhängig, beraube ich ihn seines Lebens. Und das ist nicht sozial, sondern bedeutet, unter dem Deckmantel des Sozialen, zu tyrannisieren.

Diese Zeilen sind Feedbacks, die dazu führen sollen, daß wir einmal selbst in den Spiegel sehen und erkennen sollen, ob unsere Betreuung sichtbar aufopfernd oder versteckt erfolgt.

Zu diesem Zweck sollten Sie zuerst einmal einen guten Freund aufsuchen; denn wie man wirklich ist, kann man nur von anderen erfahren, nie von sich selbst.

Aber leider ist damit noch immer nicht alles getan, denn wir werden nicht nur von unserem eigenen *Ich* gesteuert, wir sind durch unsere Erziehung, Umwelt und Zeit verhaltensmäßig geprägt und abhängig (gleichgültig, ob im guten oder schlechten Sinn). Denn leider Gottes beginnt das Leben im Gitterbett und endet das Leben im Gitterbett.

Dazwischen wird man, wenn man Glück hat, erwachsen. Ich meine nicht lebensaltermäßig, sondern psychisch gesehen. Denn wie Sie sicher wissen, gibt es viele 40jährige, die zwar einen Bart tragen, aber innerlich sind sie immer zwanzig, also in der Pubertät steckengeblieben, so daß man ohne weiteres sagen kann, daß sich das Lebensalter nicht mit dem psychischen Alter deckt. – Leider!

Aber seit jeher steht eben oft diesen pubertierenden 40jährigen die sogenannte Betreuung, Fürsorge und Obsorgepflicht der Alten zu. Die Gesellschaft drängt sie in diese Rolle. So wird einem jeden die ethisch-moralische Rolle aufgedrängt, sich im Helfen, Heilen und Lieben zu üben, ob sie nun wirklich lieben, helfen oder heilen wollen (können) oder nicht.

Ich schreibe dies absichtlich so provokant, weil ich weiß, wie viel Unheil, wieviele Ängste und tiefe Gewissens*konflikte* daraus resultieren und wieviel Unheil auch für unsere Alten aus diesem schlechten Gewissen entsteht.

Unsere Vorfahren, Großeltern und Eltern, sowie unsere Nachfahren, Kinder, sind unserer Liebe hilflos ausgesetzt, ob sie nun wollen oder nicht.

Es gibt eine bösartige Statistik, die besagt, daß ca. 40 % der Menschen mit ihren Müttern und Vätern nicht zufrieden waren. Eine wahnwitzige Situation entsteht: die Tochter, die ihre Mutter haßt – dies aber nicht zugeben kann – ist vor der Öffentlichkeit moralisch verpflichtet, ihre Mutter dennoch zu lieben. Ist die Mutter nun eines Tages pflegebedürftig, wird sie ihr Opfer. In dieser sich einstellenden Situation darf man natürlich keinen Zorn aufkommen lassen – »jetzt zahl' ich's der Mutter aber heim« – denn was sollen die Nachbarn denken. Auch die übrigen Familienmitglieder könnten eine schlechte Meinung über einen bekommen und einen als herzlos hinstellen.

Man muß also seinen Zorn, sein ungutes Gefühl verschleiern, man braucht eine offiziell gebilligte Vorgehensweise: Man redet sich ein (und glaubt daran), daß es doch für die Mama das Beste sei in ein Heim zu gehen. Dort hat sie warmes Essen, ärztliche Versorgung, man ist um ihr Wohlbefinden bemüht – und schon ist die alte Mutter in einer Klinik gelandet.

Warm – satt – saubere Pflege: bestens aufgehoben!

Es sieht so aus, als könne eine für alle Beteiligte gute Lösung des Problems gefunden werden. Der Haken ist nur, daß wir die Mama nicht fragen, ob sie in einer sauberen, warmen Pflegestation – immer schön satt – zu Tode gepflegt werden will.

Es gibt auch Mütter, die in ein Altersheim gehen, obwohl sie eigentlich nicht wollen, weil sie den Jungen nicht zur Last fallen wollen.

Sehr »zu Gute« kommt natürlich diesen »Abgelegten« die heute generell übliche Einstellung zur Altenbetreuung: Alte *muß* man in den *Ruhestand* schicken.

Ausruhen lassen, denn sie haben sich das *Herumsitzen* auf einem Bankerl verdient!

Diese fast obligatorische Ansicht vom Alter und den daraus resultierenden Defizitvorstellungen kann man selbst über den Äther hinweg im Radio hören. Sie sind in den Gehirnen der Jungen geboren. Als 30jähriger stellt man sich noch vor, wenn wir alt werden, wollen wir sitzen und liegen und nicht arbeiten.

Sie kennen doch sicher Grußsendungen wie beispielsweise »Ein Wunsch an Dich«, in der die Jungen ihren Alten etwas wünschen:

»Und bitte, liebe Oma, schon' Dich ein bißchen,
damit wir Dich noch lange haben«...
...als Pflegefall vielleicht?

Ratschläge, die zum Ruhigstellen, Ruhighalten, Ausruhen und Ausschalten auffordern. Wenn Sie sich vielleicht erinnern, haben wir dieselben Ratschläge auch unseren unruhigen Kindern gegeben. Sie mögen doch endlich sitzen bleiben, liegen bleiben, also mit einem Wort: *nicht so lebendig sein.*

Nun ist aber die Obsorge- und Erziehungspflicht bei Kleinkindern noch relativ einfach. Sie sind tatsächlich kindisch und unerfahren und müssen eben vor Unfällen geschützt werden. Auch wenn sie sich in den kritischen Phasen (Trotzphase und Pubertät) manchmal gegen unsere (spezifische) Lebensweisheit auflehnen und mit unseren Ansichten nicht konform gehen wollen und können, der Vorteil liegt auf unserer Seite. Wahrscheinlich deshalb, weil sie eben tatsächlich kindlich und kindisch sind und natürlich auch, weil wir ihnen Liebe (Schokolade) geben oder Liebe (Schokolade) entziehen können. Und vor Entzügen hat nun mal jeder Angst.

Schwieriger wird es schon bei den Alten, die wieder »kindisch« werden. Diese lassen sich natürlich von uns schon gar nichts mehr sagen (von uns jungen unerfahrenen Dingern), denn schließlich haben sie ein ganzes Leben (Erfahrungen) hinter sich. Auch die Wirksamkeit von Liebesentzug oder Liebesentzugsandrohungen scheitern meist.

Nun, vielleicht ist es gar nicht so schlecht, wenn sich die Unselbständigen (Kinder und Alte) von uns unfertigen Erwachsenen gar nicht so viel sagen, sich nicht durch Liebesentzugsandrohungen einschüchtern lassen. Ist es nicht denkbar, daß die heutigen Erwachsenen vielleicht selbst nicht wissen, was sie tun? Und wenn wir einen kurzen Lebensüberblick wagen, erscheint dies sogar sehr wahrscheinlich. Denn in den heutigen Generationen werden aus unselbständigen Kindern unselbständige Erwachsene, die versuchen, unselbständige Alte zu betreuen.

Über viele Generationen hin war es relativ leicht, Kinder groß zu ziehen. Man hatte eine strenge Ordnung, in der genau festgelegt war, wie Kinder betreut, gepflegt, erzogen werden müssen. Behütete, ver-zogene, unselbständige Kinder, die in einer normalen realistischen Umwelt leben sollten, waren die Folge.

Diese unselbständigen, in Angst lebenden Bürger müssen natürlich mit allen Mitteln eines Sozialstaates weiterhin ge- und beschützt werden (siehe auch P. Watzlawick: »Anleitung zum Unglücklich sein«).

Daher müssen selbstverständlich auch die Menschen im dritten Lebensabschnitt in eine geschützte Stätte (z.B. Altersheim) übergehen. Natürlich tut nun, wenn man die Sache so betrachtet, jeder für seinen Nächsten das Beste: der Staat beschützt, der Beschützer schützt...

...und so läßt die ethisch-moralische Gefühlsbremse das rationale Fachwissen nicht Gas geben.

...so gesehen hindert mich meine eigene Erziehung bei der Betreuung von Alten.

Wieso Herbert von Karajan kein Essen auf Rädern und Luis Trenker keine Heimhilfe bekommt

Es gibt alte Leute, die fliegen nach Teneriffa: der aktiv gebliebene Pensionist;
Es gibt alte Leute, die fliegen zu Hause hin: Menschen mit Multimorbidität und somatischen Störungen;
Es gibt alte Leute, die können fliegen: Wahnvorstellungen, Verwirrtheit stehen im Vordergrund;
Es gibt alte Leute, die fliegen ins Heim: die soziale Funktion der Gesellschaft krankt.

Die Altenproblematik liegt aber nicht nur in der falschen (früher richtigen) Erziehung zum Unmündigen, sondern auch darin, daß alle Alten verschiedenster Natur sind und wir schon in der Unterteilung der Alten mit großen Schwierigkeiten zu kämpfen haben. Selbst Profis der Gerontologie und Geriatrie sehen unter ihren Alten »den Patienten« – nur jeder einen anderen, so daß selbst die Verständigung unter den Profis auf enorme Schwierigkeiten stößt.

In der Laiensprache und »medi-zynisch« betrachtet kann man zum Beispiel fragen, wieso Luis Trenker *keine* Heimhilfe oder Essen auf Rädern benötigt, wobei natürlich das Servieren von Essen auf Rädern auf einem 3000er schon mit enormen Schwierigkeiten verbunden wäre.

Aber auch Luis Trenker ruft bei seinen Vorträgen sein immerwährendes »Himmel, Arsch und Zwirn« aus (anscheinend auch im Altgedächtnis verankert, wie wir später noch hören werden), aber es stört keinen. Wenn ich das machen würde oder die Frau Müller von nebenan, würden wir sicherlich als etwas absonderlich eingeschätzt.

Auch habe ich kaum gehört, daß jemand zu Herbert von Karajan »lieber Opi« sagt oder gar versucht, ihn in einem Pensionistenheim unterzubringen. Auch zu Adenauer hat niemand »alter Depp« gesagt, vielmehr erfreut man sich noch heute an seinen Zitaten und an Anekdoten über ihn.

Hingegen hat die Tochter des Herrn Navratil – Navratil ist unser Hausmeister – enorme Schwierigkeiten, wie sie selbst sagt, mit der sogenannten Hirnverkalkung ihres Vaters, der immer eigenartiger und bösartiger wird.

Warum also werden Karajan und Trenker gut von ihren Verwandten und von der Gesellschaft aufgenommen, der Navratil aber nicht verkraftet?

Wären wir die Tochter vom Trenker, wir würden uns vielleicht auch mit der Zeit aufregen, wenn er zu Hause tagtäglich von seinem ersten Gipfelsieg am Matterhorn berichtet und wir diese Story schon auswendig kennen; fremde Zuhörer kennen sie aber noch nicht und sind begeistert.

Es ist eben so, daß der biologische Alterungsprozeß des Gehirns bei

Menschen damit einhergeht, daß diese im Altgedächtnis, im sogenannten Langzeitgedächtnis, leben. In diesem zählen insbesondere Lebensabschnitte, die tief in der Emotion verankert sind. Das heißt, fast jeder Mensch kann sich schon in jungen Jahren in etwa ausrechnen, ob er im Alter eher läppisch euphorisch oder pessimistisch grantig sein wird. Die Fachleute sprechen von Verhärtung der Charakterzüge im Alter.

So gesehen leben Karajan und Navratil im Altgedächtnis. Nur die, die zuhören (oft müssen), empfinden die einzelnen gespeicherten Gedächtnisinhalte verschieden. Der eine Zuhörer leidet, der andere freut sich.

Nun können Sie sich vielleicht auch folgendes *Beispiel* besser vorstellen: Ein Mensch war sein Leben lang schlampig. Im Alter vertiefen sich seine Charaktermerkmale und er bekommt den Hang alles zu sammeln, was ihm in die Hände fällt: Plastiktüten, Klopapierrollen, leere Konservendosen etc... und die Wohnung verschmutzt dadurch immer mehr. Bekommt er nun eine Betreuerin, die einen Putzfimmel hat, ist das für beide ein großes Unglück. Diese Betreuerin, es kann natürlich auch die Tochter sein, ist aus ihrer Eigenart heraus bestrebt, die Wohnung unseres Beispielpatienten in Schuß zu bringen und zu halten. Sie wird putzen und reinigen und wieder putzen und reinigen und der Patient wird anschließend wieder alles herausräumen und verräumen. Die Folge: beide leiden, beide fühlen sich unverstanden – welche Tortur für beide!

Wir müssen also akzeptieren, daß beide eingespeicherte, eingefleischte Verhaltensmuster in sich tragen, die meist auch bei beiden unkorrigierbar sind.

Unter solchen Speicherdaten, die früher im Leben unseres heute 86jährigen lebensnotwendig waren, leiden nun aber häufig die Kinder und Betreuer. Wer leidet nicht unter dem Sammeltrieb seiner Mutter, wenn die Wurst schon schimmelig ist und sie diese auch noch ißt? Wer leidet nicht, wenn die Mutti kaum noch lesen kann, weil sie sich weigert eine stärkere Glühbirne in ihrem Zimmer zu verwenden, obwohl wir ihr das schon tausendmal gesagt haben.

Aber wen stört dieser Umstand nun wirklich? Er kann nur jene Leute stören, die die *Biographie* (das Altgedächtnis) unseres Alten nicht kennen, die nicht übersetzen können und deshalb immer wieder an die Vernunft des Alten appellieren und die eingespeicherten Daten nicht beachten.

Prof. Birkmeier sagte einmal, daß das Hirn des Alten mit einer Plakatwand zu vergleichen sei, mit einer Plakatwand auf der immer wieder die gleichen Bilder, sprich Verhaltensweisen auftauchen, ob es den anderen passe oder nicht. In solchen Fällen gleiten beide, der Patient und der Betreuer in kindliche Emotionen ab – das ist jenes Phänomen, das man heute unter *»die Alten leiden und die Jungen leiden«* zusammenfassen könnte.

Leiden heißt aber in der Medizin einen Dauerschaden, eine Behinderung zu haben. Und gerade das ist nicht der Fall, wenn man erst einmal die Eigenarten der alten und jungen Menschen zu akzeptieren und zu verstehen gelernt hat. Man muß dabei seinen Vater oder die Patienten nicht gerade lieben, aber man steht ihnen wenigstens mit einer verstehenden Einstellung gegenüber.

Man lehrt Ihnen und man lehrt uns mit Leiden leben zu lernen.

Jede Situation im Leben erfordert eine Rolle

Die Pflegerrolle hat sich geändert, obwohl der Pfleger seinen Text nicht lernte

Die Tschaunerbühne in Wien ist ein Stegreiftheater, in dem die Leute immer wieder die ihnen schon vertraute Rolle spielen. Es kann also vorkommen, daß der 60jährige den »jugendlichen Liebhaber« spielt.

Achtung Schauspieler (Pflegepersonal): »Textänderung«!

»Wir haben die Aufgabe etwas Gutes zu bewirken, nicht die Aufgabe etwas Gutes zu tun.«
DÖRNER

Unsere Erziehung zwingt uns zu bestimmten Rollenspielen im Leben. Jeder trägt somit eine Maske und läuft mit dieser durch das Leben. Aus diesem Grund sind mir die sog. Geisteskranken oft viel lieber als die Geistesgesunden, denn die Kranken beschäftigen sich nur mit sich, sie tragen keine Masken, sie benehmen sich so, wie sie sich fühlen, so, wie sie sind. Nun, wie auch immer, wenn man das Maskenspiel in der Geriatrie betrachtet – alle anderen Masken wollen wir hier auslassen – so kann man verschiedene Rollenspiele erkennen.

Im Rollenspiel der Altenversorgung spielt jeder Betroffene seine eigene, ihm zugewiesene oder auch selbstausgesuchte Rolle. Damit verbunden sind auch ganz bestimmte Pflichten (man muß den gesamten Text kennen, wenn man mitspielen will). Hält man sich nicht an den Text, ist mit erheblichen Konflikten zu rechnen. Die Rollen verteilen sich folgendermaßen: die Rolle

- des Patienten,
- des Angehörigen,
- des Profi-Betreuers und
- des freiwilligen Helfers.

Die Rolle des Patienten

Er hat zunächst einmal die Aufgabe Patient zu sein. Er muß brav im Bett liegen, wenn Bettruhe angeordnet ist. Der dabei zu sprechende Text lautet: »Bitte, liebe Schwester, geben Sie mir..., bringen Sie mir...«; »liebe Schwester, Sie sind so lieb heute; wenn Sie im Dienst sind, dann fühle ich mich gleich viel wohler...« Mit diesen oder ähnlichen Texten kann er mit seiner Liebesbettelei erreichen, daß man ihm Beachtung und Gegenliebe schenkt. Das Leben wird erträglich. Natürlich hat er auch den Anordnungen seiner Betreuer Folge zu leisten: »Es wäre gut für dich, wenn du...«

Auf Grund dieser Anordnungen und der daraus resultierenden schnellen Gesundung (?) hat ein normaler Patient dankbar zu sein. Das ist ja wohl das mindeste, was er in seiner Rolle für uns tun kann. Es muß ihm doch klar sein, daß wir uns für ihn aufopfern, daß wir unser Leben an ihn verschwenden.

Sehr dankbar ist die Rolle des *demütigen, freundlichen* Patienten, der nie muckst, auch dann nicht, wenn er Schmerzen hat. Er hat in dieser Rolle den Vorteil, daß er in Ruhe gelassen wird, und wie Sie wissen, heilen viele Krankheiten dadurch, daß man in Ruhe gelassen wird. Selbst Magengeschwüre »verschwinden«, wenn man Ruhe hat. Aber Vorsicht, bleiben Sie weiterhin ruhig und unauffällig, sonst ist es mit Ihrer Ruhe dahin, sonst betreut Sie die liebesbettelnde Krankenschwester nicht mehr freundlich und der Spitalstreß beginnt.

Sollten Sie hingegen die Rolle des *böswilligen Tyrannen* gewählt haben, also jene Rolle, in der man ständig der sich aufopfernden Schwester widerspricht sowie böswillig nicht folgt und als Text immer wiederholt, daß alles in diesem Spital mies ist und man sowieso nicht mehr leben möchte.

In diesem Fall hat man natürlich mit den entsprechenden Gegenrollen zu rechnen. Alle hier Mitspielenden, Schwestern, Ärzte, selbst die Putzfrau werden Ihnen entweder den Tod wünschen oder die schnelle Entlassung empfehlen. Das hat natürlich Vorteile, wenn Sie schnell wieder entlassen werden und dadurch nicht mit der Zeit zu einem lieben Pflegefall degradiert werden.

Man kann also als Patient seine Rolle selbst wählen. Man kann sich entscheiden für die Möglichkeit:
brav, leise, lieb. Folge: langer Krankenhausaufenthalt und ein Pflegefall werden, oder aber:
bösartig erscheinen, grantig sein. Folge: rasche Rehabilitation.

Nun, es klingt ganz gut, wenn ich sage, man kann sich seine Rolle aussuchen – nur, wer kann das schon?

Wir dürfen dabei nicht vergessen, daß gerade im Alter die persönlichen Charakterzüge zunehmen, sich die eingefahrenen Verhaltensweisen und Eigenarten verstärken. Man lebt also in seiner Rolle und kann sie im Krankenhaus nicht einfach ablegen oder neu wählen. Man ist so, wie man ist. Die Eigenarten werden im Alter nur ausgeprägter.

Die Rolle des Angehörigen

Der Angehörige hat jene unangenehme Aufgabe mitspielen zu müssen, ob er will oder nicht. Wenn er also eine Rolle spielt, die er nicht will (Betreuung aus innerem Zwang oder aus moralischer Pflicht) wird er eines Tages selbst zusammenbrechen. Ein bißchen mehr gesunder Egoismus wäre wahrscheinlich für alle Betroffenen besser. Vielleicht genügt es aber auch zu erkennen, daß Betreuung nicht alles ist, daß Betreuung sogar schlecht sein kann. Hat man dieses einmal begriffen, könnte eine optimalere und rationalere Verwandtenbetreuung beginnen.

Betreuen will gelernt sein. Ich glaube, daß ein Verwandter und auch ein Laie vorwiegend emotional betreut (und das frißt an seinen Nerven). Er betreut:

nur mit Gefühl, ob dieses nun Mitleid, Aufopferung, Zorn oder Ekel heißt. Er weiß ja nicht, *wieso* sein Vater so komisch ist, *wieso* seine Mutter ihn, den aufopfernden Sohn, als Dieb bezeichnet. Daraus folgt:

Beide kränken sich über den Unverstand des anderen. Weiter ist es gefühlsmäßig nicht so einfach zu verkraften, (glaubt man) wenn man einen verwirrten, paranoiden Vater hat. Was werden die Nachbarn sagen? Werden sie vielleicht sagen, daß man ja schon immer wußte, daß die ganze Familie aus Narren besteht?

Also, ich kann Ihnen nur sagen, die anderen sind genauso schrullig, wenn sie älter werden, aber leider merken sie es dann nicht mehr. Das ist ein Jammer.

Aus diesen dramatischen Angehörigenrollen heraus haben sich enorm viele Regisseure entwickelt, sogenannte Angehörigengruppen. Sie wollen helfen, die Rollenspiele besser beherrschen zu lernen.

Die Rolle des Profi-Betreuers

Der Profi-Betreuer, ob er nun Krankenpfleger, Altenhelfer oder ähnlich heißt, ist ebenfalls im Rollen- und Theaterspiel integriert. Dieser sollte aber burgtheaterreif sein und seine Rolle ohne Souffleur beherrschen. Manche allerdings brauchen einen Souffleur, den nennt man hier Supervisor.

Personal

1. mit qualifizierter Ausbildung:

- leidet psychisch weniger als Verwandte;
- erscheint härter und entschlossener, kann auch im richtigen Augenblick »Nein« sagen;
- betreut als Erwachsener Erwachsene.

2. ohne qualifizierte Ausbildung:

- leidet wie die Verwandten;
- weiß nicht, was richtig ist und handelt daher nur aus dem Gefühl;
- betreut meist in der Rolle des Kindheits-Ichs Erwachsene.

Wenn also das Fachwissen nachläßt oder nicht vorhanden ist, gleitet man in die Gefühlswelt ab. Dies ist dann eine optimale Voraussetzung für die Entstehung von Magengeschwüren oder Überforderungen beim »Schauspieler«.

Ich glaube, daß die richtige Mischung aus Wissen und Ethik (Herz) die wesentliche Voraussetzung für die Befriedigung der »Schauspieler« und der »Zuschauer« ist.

Die Rolle des freiwilligen Helfers

Der freiwillige Helfer hat den Vorteil, daß er weder eine berufliche noch eine moralische Pflicht übernehmen muß. Er kann daher kommen, wenn er Zeit und Rollenbedürfnisse hat.

Die Rollenspiele des Chors, sprich Öffentlichkeit

Unter Öffentlichkeit oder Chor versteht man viele Menschen, die gemeinsam dasselbe rufen oder singen. Sie singen das Lied des Betreuens: »Und bitte liebe Mutti, arbeite nicht so viel, damit wir dich noch lange haben.«

Man kann dem »Chor« keine Schuld geben, denn sein Text wurde vor langer Zeit geschrieben, etwa vor 60-70 Jahren. Doch da gab es noch kein Altenproblem. Die Menschen sind häufig schon in jüngeren Jahren gestorben und die wenigen, die zu Pflegefällen wurden, waren weder für den »Chor« noch für die Pflegeanstalten ein Problem.

Inzwischen hat sich allerdings »die Musik« geändert, die »Altenbetreuungstexte« aber noch nicht. Durch die Errungenschaften und Fortschritte in der Medizin hat sich auch das Bild der gesamten wissenschaftlichen Erkenntnisse verändert; der »Chor« allerdings singt immer noch dasselbe Lied, weil er keine neuen Textblätter bekommen hat.

Manchmal soll es vorkommen, daß Leute andere Rollen wollen und die ihnen zugedachte nicht spielen möchten, so daß in dieser Tragik-Komödie der Betreuung ein wildes Durcheinander entsteht. Sehr häufig eignet sich die Oberschwester die Rolle des Chefarztes an, die Stationsgehilfin die der diplomierten Schwester.

Man kann sich das Drama, bei dem natürlich zuletzt alle überfordert sind, vorstellen. So ist doch die Rolle des Arztes in einem Krankenhaus die schönste und begehrteste; jeder wünscht, möglichst ganz in der Nähe des »Hauptdarstellers« zu sein, sich in seinem Licht mitzusonnen. Das sieht man bei der Szene »Visite im Krankenzimmer« am deutlichsten: alle umringen den »Gott in Weiß«. Die Rolle des Pflegepersonals ist dagegen eine schlechte »Rampenlicht-Position«. Wem ist es da zu verdenken, wenn er sich Teile der Rolle des Arztes schnappt, so daß heute das Schauspiel »Arztpflege statt Krankenpflege« aufgeführt wird.

Für die Kranken bleiben somit nur mehr die »Kulissenschieber« (das sind oft ausländische Hausarbeiterinnen) und ein paar Bühnentechniker übrig, wie die Beschäftigungstherapeuten und Psychologen.

Es wäre also an der Zeit dem Pflegepersonal eine bessere Rolle, einen besseren Text (Fachwissenveränderung) zukommen zu lassen. Das heißt, wenn Pflegepersonal umlernt, lernt Alte zu aktivieren anstatt zu pflegen, dann haben sie eine neue befriedigendere Rolle und brauchen nicht den Text der anderen zu stehlen.

Vielleicht könnten dies einmal die »Theaterdirektoren« (Bundesoberinnen und ähnliche Personen) überdenken. Vielleicht könnten die abgenutzten »Drehbücher« umgeschrieben und neu durchdacht werden.

Defizitmodell oder reversible Krankheit?

Wenn vor Jahren, bedingt durch Überlieferungen, als Hauptbehandlungsziel die gute fachmännische Verwahrung von Senioren galt und damit die Grundkrankenpflege bis zum Exzeß ausgebaut wurde, hat man nun langsam erkannt, daß dieses »Drehbuch« der Vergangenheit angehört.

Unsere Patienten wurden gebadet (ob sie wollten oder nicht), sahen schön aus (fast standen sie »hab Acht« bei der Visite), waren aber oft kontaktlos und regrediert. Sie waren – nach DÖRNER- gepflegte Rehabilitationsleichen. Diese Pflegeform der gänzlichen Betreuung – das zu Tode pflegen – hat natürlich nur noch historischen Stellenwert.

Auch die wissenschaftlichen Fundamente bestanden in der Ansicht, daß Alte mit einer sogenannten senilen Demenz (Altersverblödung) irreversibel Leidende sind und gepflegt werden müßten.

Heute ist man vor allem durch die Arbeiten von CIOMPI, BERGENER, ROSENMAIER, LEHR usw. der Ansicht, daß Altersdefizite nicht irreversibel sind, sondern daß die meisten Schwächen, die ein Mensch in seiner Hirnleistung zeigt, Insuffizienzen darstellen, (Ausnahmen bestätigen die Regel: Alzheimer, TIA etc.) und mit geeigneten Mitteln, vor allem aber mit der »Zeit« besserbar sind.

An uns liegt es nun, solche wissenschaftlichen Ansichten in die Praxis umzusetzen. Gerade diese Umsetzung wissenschaftlicher Ansichten und Errungenschaften in praktische Detailprogramme war meine Arbeit in den letzten zehn Jahren.

Diese Richtungsänderung bringt auch eine Verschiebung in unseren Pflegehandlungen mit sich. In der Literatur wie im praktischen Handeln kann man zwischen Grundpflege, Versorgungspflege und Behandlungspflege und physikalischen Maßnahmen unterscheiden, wobei im Spitalsbereich durch die Überlieferung die tradititonelle grundpflegerische Versorgung im Vordergrund stand und steht.

Das reine Bett, der steril aussehende Tagesraum, der Putzfimmel standen und stehen noch immer im Vordergrund. Denn wenn ich putze, brauche ich mich nicht mit den Patienten zu unterhalten. Und das ist natürlich viel einfacher.

Nach dem neuen »Drehbuch« müssen sich aber diese Schwerpunkte genau gegensätzlich verlagern. Je mehr Seife auf einer Station verbraucht wird, desto weniger therapeutisch wird das Milieu sein.

Beispiel: Das Überziehen der Betten erfolgt rasch, sauber und ordentlich. Der Patient sitzt meist daneben auf einem Sessel und wird, bedingt durch die manuelle Akkordtätigkeit der Schwester, kaum beachtet. Die neuen Wege würden hingegen fast das Umgekehrte davon bedeuten. Der

Patient sitzt im Mittelpunkt und das Bett ist nebensächlich, denn es ist nicht das Bett, das unsere Aufmerksamkeit verdient.
Wir pflegen Menschen und nicht Betten!

Unser ständiges Putzen verhindert Menschlichkeit und Zuneigung, vor allem dann, wenn man seine Arbeit sprachlos verrichtet.

Besonders in sehr steril aussehenden Stationen, wo das Personal vorwiegend auf die »Schönheit der Räumlichkeiten« trainiert wurde, wird der Patient menschlich-zuwendungsmäßig unterversorgt bleiben, weil eben die Arbeitszeit für beides, Plaudern und Putzen, nicht ausreicht.

Das soll natürlich keineswegs heißen, daß der Patient zugunsten einer verbalen Zuwendung somatisch unterversorgt werden soll. So wie bei allem im Leben kommt es auch hier auf den goldenen Mittelweg an.

Minimal-Pflege:
Betten werden gemacht, in Akkord, ohne Zuwendung.
Effiziente Pflege:
Betten werden gemacht, Gespräche werden geführt, Decubitus-Prophylaxe durch Mobilisierung.
Optimale therapeutische Pflege:
Betten werden durch den Patienten gemacht, Unterstützung durch emotionale Zuwendung aus seiner Biographie.

Wir traten schon vor Jahren für diese Re-aktivierende Pflege ein. Wir nennen diese Art der Pflege: *»Helfen mit der Hand in der Hosentasche«*.

Wir meinen, und dies bestätigt sich durch unsere Erfolge, daß man den Menschen belasten muß *(Fördern durch Fordern)*.

Wir wissen natürlich auch, daß das Bettenmachen und die sonstigen grundpflegerischen Tätigkeiten durch unsere Hand gemacht, wesentlich schneller vor sich gehen. Ein Helfen »mit der Hand in der Hosentasche« erfordert wesentlich mehr Zeit und Energie, mehr Geduld und Einfühlung.

Wesentlich dabei ist, daß wir lernen müssen, ein nicht so perfekt gemachtes Bett zu akzeptieren. Nicht der Patient hat hier Probleme, sondern der Betreuer. Natürlich sind dann auf einer Station nicht nur die Betten weniger sauber, sondern es entsteht auch – Gott sei Dank – Lärm; Lärm hier verstanden als Ausdruck von Leben.

Es ist eben einmal so, daß bei verwirrten oder desorientierten Menschen, die sich frei bewegen können und doch auf engem Raum zusammenleben sollen, Lärm und damit Leben entsteht.

Ich habe allerdings Pflegepersonen und Familienangehörige erlebt, die durch die Vigilanzsteigerung der sogenannten Patienten überfordert worden sind.

Dies kommt wahrscheinlich daher, daß (angeblich) Ordnung verloren geht. Lärm und Leben wird von Naturen, die immer in der Angst leben, nicht mehr »Herr der Lage zu sein« falsch bewertet. Die Patienten, die selbständig bleiben sollen, machen natürlich auch Schmutz und Lärm. Dies stört viele Pflegeaufsichtspersonen sehr; bei ihnen muß im Krankenzimmer Ruhe herrschen wie auch peinlichste Sauberkeit. Ruhe und Sauberkeit meinen sie, sind für eine Geriatrie erforderlich, »als ob ein Altersheim ein steriler Operationssaal wäre«. Die Patienten dürfen sich nur mit dem beschäftigen, was keine Unordnung macht. Sie dürfen nichts ohne Aufsicht unternehmen.

Auch in der Familie spielt sich häufig ähnliches ab: die Tochter verbietet ihrem Vater, der eine Restlähmung nach einem Schlaganfall hat, zu schnitzen, obwohl er dies gerne getan hätte und auch kann, »weil sich der Vater dabei ja verletzen könnte!« Er darf auch nicht alleine trinken, »weil dem Vater das Glas aus der Hand fallen könnte«. Er braucht unbedingt eine Heimhilfe, die von Montag bis Freitag nur darauf achtet, daß der Vater nicht schnitzt und nicht alleine trinkt, – solange, bis er es wirklich nicht mehr kann.

Beide Beispiele zeigen, wie die zwar primär etwas behinderten aber ansonsten selbständige Personen zu abhängigen Lebewesen degradiert werden, deren Zustand sich immer mehr verschlechtert.

»Drehbuchänderung« für die Öffentlichkeit

Das Drehbuch hat sich im Laufe der Zeit allerdings nicht nur für die Pflegepersonen geändert, auch Politiker, Soziologen und Ideologen spielen ein anderes bisher noch nie da gewesenes Stück. Das Drama: »Der mündige Bürger – Der mündige Patient«.

Begonnen hat die Emanzipation vor einigen Jahren unter dem Titel »antiautoritäre Erziehung«. Ganz plötzlich gab es eine Erziehungsrevolution, ganz plötzlich wurde Pädagogen bewußt, daß eine autoritäre, der Ordnung gehorchende Erziehung falsch sei und daß man mit einer harten Erziehung unselbständige und angsterfüllte Menschen heranziehen würde.

Man ruft nach dem mündigen Kind, aus dem ein mündiger Bürger erwachsen soll. Hier stellt sich aber nun die Frage: wie schaffen wir es aus einem jetzt an den Staat vertrauenden, unmündigen Menschen sofort und in jeder Lage einen vollwertigen Erwachsenen zu erzeugen?

Ein mündiger Bürger, ein mündiger Patient ist jener Mensch, der auf sich selbst schaut und achtet, der selbst darauf kommen muß, daß z. B. Rauchen gesundheitsschädlich ist, daß übermäßiges Essen einen hohen Cholesterinspiegel erzeugt und demnach die Infarktgefährdung erhöht. Ein mündiger Bürger weiß auch, daß man, wenn man älter wird und nicht auf sich achtet, in einem Pflegeheim erwacht.

Als in den folgenden Jahren die Aufnahmezahlen in den Pflegeheimen zurückgingen, führten viele sog. *Romantiker* dies auf die Nachbarschaftshilfe, Selbsthilfegruppen und vor allem aber auf die Wiederentdeckung der »Großfamilien« zurück.

Ich als »Anti-Romantiker« meine allerdings, daß die Zahl der Heimaufenthalte aber nicht deshalb rückläufig ist, weil die Familie die Liebe zu ihren Alten wiederentdeckt hat, sondern weil es eben viele junge Arbeitslose gibt, die die Rente der Mutti in der eigenen Familie benötigen.

Übrigens war die Großfamilie der früheren Jahre auch nicht – wie heute idealisiert – aus Nächstenliebe entstanden. In den damaligen Großfamilien, als Arbeits- und Wohnstätte noch nicht getrennt waren, hatte jedes Familienmitglied und so auch der Alte, seine bestimmte Aufgabe zu erfüllen.

Früher oder später muß der entmündigte Alte wieder mündig gemacht werden. Dabei sollte zwar nicht übersehen werden, daß jede Freiheit mit einem gewissen Risiko verbunden ist. Doch das Risiko Leben wird dadurch gemindert, daß wir Betreuer versuchen, nicht das Beste für einen Menschen zu tun, sondern das fachlich sinnvollste.

Der Fall Herr M

oder Pflegedokumentation mit Eigengefühlaspekt

Vor einiger Zeit erhielt ich einen Anruf einer mir unbekannten aber symphatischen Frauenstimme. Sie ersuchte mich um Betreuung ihres Vaters der zur Zeit stationär auf einer neurologischen Station liege und von Tag zu Tag schlechter (pflegebedürftiger) würde. Ich konnte mein Interesse nicht beherrschen, sie zu fragen woher sie denn unsere Adresse, unsere Institution kenne. Die Antwort war logisch, »ein ihr befreundeter Klinikchef« nannte unsere Institution als derzeit bestes Unternehmen in Wien.

Mein Gefühl: Oh, ich bekomme sogar Zuweisungen von einem leitenden Arzt, da muß ich mich aber ordentlich in Szene setzen, denn wenn er es nicht schafft, dann natürlich ich.
Ambivalenz Gefühl: Oder ist dies vielleicht gar keine Ehre für meine Institution, will dieser Arzt vielleicht den sogenannten Patienten oder gar die Angehörigen nicht und schiebt deshalb den Fall an mich ab??

Mein Verstand sagt aber, daß ich dieser Frau helfen muß, denn, so sage ich mir, welche pflegende Anstalt kann schon so gut sein, wie wir?

Ein Termin wird fixiert. Es erscheinen zum ausgemachten Termin die Tochter, die Gattin und der Schwiegersohn auf der Abteilung. Nach der Schilderung ist der Papa ein Pflegefall und hätte eigentlich für mich »so zum rehabilitieren« keinen Sinn. Da ich Angst habe mit einem Pflegefall überfordert zu sein, empfehle ich den Papschi doch in eine Rehaklinik legen zu lassen.

Mein Gefühl dazu: Was ist eine Altersrehaklinik, das ist doch eigentlich ein Blödsinn, ein Weiterreichen, weil wir ihn eben auch nicht wollen. Ich will aber, denn ich muß doch mit dem zuweisenden Arzt in den Ringkampf treten, ich bin doch besser?

Ein Gefühl jagt das andere und dieses wird noch vom Fachwissen gejagt. Was tun? Mein Ehrgeiz siegt. Ich sage der Familie zu, daß ich den Vater in der Klinik besuchen werde und mich dann entscheide.

Mit gemischten Gefühlen betrete ich einige Tage später das Spital in dem mein Patient liegt. Herr M. wird an einem Tische lehnend, in schlechtem AZ und EZ vorgefunden, umringt von anderen Patienten, von einem bekanntem Heilmasseur und von seiner Frau die ihm liebevoll Händchen hält. Der Patient selbst verharrt in sehr devoter gebückter Haltung. Er scheint von der Vielzahl liebender Mitwirkender erdrückt zu werden. Ein Gespräch mit Herrn M. kommt nicht zustande, da er viel zu weit vom Leben entrückt ist. Die Gattin setzt Herrn M. auf ein Spazierführwagerl, wo auch noch die Beine in das für diesen Zweck vorgesehene Abstellgestell gesteckt werden können, so daß er sich überhaupt nicht mehr rühren kann. So wird der Papschi durch den Gang des Spitals geführt.

Der in mir aufkeimende *Gefühlsanfall* – was soll das? – erweckt Unsicherheit. Was ist die Gattin dem Patienten schuldig? Meine Unsicherheit wird bestärkt durch die Tatsache, daß ich über den Ausgang meiner Intentionen noch nicht im klaren bin. Wenn ich ihn re-aktivieren kann, sitzt er zu Hause. Immerhin ist der Mann 84 Jahre alt. Wenn ich ihn aber zu Hause habe, muß ich Tag und Nacht für ihn ansprechbar sein – das würde mir aber zuviel. Stirbt er hingegen bei unseren Bemühungen, werden die Verwandten sagen, ich sei schuld, wäre er im Spital geblieben, könnte er noch leben.

Kann man als Pfleger mit solchen Gefühlen noch gute Arbeit leisten, ich meine Profiarbeit? Ich reiße mich zusammen, verdränge meine Gefühle, versuche meinen Verstand einzuschalten und mache eine Standaufnahme:

Patient, 84 Jahre alt, derzeit in unterdrückter, sprich gebückter Haltung, keine kardiale Dekompensation, hagerer zäher Typ, bei dem allerdings spontan kein Lebenstrieb zu bemerken ist. Die derzeitige Therapie mit einem Lanitop pro Tag und drei Tropfen Haldol bei Bedarf, sowie 10 Mogadon abends erwecken Hoffnung in mir, denn sie erscheint von unserer Warte aus fast lächerlich. Eigentlich bestehen bei gezielten Versuchen große Chancen auf *Leben*. Wesentlicher Ansatzpunkt: den Druck der liebenden Gattin und der Tochter vom Patienten zu nehmen. Ich erkläre den Damen, sie mögen doch bitte den Herrn M. nicht erdrücken. Dies wird verstandesmäßig akzeptiert, ob sie es gefühlsmäßig auch umsetzen können, weiß ich nicht.

Ich denke, so ein zäher Kerl fängt sich wieder bei entsprechender Belastung. Die Damen sind auf jeden Fall überbesorgt und werden mir den Patienten rasch zu Tode pflegen. Ich sagte also, daß ich Herrn M. erst dann übernehme, wenn sich die Damen mein Buch »Krankenpflege – Brücke in den Alltag« gekauft und gelesen haben und sich die wichtigsten Grundregeln wie:
Nicht zu Tode pflegen – helfen mit der Hand in der Hosentasche und animieren aus der Biographie angeeignet haben.

Mein Gefühl ist, nach dem Kauf dieses Buches klappt die Pflege vollkommen, denn die Leute sind einsichtig und intelligent und werden sofort begreifen, daß zuviel Liebe schadet.

Leider sieht die Wirklichkeit ganz anders aus. Denn während die Gattin z.B. meine Thesen erörtert, spricht sie mit dem Patienten folgendermaßen: »man darf dich nicht überfordern, Papschi« und dann füttert sie ihn, hält ihm seine Tasse und sagt gleichzeitig, daß man das nicht soll. Es zeigt sich also, daß Wissen sich nicht mit Machen deckt.

Freitag:
Herr M. wird um 14.00 Uhr als normale Entlassung, umringt von der Familie und weiteren Leuten in vorgebeugter Haltung mit etwas trüben Augen und schläfrig angetroffen. *Mein Gefühl:*
Was ist diese Familie dem armen Mann schuldig, daß sie sich so übertrieben bemüht den Mann, der doch eher ein Pflegefall ist, aus dem Spital zu bekommen? Die leichte Somnolenz und die leichte Desorientiertheit könnte auf die ihm erst vor kurzem erfolgte Haldolgabe zurückzuführen sein. Da das Spital einen Heimtransport veranlaßt hat, betrachten wir uns als überflüssig und fahren gesondert in die Wohnung des Patienten, die neu hergerichtet wurde.

Bei einem Vorgespräch kann ein bißchen mit der Gattin des Patienten dessen Biographie, die ja zu einem wichtigen therapeutischen Hilfsmittel wird, besprochen werden. Herr M. ist ein ehemaliges Waisenkind, dem im Leben nichts erspart geblieben ist. Als Bauer versorgte er später einen Hof, erarbeitete sich ein schönes Barvermögen. Sein Verstand arbeitete kritisch (auch heute noch natürlich). Er sucht immer nach Fehlleistungen bei sich selbst und bei anderen, er lebt in ständiger Erwartungsangst, es könnte, müßte etwas schiefgehen. In seiner Erscheinung ein hagerer schizothymer Mensch, der früher in durchaus legaler Art sein Personal autoritär zu führen verstand. Er hat als Ausgleich zu seiner strengen Lebensform zum Preisschnapsen gefunden. Die Gattin selbst hat einen schizophrenen Sohn, den sie mit Aufopferung zu Hause pflegt.

Auch mit dem anwesenden Schwiegersohn wird geplaudert. Er tritt ebenfalls für eine Betreuung des Vaters in der Wohnung ein. Doch seine

Körpersprache paßt nicht so ganz zu seinen Worten. Ich erkläre ihm, daß er bedenken muß, daß sein Schwiegervater ein Greis von 84 Jahren ist. Was erwartet er sich von mir? Wenn der Schwiegervater noch leben will, wird er leben, wenn er sterben will, wird er in Ruhe in seinen eigenen vier Wänden einschlafen. Der Schwiegersohn erkennt dankbar, daß ich keine Gefühlsheucheleien ertrage.

Endlich kommt der Patient auf einer Tragbahre. Er scheint durch die Überführung überfordert. Der Muskelzustand ist zittrig, sein Tonus erhöht. Er muß ins WC und zu einem neuen Pflegesessel getragen werden, seine Augen sind trüb. Er hat merklich Angst, bei leichten Gehversuchen klammert er sich voll an meine Hand. Das Interesse an den weiblichen Anwesenden, einschließlich meiner Kollegin ist nicht sehr groß.

Zwei Stunden später fängt sich Herr M. leicht, seine gebückte Sitzhaltung richtet sich auf, er lebt, er richtet sich auf. Ich vermute, daß unser Gespräch aus der Biographie (Preisschnapsen) sehr viel dazu beitgetragen hat. Sehr fördernd wirkt sich auch aus, daß ich ein Mann bin, an den er sich halten kann.

Das Haldol wird abgesetzt zugunsten des Patienten. Um ca. 20.00 Uhr wird ein Schlafmittel verabreicht. »Wer nachts schläft ist bei Tag auch wach«. Glücklicherweise trifft dieser Lehrsatz auch zu. Herr M. schläft die Nacht durch.

Samstag

Am nächsten Morgen wird Herr M., der Pflegefall, am Tisch sitzend, sich bewegend, um sich blickend angetroffen. Er erkennt mich und ist kontaktfreudig. Die Augen sind heute frischer, das Überforderungssyndrom ist beendet. Mein Gefühl: Gott sei Dank, mir fällt ein Stein vom Herzen.

Er liest mit einer Lupe bewaffnet aus der Zeitung vor. Da er ein bißchen ausgetrocknet erscheint, wird von ihm, langsam sprechend, mitgeteilt, daß wir die zwei »Weiber« auffordern sollen, sie mögen doch eine Suppe für ihn kochen. Wetterleuchten im Gesicht des Patienten bei meiner Weitergabe an die Frauen.

Aha, weil ich die Frauen schimpfe, entsteht ein Lebenswille (Wetterleuchten). Er wehrt sich doch gegen die übereifrigen Frauen.

Der Patient selbst äußerte mit folgenden Worten sein Befinden: »Was ist mit dem Fressen – wird genug da sein?« Mein Gefühl meldet, daß der alte Mann in seiner Biographie immer Angst gehabt hat, daß man ihm alles wegißt oder, daß er nicht genug bekommt (Futterneid). Orale Wünsche werden mit oraler Zuwendung (Essen geben) befriedigt.

Sonntag

Aus meinem eigenen Bedürfnis heraus muß ich einen Ausflug zu Herrn M. machen. Wie wird es heute gehen, hoffentlich stürzt er nicht, hoffentlich geht es ihm gut und überlebt auch die Gattin die andauernde Anforderung.

Um ca. 14.00 Uhr besuche ich die Herrschaften. Ich finde einen lächelnden, mit leichten Stützen selbst gehenden Patienten vor, der sich bei einem Gläschen Wein, umgeben von der Schwägerin und der Gattin, des Lebens erfreut.

Leider berichtet mir die Gattin, daß die Nacht durch einen kurzen Unruhezustand des Pastienten (er wollte geistern gehen) unterbrochen worden war. Er kannte sich ganz plötzlich nicht mehr aus und meinte diverse Einrichtungsgegenstände gehörten nicht in seine Wohnung.

Das stimmt, denn Herr M. wurde ja in eine neu hergerichtete, nicht mehr mit den Grundlagen seines Altgedächtnisses übereinstimmende Wohnung gebracht. Somit ist also dieser »nächtliche Irrtum« kein Irrtum, sondern als normal zu bezeichnen.

Der Puls normal, der Blutdruck normal, der Patient normal, die Betreuer betreuen ihn, alles in Ordnung, alles o.k.! Kein Grund, daß ich einschreiten oder Programme erstellen muß. Wir wollen ja niemand überfordern – Sonntagsruhe herrscht.

Montag

Aufgeregter Anruf der Tochter des Patienten: Dieser hätte zwar nach einem reichlichen Abendessen auch gut durchgeschlafen, heute früh allerdings sei er nicht auf die Beine zu bringen. Er zittert, schwitzt, sträube sich, sich zu bewegen und habe darüberhinaus schon seit vier Tagen keinen Stuhlgang mehr gehabt. Was machen wir da am besten? Es muß gleich jemand kommen. Der Fall ist akut, akut, akut...

Mein Gefühl: Wie vermutet! Wie erwartet! Die sogenannten kooperativen Verwandten sind schon überfordert! Vielleicht kann man aufgrund der geschilderten Lage, einer ernormen somatischen Verschlechterung, zu Gunsten und zur Lebensrettung ein Spitalsbett erhaschen, natürlich ein Intensivbett, denn darunter geht gar nichts bei einem 84Jährigen.

Natürlich bin auch ich wieder überfordert. Hoffentlich habe ich nichts übersehen, medizinisch-pflegerisch etwas falsch gemacht. Zweifel, Bestürzung in mir! Sofort setze ich mich in Aktion.

Schwester Erna eilt an den Ort des Notzustandes. Sie findet einen zornig erregten, (weil es nicht so klappt, wie er will, es aber wirklich noch nicht geht) ja einen aus Zorn erstarrten Herrn M. vor. Das Zittern rührt von der enormen Anstrengung her, mit der er versucht aus dem Bett zu kommen, aber nicht kann, weil er zu tief gelagert ist. Die Vigilanzsteigerung des Haldol macht sich bemerkbar. Auch die Bauchdeckenspannung läßt keinen Rückschluß auf meine Befürchtung – akutes Abdomen – zu. Der Blutdruck ist 110/70, die Temperatur liegt bei 36,7 C, keine Schmerzangaben, keine Defence muscularis – keine Anzeichen auf vitale Indikation. Eine Reanimation ist nur im Sinne der Aufstehhilfe nötig.

Nachmittag

Herr M. ist sehr nervös und unruhig. Beim Gehen, das er ohne jegliche Hilfe und Stützung versucht, lassen sich Starthemmungen wie bei einem Parkinsonsyndrom erkennen. Der ganze Mann erscheint konzentrationsgestört, wobei aber die *nonverbale* Kommunikation ganz gut klappt. Er übersieht kein Lächeln, keinen Händedruck, keine Sprach-Stimmung.

Da er aber angeblich seit Tagen keinen Stuhlgang hat, wird zweimal, allerdings erfolglos, ein Mikroklist versucht; abends zwei Abführtabletten. Die enorme Übermotorik wird mit viel Gehen, auch mit Stiegensteigen abreagiert.

Die Tochter und der Schwiegersohn machen schon einen etwas ungeduldigen überforderten Eindruck. Alle Beteiligten sind zwar (samt Patient) mit den Fortschritten zufrieden, es erscheint ihnen aber noch immer zu wenig zu sein. Aber was kann man nach drei Tagen erwarten? Herr M. ist immerhin ein Pflegefall. Aber er kann wieder gehen, entweder ein Zauber oder mein System stimmt.

Ich wundere mich selbst, daß das so gut funktioniert. Auch am Abend bin ich in Gedanken wieder bei ihm und denke beim Fernsehen nach, was ich noch für den Mann und für die Beteiligten und vor allem für mich tun könnte.

Wir versuchen das Dominal von 80 mg auf 40 mg zu reduzieren. Gegen die ortostatischen Zustände bekommt er ein Kreislaufmittel

Dienstagabend

Auch heute ist der Patient sehr agitiert. Er ist unruhig, fahrig und unkonzentriert. Allerdings hat wenigstens der gestrige Mikroklist-Einlauf seine Wirkung getan.

Die Umstellung in der neu hergerichteten Wohnung kommt nun voll zum Tragen – und zwar in einer akuten Desorientiertheit. Ein langsames Dauer-Orientierungstraining wird durchgeführt.

Hoffentlich täuscht mich mein Gefühl nicht, halten die Verwandten, meine Kollegin und ich noch etwas durch. Ein Angstgefühl bemächtigt sich meiner, wenn wir es nicht schaffen, müssen wir ihn doch stationär aufnehmen.

Um die Agitation etwas besser in den Griff zu bekommen, erhält Herr M. einmal 50 mg Fluanxol Drg. pro Tag.

Mittwoch
Herr M. bleibt weiter desorientiert und etwas agitiert. Da an diesem Tag viele Verwandte und Bekannte zu Besuch kommen, verstärkt sich die Desorientiertheit noch. Herr M. erhält am nachmittag zusätzlich ein Fluanxol.

Donnerstag
Training mit Vater und Tochter sowie der Gattin – die Familienangehörigen haben sich immer noch nicht daran gewöhnt, ein wirkliches Realitäts-Ortientierungs-Training durchzuführen – langsam sprechen, immer dasselbe sprechen. Es geht halt nicht, d. h. der Papa lernt schneller als die Betreuer.

Ostersonntag
Die Familie ist nicht zu Hause – somatische Mobilisation wird traumhaft durchgeführt. Ich sehe schon ein, daß sprechen mit einem Desorientierten schwerer ist als spazieren zu gehen.

Ostermontag
Die Tochter geht mit dem Patienten auf der Straße spazieren. Somatisch befindet sich der Patient in einem traumhaften Zustand: Blutdruck o.k, Puls o. k., Allgemeinzustand o. k.

Ich glaube, daß anhand dieses Fallbeispiels ganz deutlich die Unsicherheit und überbeschützende Haltung der Tochter und der Gattin zum Tragen kommt. Es zeigt sich aber auch deutlich, daß mein eigener Gefühlszustand, meine Gefühlsregungen gar manche fachliche Handlung sehr in Zweifel stellt.

Sehr häufig stellt sich bei einer solchen übertriebenen Liebe die Frage »was ist der Familienangehörige dem Patienten schuldig« und in wie weit verhindert er mit seiner Affenliebe die tatsächliche Gesundung – »Emanzipierung« – unseres Patienten?

Kooperative Verwandte

Noch viel problematischer für alle Beteiligten ist der sogenannte kooperative Verwandte – denn er legt uns rein, er legt uns schon mit seinem ersten Gespräch rein. Der sog. kooperative Verwandte stürmt sofort nach oder bei der Aufnahme seines Verwandten in unsere Kanzlei, stellt uns ein Päckchen Kaffee auf den Tisch und sagt:
...Mein Gott, Herr Oberpfleger oder wer immer sie auch sind, wieso

muß gerade meine Mutti den letzten Teil ihres Lebens in der Psychiatrie verbringen, warum wurde sie so bestraft? ... wie halte ich das nur aus ...?

Er sagt nicht: wie hält die Mutti das nur aus, nein er sagt, wie halte ich das nur aus!!!

Aufnahmen in eine Psychiatrie werden immer als schrecklich angesehen und man wird versuchen, das Familienlos zu bessern – man ändert sogar Termini und sagt: »meine Mutti liegt auf einer Neuro«. Das klingt natürlich besser und somatisiert die Psyche. Somatische Krankheiten werden eher toleriert.

Kehren wir zum Ausgangspunkt zurück. Unser Verwandter sagt: warum muß meine Mutti die letzten Jahre in der Psychiatrie bleiben? – Unsere generelle Antwort lautet meist, daß die Mutti ja nicht hier bleiben müsse. Die Sanitäter stehen noch unten, also lassen sie doch die Mutti wieder nach Hause fahren. Ersatzhandlungen machen sich beim Verwandten bemerkbar (er sieht sich schnell um, streicht sein Kleid gerade oder zündet sich eine Zigarette an), bis er dann sagt: »Na ja, es wäre vielleicht doch nicht schlecht, wenn die Mutti ein paar Wochen hierbleiben würde. Sie sehe doch die letzten Jahre schon sehr schlecht aus, habe immer Magenschmerzen und etwas am Herzen. Lassen wir sie halt doch da.«

Keiner beachtet dabei unser »Werkstück« – die Patientin. Sie liegt noch immer auf der Tragbahre im Spitalsgang. Das heißt, daß wir eigentlich nicht die Betreuer der Patientin, sondern die Betreuer der Angehörigen sind und daß wir gefühlsmäßig sofort annehmen, daß die Alte so was ähnliches wie entmündigt ist. Sie darf ja nicht einmal beim Aufnahmegespräch dabei sein. Wir haben sofort das Gefühl, hier ist ein armes, hilfsbedürftiges, entmündigtes Mutterl, das eben ein Pflegefall wird – nein, dazu gemacht wird.

Wenn Sie Krankenpflege nach unserem System betreiben, müssen Sie natürlich den Verwandten mitteilen, daß die Mutter nach einem kurzen Aufenthalt auf der Station durch uns, der »Übergangspflege«, nach Hause rehabilitiert wird.

Das Erstaunen ist groß. »Es ist doch ein Glück, daß es euch gibt, ein Glück für die Menschen! Wenn der Mutter geholfen wird, werden wir euch spenden; wir haben noch nie von dieser großartigen Leistung von Pflegepersonen gehört.« Kooperation wird angeboten, Mithilfe ist klar. Sie miteinander besprechen ist das erste. *»Communities that Care«.*

Doch kaum ist die Mutter auch nur zwei Stunden zu Hause, sind auch schon die *kooperativen Verwandten* da und *suchen* nach *Symptomen*, die bezeugen, daß die Mutti doch zu Hause nicht lebensfähig ist.

Ein Beispiel:
Frau Z. M. wurde am 22. März durch die Übergangspflege nach Hause in ihre Wohnung gebracht. Ein Realisations- und Orientierungstraining wurde durchgeführt. Da sich Frau Z. M. in der Wohnung gut zurecht fand, beschlossen wir, die Patientin für zwei Stunden allein zu lassen. Wir nahmen uns vor, inzwischen einen anderen Patienten aufzusuchen. Nach 1 ¾ Stunden erschienen meine Kollegin und ich wieder in der Wohnung, um nach Frau Z. M. zu sehen.

Doch von der Patientin keine Spur. Wir suchten die Umgebung und die umliegenden Wirtshäuser ab, schalteten sogar die Polizei ein, doch Frau Z. M. war nirgendwo zu finden. In Angst und Sorge fahren wir zur Anstalt zurück, um eine Vermißtenanzeige aufzugeben. Als wir dort ankommen, sitzt Frau Z. M. auf der Abteilung.

Die lieben Verwandten waren kurz nach unserem Weggang in der Wohnung erschienen, sahen die Mutter scheinbar unversorgt und brachten sie zum Schutze, damit ihr ja nichts passiert zum Steinhof zurück.

Mein Gefühl: so kommt es ganz langsam zu einem negativen Haloeffekt (Beeinflussung einer Beurteilung) gegenüber allzu kooperativ erscheinenden Verwandten.

Ich möchte natürlich nicht, und kann das auch gar nicht, Nachforschungen anstellen, ob die so behandelten Eltern vielleicht ihren Angehörigen verhaßte Menschen waren. Wenn der alte Mensch früher ein Tyrann war, kann es schon vorkommen, daß der jüngere Verwandte auf Vergeltung aus ist. Und gibt es einen besseren Vergeltungsschlag als das Einsperren lassen unter dem Deckmantel der Fürsorge?

Ich weiß aus psychologischen Untersuchungen, daß mehr Menschen ihre Eltern hassen als uns allen lieb ist. Viele Schuldgefühle und aufgestaute Aggressionen von unerwünschten Kindern rächen sich im Alter bitter. Viele, immer schon pessimistisch veranlagte tyrannische Mütter und Väter bekommen so ihre Lebens-Abrechnung präsentiert.

Dazu folgendes *Beispiel:*
Frau E., 80 Jahre alt, hat zwei Töchter. Die eine hat das Weite gesucht und lebt in Deutschland, die andere wohnt in der Nähe ihrer Mutter. Nachdem die in Deutschland lebende Tochter erfahren hat, daß ihre Mutter in der Geronto-Psychiatrie liegt, meldete sie sich sofort zu einer Unterredung an. Sie erklärt, daß ihre Mutter immer schon »schwierig« gewesen sei (was immer das auch heißen soll) und nun im Alter noch ekelhafter geworden wäre.

Ihre in Wien lebende Schwester bezeichnet sie als sehr böse. Man solle darauf achten, daß die Mutter keinen Altersheim-Antrag unterschreibe, denn ihre Schwester habe schon vor Jahren versucht, die Mutter in einem Heim unterzubringen. Ansonsten beschreibt sie das Familienleben als sehr gut: alle haben sich glänzend verstanden und sich geliebt.

Natürlich ist die Tochter aus Deutschland für eine Entlassung durch die Übergangspflege, aber wie gesagt, man müsse auf die Schwester achten, die sicherlich versuchen wird, dies zu verhindern. Als Vergleich könnte man das »Mensch-ärgere-dich-nicht-Spiel« anführen, worin man versucht, den besser dastehenden zu behindern, damit dieser nicht gewinnt. So ist es überall im Leben, das lernt man schon sehr früh.

Für uns beginnt dieses »Mensch-ärgere-dich-nicht-Spiel« aber erst.
Die Mutter wird durch uns rehabilitiert und ist gesamt gesehen zu Hause tragbar und zwar für sich und für ihre Umgebung. Ich meine damit nicht, daß wir aus einer 80jährigen ein 20jähriges Pupperl gezaubert hätten, es gelang uns aber einen Status zu erzeugen unter dem niemand leidet: somatisch und psychisch lebensfähig; Medikation: nichts vitales, nur morgens ein Lanitop (Herzmittel) und abends ein Schlafmittel.

Der erste Sechser: das »Mensch-ärgere-dich-nicht-Spiel« beginnt.
Nach einigen Tagen erhält unser Chef einen Brief von der in Wien lebenden Tochter:

»Werter... Sie versprechen, daß dreimal täglich eine Betreuungsperson in die Wohnung der Mutter kommt und diese ihr die Medikamente verfüttert. Sie sind nicht gekommen! Frechheit! Alle werden schuld sein, wenn es der Mutter wieder schlecht geht.«

Zweiter Zug von uns.
Unser Rückbrief lautet:

Nein, nicht dreimal am Tag kommt ein Medikamentenverfütterer, unsere Aufgabe ist es vielmehr einen Patienten zu verselbständigen, damit er lernt, allein seine Medikamente zu nehmen.«

Allerdings gelingt uns dies nicht. Die Patientin weigert sich ihr Schlafmittel zu nehmen. Sie behauptet, daß sie auch so schlafen könne. Auch das Herzmittel wird verweigert. Was tun mit einem nicht entmündigten Menschen, der sich zudem nicht in einem lebensbedrohlichen Zustand befindet? Wie bekommt man ihn dazu, die Medikamente zu nehmen? Zwei unabhängig voneinander fungierende Ärzte werden konsultiert und stellen fest, daß beide Medikamente nicht lebensnotwendig sind und daher abgesetzt werden könnten. Das heißt: keine Medikamente mehr!

Unsere Tochter würfelt weiter
Briefe an den Stadtrat, die Heimhilfeorganisation und Politiker folgen, immer derselbe Inhalt:

Wenn meiner Mutti nicht von jemandem, wer immer das auch sein soll, dreimal täglich Medikamente gefüttert werden, wird sich ihr Zustand verschlechtern und es werden alle an ihrer neuerlichen Aufnahme schuld sein.«

Inzwischen ist es den Chefs der Heimhilfen gelungen, zweimal täglich jemanden in die Wohnung zu entsenden, der der armen 80jährigen die Medikamente geben muß. Ich weiß bis heute nicht welche, – denn sie braucht ja gar keine!!!

Unsere Tochter würfelt weiter
Auch die Tochter aus Deutschland meldet sich wieder und wirft uns eine oberflächliche Betreuung vor. Es wird allerdings kein Wort darüber verloren, daß die Schwester die Mutti ins Heim bringen möchte, Sorgen über Sorgen.

Jetzt würfeln wir wieder
Wir erfahren im Wohnhaus, daß sich die drei nie verstanden haben. Beide Töchter waren unerwünscht, der Gatte ist davongelaufen – er hielt es bei den dreien nicht aus. Beide Töchter wollen die Wohnung der Mutter erben.

Nur durch Zufall und Haustratsch erfuhren wir von der bestehenden Familienbiographie. Ich weiß natürlich nicht, wer nun wem am meisten geschadet hat, wer wen hinausgeekelt und und inwieweit der Vater, der davonlief, den Töchtern fehlte und somit ein Zorn für dessen Vertreibung an der Mutter haften blieb.

Ich glaube, es ist auch egal. Man sollte aber daran denken, daß jegliche Aussagen von Verwandten individuell gefärbt sind.

Wir Betreuer müssen achtgeben, daß wir nicht unter die Räder einer gruppendynamischen Wirkung – eines jahrzehntelangen Fehlverhaltens, einer homogen oder auch nicht homogenen Familiensippschaft – gelangen.

Auch der Fall B. A. spricht für sich. Nur haben in diesem Fall wir beim »Mensch-ärger-dich-nicht-Spiel« gewonnen.

Der Fall B. A.
Eine 83jährige wird bei ihrem ersten Ausgang in ihre Wohnung gebracht. Der an sich sehr aufgeschlossene Sohn steht vor der Haustür und erwartet die Mutter mit allen Liebesbezeugungen, die einer Mutter dem Protokoll

nach zustehen. In der Wohnung angekommen, zeigt sich uns ein kleines Kabinett, das total vollgeräumt und verwahrlost ist. Von der Zimmerdecke blättert der Verputz ab. Der Sohn meint ganz richtig, daß man in so einem Loch nicht hausen könne, und er glaubt, daß es der Mutter in der satt-warm-sauberen Pflege eines Spitals viel besser gehen würde.

Was er bis jetzt nicht weiß, ist, daß die Mutter zu uns sagte, daß sie um jeden Preis in ihr *Loch* zurückkehren möchte. Nun, da der Sohn nur das Beste für die Mama will, und das ist ein Heim, müssen wir »als erste würfeln«.

Ich gehe zum Auto und hole Pinsel und Farbe, die schon eingekauft worden sind. Meine Kollegin, eine Krankenschwester, räumt bereits das Kabinett aus – und nach kurzer Zeit sind wir beim Ausmalen des Zimmers. Der Sohn spricht noch immer – aber in einem anderen Tonfall – von dem Vorteil der Spitals-Aufbewahrung.

Plötzlich, wir haben es während der Arbeit gar nicht gemerkt, war der Sohn verschwunden. Nach ungefähr zwei Stunden kam er zurück, eine Rolle Spannteppich auf der Schulter, den er später selbst verlegt hat. Nachdem sich der Sohn in den Arbeitsprozeß integriert hat, sind wir gegangen. Frau B. lebte noch jahrelang in ihrem *Loch* zu ihrer und auch ihres Sohnes vollkommener Zufriedenheit.

Sehr geehrter Herr Oberpfleger

»Bei meinem letzten Besuch auf Ihrer Station, in der meine Mutter, Frau... mit einer Hirnverkalkung liegen muß, stellte ich mit Bedauern fest, daß einiges aus ihrem Privatbesitz abhanden gekommen ist.
Meine Mutter hat bei ihrer Einlieferung, und das sagt, wenn es notwendig ist, auch mein Neffe vor Gericht aus, folgende Gegenstände bei sich: 1 gelber Waschlappen, fast neuwertig: 1 Paar Hausschuhe, Größe 36; 1 Handtuch. Alle Gegenstände sind auf Ihrer Station verschwunden und wie mir ein Pfleger sagte, nicht mehr aufzufinden. Ich finde diese Unterbetreuung und Rücksichtslosigkeit enorm und ersuche Sie höflichst, diese Mißstände abzuschaffen. Da ich nächste Woche wieder in Wien bin, erlaube ich mir, die Gegenstände der Mutti bei Ihnen auf der Station abzuholen, da ich ansonsten weitere Schritte unternehmen muß. ...«

So oder zumindest so ähnlich beginnen Briefe von Töchtern, Nichten, Neffen, die besorgt sind, nicht alles zum Besitz der Mutti gehörende erben zu können.

Natürlich ist es mir schon klar, daß auf einer Abteilung, wo Waschlappen oder Zahnprothesen fehlen, auch Geldwerte, Ohrringe und ähnliches wegkommen können. Um sicher zu gehen, daß alles stimmen wird, wenn der Patient ablebt, muß man als Angehöriger rechtzeitig dem Personal zeigen, daß mit einem nicht gut Kirschen essen ist. Man muß es darauf aufmerksam machen, daß nichts schiefgehen darf, man paßt dann auf die Mutti (nein, auf die Sachen der Mutti) viel besser auf!!!

Besucherunterschied

Hier gibt es lustigerweise einen wesentlichen Unterschied zwischen männlichen und weiblichen Besuchern. Die Frauen kennen jeden einzelnen Socken ihres Verwandten, den sie bei der Besuchszeit oder bei der Aufnahme zurückgelassen haben. Die Männer würden nicht einmal merken, wenn ihre Gattin samt Auto oder drei Sparbüchern auf der Station liegt – es ist ihnen egal. Jahrelang haben sie sich nicht darum gekümmert, was ihre Gattin anhatte. Wie sollen sie heute bei der Aufnahme an einen Waschlappen denken.

Früher haben wir aufgrund solcher Briefe, die bis zum Stadtrat für Gesundheit gingen, die halbe Station umgedreht, um diese meist schon alten zerschlissenen Waschlappen zu finden. Heute teilen wir schon bei der Aufnahme den Patienten und seinen Angehörigen mit, daß wir aufgrund eines Realitätstrainings zwar private Gegenstände benötigen, daß wir aber auf keinen Fall ständig darauf aufpassen können.

Die Eindeutigkeit einer solchen Aufklärung für Verwandte ist enorm wichtig. Man muß aber so sprechen, daß sie es auch verstehen: eindeutig, kurz, klar.

Bei sogenannten Familiengruppen erscheinen eigentlich immer nur scheinbar kooperative Leute, also solche, bei denen ich Angst habe, sie könnten in diesen Zusammenkünften kundtun, wieso die Mutti nicht nach Hause gehen kann. Bei geschickter Gesprächsführung durch den Arzt wird natürlich sofort ein Probeausgang ausgemacht, jedoch eine umgehende Rückbringung bewußt oder unbewußt eingeplant.

Nebenbei möchte ich nicht versäumen, Ihnen mitzuteilen, was mit wiederzurückgebrachten Patienten geschieht. An dieser Stelle möchte ich noch einmal darauf aufmerksam machen, daß geronto-psychiatrische Patienten nicht entmündigt sind, daß heißt, sie können selbst entscheiden, wann sie nach Hause wollen oder aber, ob sie sich auf einer Abteilung hospitalisieren lassen wollen. Sollte der Patient nach Hause gehen wollen, so geht er.

Sollte ein naher Verwandter den Patienten wegen sogenannter Symptome wieder einliefern, bringen wir ihn wieder nach Hause. Nach etwa dreimaliger Wiederholung dieses Vorganges finden wir den Patienten plötzlich nicht mehr vor. Was ist geschehen?

Nachforschungen bringen zu Tage, daß nach einem dreimaligen Rehabilitationsversuch die Mutter in einer privaten Pflegeeinrichtung wieder zu finden ist. Da heißt, der Verwandte muß neue Wege suchen, um seine Mutter los zu werden, und wie Sie sehen, findet er sie auch. Dafür nimmt er sogar Kosten auf sich!

Schlußfolgerung für kooperative Verwandte

- Familientragödien sind durch uns nicht behebbar, nicht einmal durchschaubar. Am besten kennt sich immer die Familie selbst und sie wird sich hüten, offene und ehrliche Aussagen zu machen. Ich finde dies nicht böse oder schlecht, aber ein Betreuer, ein Profi-Ersatz-Spieler muß darum wissen.
- Es gibt leider sehr viele Menschen, die ihre alten Eltern nicht wollen – mein Gefühl muß umdenken.
- Organisieren ist besser als motivieren!
  Wenn Sie sich an das Beispiel des Wohnunganstreichens erinnern: hier wurde der Sohn durch unsere Arbeiten erpreßt. Kein Verwandter kann zusehen, wenn Fremde den Dreck der Mutter unentgeltlich wegräumen. Dies hält auch ein auf seine Mutter nicht gut zu sprechender Sohn emotional und ethisch nicht durch.
- Beim Reden über die Mutti, was sie alles machen werden und wie sie uns helfen könnten, sind uns die Verwandten überlegen. Aus diesem Grund passiert nichts – außer reden.
- Auch der böseste Verwandte wird unsicher und traut sich nicht Arbeiten in der Wohnung an den Enkel zu übertragen, wenn man Aktion zeigt.
- Verwandte sind auch nur Menschen, die hat man eben.
- Sollten Sie es im Leben zu etwas gebracht haben, dann wird Ihr Verwandtschaftsverhältnis natürlich betont... Sind Sie aber in der Psychiatrie, haben Sie mit Ihrem Sohn nicht zu rechnen, dann werden Sie eher totgeschwiegen.

Die liebende Tochter

Auch die gibt es wirklich. Gott sei Dank! Diese zu erkennen stellt uns vor einige Probleme, denn auch hier kennen wir keine Lebensgeschichte, keine Lebensbiographie. Weder die des Vaters, noch die der Tochter. Nach unserer jahrelangen Erfahrung glauben wir aber prinzipiell eines: *nur Liebende werden geliebt.*

Um sich mit Geriatrie und Geronto-Psychiatrie beschäftigen zu können, muß man sich vorerst (natürlich hier nur im Ansatz) mit Psychologie beschäftigen.

Die Schwierigkeit ist nur, daß es überall, nicht nur in der Psychologie, sondern auch in der Medizin, Teilverständnisse gibt. Jene Laien, die glauben sie *verstehen* etwas von Medizin oder von anderen Menschen sind so gesehen auf dem Holzweg.

So betrachtet, versteht man auch von seinen nächsten Angehörigen (Vater, Gatte etc.) nur einen Teil seiner Seele. Der andere, der uns komisch und eigenartig erscheinende Anteil, ist uns fremd. So kann uns die Gattin, der Vater oder wer auch immer nahe und gleichzeitig weit entfernt und fremd sein.

Nun ist es ja so, daß uns alles Fremde verunsichert und Angst macht. Wir versuchen daher die fremden Anteile einer Verwandtenseele zu unserer zu machen. Wir versuchen ihn oder sie umzuerziehen, uns einzuverleiben. Manchmal gelingt dies durch Scheinanpassung und somit ist unsere Angst behoben. Erst wenn er sich ganz mir unterordnet, ist er wie ich, verstehe ich ihn wieder und habe keine Angst mehr vor ihm.

Allerdings ist zu bedenken, daß gerade dieser bestehende Unterschied zwischen mir und den anderen das Leben erst spannend, lebendig und fruchtbar macht. Das Umerziehen gleicht eher einem nicht gut ausgehenden Dressurakt.

Sicher kann man sich – und das möchte ich kurz vorwegnehmen – vorstellen, daß Menschen, die schrullig, eigenartig, geisteskrank sind oder es plötzlich werden, zu einer eklatanten Verunsicherung, Angstreaktion und Verständnislosigkeit beim nächsten Angehörigen führen. So oder zumindest ähnlich ergeht es der Tochter, die jahrzehntelang ihren Vater als normalen, immer richtig funktionierenden Mann erlebt hat; an dem sie auch keine Eigenarten mehr störten, da sie ihn kannte, über Jahre hin gut kannte. Wenn nun dieser jahrzehntelang gleich gebliebene, auch gleich geliebte und gebrauchte Vater plötzlich verwirrt wird und »die Welt nicht mehr versteht«, ist die Folge, daß auch die Tochter ihn nicht mehr versteht und in eine Krise der Unsicherheit und Angst gerät.

Emotion, Nächstenliebe, ethisch-moralische Normen beherrschen das Bild der liebenden Tochter. Natürlich fehlt es auch ihr an Information. Was ist wirklich geschehen, was soll man tun ohne etwas falsch zu machen?

Auch diese, den Vater oder die Mutter wirklich liebenden Verwandten reagieren ähnlich wie die vorher beschriebene Negativ-Gruppe. Es gibt zwischen beiden nur geringe Abweichungen. Generell kann man unterteilen in die Gruppe A: »... will den Papschi nicht« und in die Gruppe B: »will den Papschi, ist aber überfordert«.

Die positiv reagierenden Angehörigen sind seltsamerweise jene, die beim ersten Kontakt *nicht* kooperativ ja sogar bösartig erscheinen. Dies ist sicherlich als Reaktion auf ihre gefühlsmäßige Überforderung zu verstehen. Die Gespräche beginnen in etwa folgendermaßen:
»... wieso muß gerade meine Mutti den Rest ihres Lebens hier in diesem furchtbaren Milieu einer Geronto-Psychiatrie verbringen. Sie hat doch nichts verbrochen! Ich halte das nicht aus.«
Globale Rückantwort: »Gnädige Frau, Ihre Mutter muß nicht hier bleiben, wir haben eine Rehabilitations-Organisation und wenn die Mutter will, werden wir einen Rehabilitationsversuch machen. Wir werden die Mutter wieder nach Hause bringen, so daß sie in ihrer Wohnung wieder allein leben kann.«
Tochter: »Glauben Sie, ich habe meine Mutter hergebracht, weil sie gesund ist? Glauben Sie, ich habe meine Mutter abgeschoben? Ich sage Ihnen nur eines, wenn meine Mutter auch nur ein kleines Hämatömchen bekommt, bringe ich sie wegen Fahrlässigkeit vor's Landesgericht. Es ist unzumutbar, was sie der alten Frau antun wollen. Hat es sich ein alter Mensch nicht verdient, an seinem Lebensabend in einem Bett ausruhen zu können?«

Mein Gefühl: Die Leute glauben alle, die Menschen kommen zum Ableben in ein Heim; einstweilen sollten sie zum Auf-leben herkommen.

Diese mit Drohgebärden auftretenden Angehörigen sind tatsächlich mit ihren Verwandten überfordert. Sie sind ehrlich mit ihren Drohungen, sie sind aber auch ehrlich durch diese angstmachende Situation verunsichert. Folglich stehen ihnen die Drohungen zu.

Mein Gefühl: Natürlich bestätigen Ausnahmen die Regel. Es gibt auch Verwandte, die monatelang ein Bett suchen, weil sie die Wohnung der Alten für ihren Enkel wollen. Und stellen Sie sich doch vor, jetzt haben sie endlich das Bett und da kommt so ein Wurstl wie ich und will die Alte wieder rehabilitieren. Auch diese drohen. Was sollen sie denn tun? Der Patient ist ja nicht entmündigt und wenn er nicht aus Liebe zu seinen Verwandten in ein Heim geht (auch das soll es geben), nimmt er unser Angebot an und geht wieder nach Hause.

Die überbesorgten und überversorgenden Verwandten hingegen, die keine Hoffnung mehr sehen, müssen schon allein aus ihrem Pflichtgefühl heraus Drohungen äußern.

Zeigt man allerdings dieser Verwandtengruppe wie Rehabilitationsbemühungen in der Praxis vor sich gehen, berät man sie, unterstützt sie und klärt vor allem auf, daß die Einstellung zum Alter (Ruhestand, Alte müssen ruhen) falsch ist, sind gerade sie es, die nach einer kurzen Anlaufs- und

Beobachtungszeit (was tun die denn) wirklich mithelfen, ihre Verwandte im guten Sinne zu versorgen.

Gerade diesen Verwandten muß man helfen, denn sie fühlen sich einerseits für die Erkrankung des Angehörigen verantwortlich, andererseits sollen sie ihn auch pflegen. Aber nicht nur ihr eigenes Gewissen spielt ihnen einen Streich. Die anderen Verwandten mischen sich ein und belasten sie kiloweise mit guten Ratschlägen und Meinungen (»Es wäre doch besser, wenn du den Papschi...«) Dazu gesellen sich auch noch die Ungewissheit und die Angst, etwas falsch zu machen. Unverständnis, Schuldgefühle, Ratschläge von anderen und das Gefühl des Verlassenseins von den Ärzten führen zu einer enormen Überforderung des liebenden Verwandten.

Einige der folgenden Beispiele sollen zeigen, daß es aber auch noch andere Dinge gibt, die zu einem Versagen der Betreuung führen können (z.B. fachliche).

Emotional richtig – fachlich falsch

Der Papschi ist seit voriger Woche wieder zu Hause. Es geht ihm relativ gut, er bewegt sich wieder, läuft herum, hat Lebenswillen. Allerdings ist er etwas überfordert und dies zeigt er durch eine leichte Desorientiertheit.

Wir sind alle begeistert, daß wieder einmal ein Oldie es geschafft hat. Die nächsten Verwandten, sprich Tochter mit Mann, haben alles getan, um den Vater aus den Klauen eines Altenheimes zu befreien und ihn mit unserer Hilfe zu rehabilitieren.

Volle Aufopferung auch zu Ostern, alle versorgen den Papschi, sind rund um ihn, sind bei ihm. Dieses Opfer muß man allerdings jedem zeigen: Rund um die Uhr werden weitere Verwandte, Bekannte, Neffen und Nichten eingeladen, die die Fortschritte des Vaters vorgeführt bekommen. Die Folge ist, der Vater spielt nicht mehr mit. Durch die andauernden Besuche – nichts als Gesichter, die staunen, die reden, die fragen, ob er etwas brauche: vergleichbar Erwachsenen, die vor einem Säugling »gilli, gilli« machen und ihm mit einem Finger an die Brust fahren. So ungefähr muß sich unser Alter fühlen und dementsprechend reagiert er dann auch: mit einem »ich verstehe die Welt nicht mehr«, mit einer neuerlichen Verwirrtheit.

Resumée

Gute Tochter – alles getan – zu viel getan. Mit anderen Worten, eine gute, *»gefühlsmäßig«* handelnde Tochter allein genügt noch nicht. Es fehlt die Information, es fehlt das Fachwissen.

Der Fall E. G.:

Eines schönen Tages saß ich in meinem Büro und arbeitete, da hielt ein Auto vor meinem Fenster. Aus einem VW stieg eine elegante Dame, etwa 80 Jahre alt, ging um das Auto herum und befahl einem gleichaltrigen Mann aus dem Auto zu steigen. Ein halbseitig gelähmter Mann kam zum Vorschein, der sich aus dem Auto herausquälte. Sofort sprang meine Betreuerseele an, ich lief hinaus und fragte, ob ich nicht helfen könne?

Daraufhin schimpfte die Dame mit mir, ob ich ihren Mann zu Tode pflegen wolle, und wie ich sehen könne, käme er doch allein zurecht. Was also mein Getue solle.

Mein Gefühl ist arg desorientiert. Ein Laie klärt mich über meine Arbeit auf. Aber was noch ärger ist, sie klärt mich über meine Art der Altenpflege auf. Mein Gefühlsausbruch geht schließlich in Begeisterung für diese zwei alten Herrschaften über.

Sicherlich leidet auch die Gattin dieses Apoplektikers. Sie tut aber in Liebe zu ihrem Mann das einzig richtige, sie aktiviert ihn, ohne je davon gehört zu haben. Hut ab vor solch einer Frau!

Alles im Leben ist gegensätzlich angelegt. So gibt es auch zwei Gruppen von Verwandten. Sie unterscheiden sich deutlich voneinander und halten sich in etwa die Waage.

Einer opfert sich immer

Frau M. G. versorgt seit langem ihre weder gehbehinderte, noch sehbehinderte, noch psychisch behinderte Mutter. Der Mutter wird eines Tages die Aufopferung der Tochter zuviel. Außerdem fühlt sie, daß sie die Tochter belastet, was ihr unangenehm ist.

»Ich will nicht mehr hier leben!« meint die Mutter plötzlich aus heiterem Himmel. Allerdings wird das *»Hier«* – sie meint damit die Wohnung der Tochter – nicht pointiert ausgesprochen. Alle sind verzweifelt: »Obwohl die Mutter von mir wirklich rund um die Uhr versorgt wird, mein Mann schon über mich schimpft«, meint die Tochter, »ist die Mama plötzlich melancholisch, ja so sehr sogar, daß die Angst um einen Selbstmord der Mutti wie ein Damoklesschwert über mir hängt.«

Zur Aufheiterung der depressiven Zustände beschließt die Tochter eine Fahrt ins Grüne. Die Mama wird zu einem Urlaub auf dem Bauernhof eingeladen. Das wird die Mutti auf andere Gedanken bringen. Die Mutter selbst empfindet sich dadurch nur noch stärker als Belastung für die Jungen als zuvor: »Jetzt fahren die sogar mit mir weg, um Gottes Willen und zahlen alles, wo doch der Mann (Schwiegersohn) so schwer sein Geld verdienen muß.«

In der dritten Nacht auf dem Bauernhof werden wir angerufen. Die Mutti kenne sich nicht mehr aus. Sie irre nachts umher und suche ihren schon lange verstorbenen Mann. Es kommt, wie sollte es anders sein, zu einer Einweisung in eine Psychiatrie.

Wir rehabilitierten die Mutter nach dem Schema der Übergangspflege und machten der Tochter klar, daß sich die Mutter nur opfern wollte, daß sie in ein Heim gehen wollte, damit die Jungen Ruhe vor ihr haben.

Die Mutter kehrte nicht mehr zu der Tochter, sondern in ihre eigene Wohnung zurück. Die Tochter sieht ein, daß sie ihre Mutter durch ihr übereifriges Verhalten nicht zu Tode pflegen darf und daß sie der Mutter nichts schuldig ist.

Ein weiteres Beispiel

Frau M. N., ihre Mutter wirklich liebend, opfert sich für sie auf. Sie hegt den »fast Pflegefall« rührend: tägliche Versorgung mit Essen und grundpflegerische Tätigkeiten, menschliche Wärme durch Gespräche. Eine Mithilfe durch eine Heimhilfe zum Beispiel oder durch eine Gemeindeschwester kommt dabei erst gar nicht in Frage.

Der Bruder von Frau N. M. kümmert sich hingegen überhaupt nicht um die Mutter. Er gibt zwar an, daß er einen guten Kontakt zu seiner Mutter habe, aber seine Zeit ließe eben persönliche Zuwendung nicht zu.

Monatelang versorgt also die Tochter die Mutter. Ohne viel zu reden, anscheinend ohne zu leiden, bringt sie mit Freude die Kraft zur Versorgung auf.

Plötzlich, über Nacht tritt bei der Mama ein akuter Verwirrtheitszustand ein. Die Tochter ist verunsichert, enttäuscht über die Reaktion der Mutter. Die Mutter erkennt ihre Tochter nicht mehr und spricht sie als Frau Müller an, die einmal eine gute Bekannte der Mutter war.

In ihrer Verzweiflung ruft Frau N. M. ihren Bruder an, unter der Devise: »Wir wissen nicht, wielange wir unsere Mutter noch haben. Du könntest doch wenigstens bei der Sterbenden vorbeikommen, wenn du dich sonst schon nicht um sie kümmerst.«

Schon beim Eintritt in die Wohnung erkennt die »Desorientierte« sofort ihren Sohn, aber nicht die sich für sie aufopfernde Tochter. Die Tochter bricht völlig zusammen.

Schlußfolgerung

Es ist nicht zu ändern, daß alte Menschen in ihrer eigenen Biographie leben.

Von den Grundlagen ihrer Biographie aus betrachtet, ist für eine heute 85jährige Mutter ein *Sohn* etwas bedeutendes. Söhne galten früher als die eigentlichen Nachkommen und Namensträger. Töchter wurden als zweitrangig angesehen, egal, ob sie einen pflegen oder nicht. Im Gegenteil, die alten Eltern zu pflegen steht ja einer *Tochter* als Aufgabe zu.

Ich muß also festhalten, daß im Altgedächtnis verankert ist: »Tochter pflegt«, »Sohn ist bedeutend«. Solche emotionalen biographischen Fakten muß man zur Re-aktivierung heranziehen.

Die »leidende« Tochter

Im Unterricht eines Laienvereins sprach ich davon, daß man die Alten im Spital nicht zwangsbaden sollte. Man steckt als erstes alle Neuaufnahmen in die Badewanne, ob sie wollen oder nicht. Dies kommt doch eigentlich einer Entmündigung gleich.

Ich beobachtete bei meinen Ausführungen eine ca. 50jährige Hörerin, die mit einem roten Kopf zuhörte, bis sie plötzlich in meine Rede platzte:

»Sie wollen doch nicht ernstlich behaupten, daß man alte Leute nicht baden soll. Das ist ja unverschämt, was sie hier verzapfen! Ich zum Beispiel gehe zweimal täglich zu meiner Mutter, um sie in die Wanne zu setzen.«

Ich entgegnete darauf: »Glauben Sie, daß ihre Mutter das braucht? Wieso leiten Sie die Mutter nicht an, daß sie sich selbst badet?«

»Ich kann meine Mutter nicht anleiten, da sie die Reihenfolge der Bade*prozedur* nicht einhalten kann, durch Verwirrung scheinbar.«

Ich entgegnete daraufhin: »Ich glaube Sie haben da Probleme und nicht ihre Mutter.«

Die Antwort meiner Hörerin war: »Das ist doch Blödsinn! Wenn ich meine Mutter nicht täglich bade, dann ist das ihr Schaden, denn dann kann ich sie eines Tages *nicht mehr riechen* und gehe nicht mehr hin.«

Da die Alten im Altgedächtnis leben, können sie alt eingefahrene Bewegungen wie etwa stricken, häkeln oder Rüben hacken auch dann noch, wenn sie geistig nicht mehr so gut funktionieren und dies war zur Erhaltung der Familie nötig.

Mit anderen Worten, die Mutti wurde in der Familie belassen, weil sie – auch fast noch als Pflegefall – mithalf, die Familie zu ernähren.

Interessanterweise gehen in Staaten mit hoher Arbeitslosigkeit auch heute wieder die Pflegeheimaufnahmen zurück. Man benötigt zwar nicht mehr die Heimarbeit der Mutti, dafür aber ihre Rente, die das Familienbudget aufbessern muß.

Das klingt hart, die Realität ist aber oft nicht lieblich. Es ist auch Realität, daß die Menschen zu wenig über Alterserkrankungen wissen, so daß wir zum Schluß dieses Kapitels einiges zur Verbesserung des Verständnisses einbringen wollen.

Ganz unabhängig davon, ob man ein guter oder schlechter Verwandter ist, eines steht fest, der Informationsstand zu Altersfragen ist gleich Null. Nein, er ist sogar weniger als Null, da die meisten überlieferten Ansichten falsch sind und nicht mehr dem letzten Stand der Altenbetreuung standhalten können.

Zunächst einmal sind alle Teil-Wissens-Aspekte negativ behaftet. Alle Wörter, die der Laie im Gespräch über Altersfragen verwendet sind deprimierend:

Hirnverkalkung
Ruhestand
unheilbar, hoffnungslos, Pflegefall
Altersheim
Geronto-Psychiatrie
Gitterbett
Arteriosklerose
senile Demenz
Unter dem Strich ein furchtbares Ergebnis

1. Es werden also von vorneherein der Sinn einer Maßnahme, die Hoffnung auf eine Rehabilitation ausgeschlossen. Der Betreuer überträgt seine *Einstellung* auf seinen Patienten. Hier gibt es tausende von Beispielen. Sie reichen von der internen Station bis zum Altersheim. Das heißt, geriatrische Maßnahmen müssen glaubwürdig im Sinne einer positiven Einstellung gesehen werden.
2. Menschen, die es im Leben zu etwas gebracht haben, wundern sich immer wieder, wie lieb die Verwandten zu ihnen sind. Überall setzt man sich mit dem »Herrn Hofrat« in Positur. Diese Zwangsbeglückung wird auch den jüngeren Familienangehörigen angeordnet (»geh' doch den alten Trottel besuchen, du weißt ja...«). Je tiefer man allerdings auf der hierarchisch-sozialen Leiter steht, umso weniger kann man mit seinen Angehörigen glänzen. Das Interesse läßt nach. So gesehen, sind die Angehörigen eines Maurers, wenn sie kommen, ehrlicher. Ausnahmen bestätigen jedoch wie immer die Regel.
3. Diese oben angeführte Meinung erstreckt sich auch auf die Unterbrin-

gung der Patienten. Die Frage ist, *wo* wacht *wer* auf. Vergleichen wir Patienten mit ein und derselben Diagnose, mit denselben Symptomen (z. B.: desorientiert, inkontinent, gehbehindert).

Akademiker z. B. erscheinen selten in der Liste der cerebral geschädigten Alten. Wir haben sie trozdem gefunden. Sie liegen in einer Villa und werden von der »Köchin« mitbetreut.

Steigen wir die Sozialleiter ein bißchen nach unten. Wir finden unseren Patienten in privaten Pflegeheimen oder in städtischen Betreuungseinrichtungen.

Die dritte Aufbewahrungsstätte heißt Psychiatrie. Hier liegen mit genau der gleichen Symptomatik meist »Arme« oder solche, die nie Kinder hatten, weder gute noch schlechte.

Obwohl ich in diesem Kapitel von schlechter-negativer und guter-positiver Tochter gesprochen habe, so sind sie eben auch nur Menschen, genauso böse und genauso liebevoll wie alle Menschen – und wie ich es natürlich auch bin. Selbst Profis werden zeitweise, und das möchte ich schon erwähnen, auch zu denselben Waschlappen suchenden Hyänen wie die Angehörigen, über welche sie im Dienst schimpfen.

4. Wie auch immer, ich glaube, daß man vorwiegend den Verwandten unterstützen und informieren muß. Dieses natürlich in der Art, daß man selbst aktiv wird (Handanlegen, nicht nur reden), indem man selbst Ausstrahlung zeigt. Ich würde sogar meinen, daß man den Verwandten mehr helfen sollte, als den Patienten selbst. Er ist es, der den Patienten entweder verkraftet oder nicht verkraftet und in der Folge eine neue Einweisung veranlaßt.

5. Pfleger als »Ringrichter«: Wenn sich der Vater oder die Mutter zu Hause gehen läßt, was in jeder Familie vorkommt, auch in der besten, leidet häufig der Angehörige darunter – er wird beschimpft und ist sowieso an allem Schuld. Wenn wir, die fremden »Ringrichter«, in die Wohnung kommen, dann »reißt sich der Papa natürlich am Riemen.« Dennoch sollte sich jeder in seiner Familie »gehen lassen«, wenn ihm danach zumute ist. Denn in einer Familie, in der man nicht leiden kann wann man will, in der das Leiden bekämpft oder weggetröstet wird, kann es zu keinen Änderungen kommen, auch zu keiner Weiterentwicklung. Das gleiche gilt auch für die Kindererziehung. Nur Leiden, nur Verzweiflung führt im Endresultat zu einem Maßnahmezwang, zu einem Zwang zum Erwachsenwerden oder Erwachsenbleiben.

6. Fachliche Aufklärung ist notwendig: Verständliche Handlungen (es ist verständlich, daß ich mich über einen Menschen ärgere, der mich innerhalb von zehn Minuten 1000mal nach dem Abendessen fragt) sollen durch verstehende Handlungen (warum reagiert er so?) ersetzt werden.

7. Einige Kliniken versuchen Angehörigengruppen zur Mithilfe heranzuziehen. Die Angehörigen werden mit einem Brief von der Klinik zur Mitarbeit eingeladen: »versuchen Sie es, schiefgehen kann nichts«.

Identifikation in der Krankenpflege

Pflegepersonen sind Menschen, die vier Sprachen beherrschen ohne nur eine davon wirklich erlernt zu haben. Es ist uns nämlich möglich, innerhalb von Sekunden
mit dem Arzt *devot*,
mit dem Patienten *infantil*,
auf dem Kongreß *hochdeutsch*
und im Sozialraum so zu sprechen, wie wir *sind* und *fühlen*.
Zu der letzten Sprache sollten wir uns bekennen – so sind wir eben.

Die Pflegepersonen leiden

Heute ist es nicht nur in der Krankenpflege, sondern auch in anderen Berufsgruppen so, daß wir einen Wechsel vom »Muskelzeitalter« (Grundpflege) zum »Verstehenszeitalter« (soziale Einstellung) durchstehen müssen. Änderungen, die natürlich Angst machen, Unsicherheiten aufkommen lassen und immer wieder zur Fragestellung führen, was denn nun richtig sei.

Diese Änderungen wirken sich natürlich auch auf die Klienten aus. Heute fordert man nach vielen Jahren der absoluten Versorgung, vom mündigen Patienten, der nur kurzfristig und als akuter Fall im Krankenhaus bleiben soll, so rasch wie möglich wieder selbständig zu werden. Man muß also, wenn man 20, 25 Jahre als Pfleger(in) tätig war, diese 20 bis 25 Jahre in Frage stellen: waren mein Einsatz, meine Art zu pflegen richtig oder habe ich jahrelang falsch gearbeitet?

Die im Pflegeberuf notwendige Identifikation mit den Richtlinien des Arbeitgebers oder den Richtlinien, die uns unsere Patienten geben (hilfloser oder mündiger Patient) fällt weg oder wird zumindest stark eingeschränkt.

Anstelle von Handeln, sicherem Handeln tritt Nörgeln: »Früher war alles viel besser; so kann man ja eigentlich überhaupt nicht mehr arbeiten; am liebsten würde ich in Pension (Fluchtreaktion) gehen«.

Die heute auftretende Unzufriedenheit und Überforderung im Pflegeberuf haben sicher sehr viele Entstehungsursachen. Ich möchte hier nur auf die geänderte wissenschaftliche Argumentation bei der Betreuung von geriatrischen Patienten eingehen. Früher war es so, daß man die Kausalität einer senilen Demenz in einer Arteriosklerose vermutete, eine Erkrankungsform, die als irreversibel galt: Pflege war *in*.

Heute, vorwiegend auf der Grundlagenforschung von CIOMPI (LEHR, RADEBOLD, FINZEN etc.) beruhend, spricht man von der Reversibilität der meisten hirnorganischen Veränderungen. Eine Trendwende in der Wissenschaft also, der die Praxis jedoch noch nicht folgt.

Pflegerisch hieße dies einen Weg vom Pflegen (zu Tode-pflegen) zum Re-aktivieren zu beschreiten, aber was heißt das schon? Schlagworte wie *aktivierende* Pflege, *ganzheitliche* Pflege helfen hier auch nicht viel weiter, wenn man dies nicht strukturell und praxisnah gelernt hat. Auch sind die emotionalen Bremsmechanismen beim alten Personal – die ja einmal pflegen lernten – so groß, daß die Durchführung praktisch nicht zu verwirklichen ist.

Berufsethik

Die historische Entwicklung der Pflegenormen und Pflegeethik führen bei näherer Betrachtung zur Behinderung des Personals in seinem Tun. *Die Pflegekräfte verwenden ihre Kräfte (Energie) zum Abbau schlechten Gewissens, statt ihre Energie in den Patienten einfließen zu lassen.*

Wie wir alle wissen, sind zur Aufrechterhaltung von Gemeinschaften (Staat, Familie, Gruppe) Normen und Gesetze notwendig, da wir Menschen nicht so sozial oder nächstenliebend sind, wie es die Soziologen gerne hätten. Es muß uns also bei einer Entgleisung eine Strafe angedroht werden oder ein schlechtes Gewissen in uns erzeugt werden, damit wir spuren.

Bei den *berufsethischen Normen* sieht es etwas anders aus. Wer kennt sie nicht, die berufsethische Notlüge. Schon bei der Einstellung einer neuen Schwester wird die Oberin angeschwindelt, wenn die Bewerberin gefragt wird: »Warum wollen Sie alte, inkontinente, grantige Frauen betreuen?« Die richtige *Norm*-Antwort lautet: »Weil es immer schon mein größter Wunsch war, solche Klienten zu versorgen. Ohne diese Aufopferung kann ich gar nicht mehr leben.«

Beide, die Fragerin und die Befragte wissen, wie die Antwort lauten muß. So wird das Gesetz eingehalten, beide sind glücklich, die Schwester wird eingestellt. Ein Leben lang wird die Neueingestellte unter dieser Lüge, unter diesem moralischen Druck leiden. Sie wird immer Aufopferung demonstrieren müssen, will sie nicht als Lügnerin entlarvt werden, als Lügnerin vor den anderen und vor sich selbst.

Nun, berufsethische Normen haben die Aufgabe, die Arbeitstugend zu fördern. Wenn man sie befolgt, ist man in seinem Berufsstand angesehen. Wenn man sie nicht befolgt, erhält man Ablehnung im kollegialen Kreis. Diese Ablehnung kommt einer gesetzlichen Bestrafung gleich, da man von da an mit Unsicherheit, Angst und schlechtem Gewissen seinen Dienst nur pseudohaft versieht. Man kann sich leicht vorstellen, daß man dabei viel Energie verbraucht ohne echte Leistungen zu vollbringen. Ein

Energieverbrauch, der zwar dazu führt, daß man abends müde ist, doch nicht von der patientenorientierten Arbeit, sondern durch die entstandene Belastung durch die »Bestrafung« durch unser schlechtes Gewissen.

Diese Normen (berufsethische Ordnungen) werden einem in der Ausbildung anerzogen; in den meisten Schulen kommen sie einem Dressurakt durch Belobigung und Bestrafung gleich; dies wird durch bewußte und unbewußte Handlungen vertieft. Sie sind natürlich schulunterschiedlich, denn sie spiegeln stets die Ideologie des Schulträgers oder Rechtsträgers wider.

Aus der historischen Entwicklung der Anstaltsträger kann man prinzipiell vier verschiedene Berufsnormen und Berufsideologien unterscheiden.

Anstalten

Anstalten, Krankenhäuser, Pflegeheime und Psychiatrien wurden zunächst einmal vom Staat errichtet und hatten prinzipiell die Aufgabe, das einfache Volk von der Straße zu betreuen. Zur Aufrechterhaltung der öffentlichen Ordnung muß die Straße von sozial Geschädigten rein gefegt werden. Es ist sicherlich volksmoralisch und mentalitätsmäßig unterschiedlich, wer wann von der Straße verschwinden muß!

Beispiel: Wenn in Wien ein Betrunkener auf der Straße liegt, rufen die Leute sofort nach Rettung, sagen, daß man den armen kranken Mann in ein »Heim« bringen müsse, man könne doch nicht... In Wirklichkeit geht es darum, daß wir mit unserer Mentalität den Betrunkenen nicht sehen wollen, nicht schuld sein wollen, daß es Leute gibt, die trinken. Der soziale Deckmantel »er muß in ein Heim zu seiner Genesung« ist unsere Ausrede gegen unser schlechtes Gefühl. In Paris sah ich viele betrunkene Clochards. Keinem Franzosen wäre eingefallen die Polizei zu rufen – ihre Mentalität ist anders.

Hospizcharakter

Hospize sind dem Sinne nach eher caritative Einrichtungen. Sie wurden zur Pfege Hilfloser um Christi Willen errichtet. Diese Patienten waren arm, sie kamen aus der Unterschicht. Daher wurden Pflegekräfte, die in solchen Häusern arbeiteten wegen ihres Entschlusses gelobt, sich der Ärmsten anzunehmen. Schwester oder Pfleger zu sein ist tugendhaft und selbstlos. Berufsethik wird groß geschrieben, Emotion ist *in*.

Das Märtyrermodell

Das Märtyrermodell zeigt einen erheblichen Anteil an Gefühlsduselei. Meist sind die Märtyrer weiblichen Geschlechts, die sich für Familie und Kranken aufopfern, sozusagen in Selbstlosigkeit »niedere Dienste« versehen. Die Pflege muß bis zur Erschöpfung durchgeführt werden, sonst beginnt die ethisch-moralische Norm zu wanken. Eine gute Schwester hat folgsam und brav zu sein und mit Emotion Kranke zu pflegen.

Das Familienmodell

Dies war der »letzte Schrei« auf diesem Sektor. Es fordert, daß man die Patienten so pflegen sollte, wie es den eigenen Angehörigen zustehen würde. Schon allein der Gedanke ist fatal! Hier ist eine Rehabilitation unmöglich, da man dabei ja seinen Verwandten »verlieren« könnte, wenn dieser plötzlich wieder auf seinen eigenen Beinen stehen könnte.

Alle vier voran erwähnten Modelle von Berufsnormen tragen stark den Aspekt der menschlichen Aufopferung im Sinne des *Mitleidens* in sich, also stark emotionale Aspekte.

In dem Buch »Einwände gegen das Christentum« spricht D. M. MAC KINNON äußerst kritisch über das Phänomen der sogenannten menschlichen Aufopferung. Als Beispiel führt er an: Eine Tochter aus einer großen Familie, ihren Eltern »ergeben«, wie es heißt, ist deshalb wie dazu geschaffen, sich um diese zu kümmern, wenn deren Kräfte einmal nachlassen. Häufig ist sie das Opfer seelischer Erpressung aller Art. Wegen der nahezu schon senilen Rechthaberei ihrer Mutter vielleicht schon am Ende der Geduld, muß sie immer wieder hören, »du wirst es schon noch bereuen, wenn ich erst einmal tot bin«. Sie sieht, wie ihr Leben entgleitet und doch wird sie, wohl von der durch die kirchliche Opfervorstellung geheiligten Konventionen wie mit einem eiseren Griff festgehalten.

Diese Worte erinnern sehr stark an unsere erwähnte erzwungene Berufsethik.

Die Opferethik liefert einen ganzen Symbolismus-Katalog, unter dessen Deckmantel Grausamkeiten aller Art begangen werden können; nicht so sehr an den Schwachen als vielmehr an denjenigen, die sich durch eine falsche Vorstellung von Güte täuschen lassen. Es muß endlich einmal ein frischer Wind in diese Diskussionen kommen. Wir brauchen eine gesunde Gebrauchsethik, die einen möglichst vernünftigen menschlichen Kurs steuert und die menschliche Energien freisetzt, anstatt sie zu beschränken.

Damit wir uns richtig verstehen, muß ich vielleicht nochmals erwähnen, daß ich absolut nicht gegen Gefühle bin, daß ich bei Gott auch nicht gegen Trost und Liebe bin, ich finde nur, daß in unseren Breiten unter Liebe, Zuwendung, Aufopferung vorwiegend *Mit-Leid* verstanden wird.

Mitleid ist jener schwere Fehler, der durch Nachgiebigkeit – das ist die Folge von Mitleid – Behinderungen erzeugt und Kräfte der Rehabilitation in ihrer Ideologie paralysiert.

Ein Mann aus der Praxis, Pastor Friedrich von BODELSCHWINGH sagte schon vor vielen Jahren: »Wenn wir barmherziger werden wollen, dann müssen wir härter werden. Auch wer trösten will, darf nicht weich sein.«

Mitleid ist also eine gefühlsansteckende Krankheit, der Schmerz des anderen wird zum Eigenen. Aber da niemand gern leidet, jeder seinen Schmerz so schnell wie möglich loswerden will, tut man dem anderen schnell etwas Gutes, (ich erinnere Sie dabei an den DÖRNER-Satz: »Nicht etwas Gutes zu tun, sondern etwas Gutes zu bewirken sind wir da«) damit einem selbst wohler zumute wird.

Liebe, Trösten etc. sind Begriffe, die in unseren Breiten leider häufig mit dem typischen *Bemuttern* identisch sind. Es ist die eine Art von Liebe, die hauptsächlich in einem Versorgen, in einem äußeren Dasein für den anderen besteht. Naja, eben Aufopferung als Erpressung. Diese Liebe wurde uns gelehrt und diese Liebe geben wir weiter – und diese Liebe ist *falsch*.

Die verhätschelnde Mutterliebe (Bemuttern – angeblich eine weibliche Tugend von der sich auch die Frauen emanzipatorisch befreien wollen) hat man eben, ob man sie will oder nicht und gibt sie meist in nicht korrigierter, beziehungsweise reflektierter Form an die nächste Generation weiter.

In vielen anderen Breitengraden, bei den Eskimos, den Chinesen oder den Indern gibt es diese Form der Nächstenliebe, dieser Humanität, überhaupt nicht.

Ganz anders ist es bei uns mit der sogenannten Vaterliebe – diese bekommt man prinzipiell nicht geschenkt bzw. aufgezwungen; die muß man sich erarbeiten. Aus dem Sohn muß etwas werden, wenn er spurt bekommt er Zuwendung, wenn er nicht spurt ist die Vaterliebe etwas kälter. Vielleicht ist die Vaterliebe im Grunde genommen eine rationellere, eine normalere Liebe, echtere Humanität. In der Praxis wird wahrscheinlich, und so habe ich es auch bei meiner eigenen Kindererziehung gehalten, der goldene Mittelweg richtig sein.

Prinzipiell würde ich eine rationellere, gemäßigtere Güte (Vaterliebe) vom Personal zugunsten unserer Patienten wünschen. Aber fühlen, mitteilen darf trotzdem nicht abgeschafft oder verurteilt werden. Es ist eine notwendige Sensibilisierung der Menschen.

Es darf also nicht eine falsch verstandene Güte (Bemutterung) zu einer falschen Berufsethik und damit zu falschen Ersatzhandlungen führen.

Wie auch immer, eines steht für mich fest, diese emotionale, eingeengte, festgefahrene Krankenpflege ist in einer Zeit entstanden, in der Pflegen eine gefühlsbetonte, nicht fachlich fundierte, aufopfernde Tätigkeit bedeutete. Pflegepersonen, die eine Arbeit brauchten, mußten ihre Vorgesetzten und ihre Patienten anlügen, um eine Anstellung zu bekommen. Diese Vorspiegelung falscher Tatsachen brachte und bringt später im praxisorientierten Leben Unsicherheiten und Ängste mit sich, Ängste, mit denen man auf die Dauer nicht leben kann. Berufung statt Selbstverwirklichung, Mitleid statt Fachwissen sind überholte falsche Wege!

Frustration, Resignation und schlechtes Gewissen können nicht der richtige Weg in der modernen Krankenpflege sein. Fluchtversuche und Ersatzhandlungen sind die Folge. Ich brauche, glaube ich, nicht zu erwähnen, daß besonders im geriatrischen und psychogeriatrischen Bereich die Auswirkungen dieser falsch verstandenen Berufsideologie am stärksten zu spüren sind. Da hat es eine OP-Schwester sicherlich leichter, denn sie verfügt über Instrumente, sie hat Geräte. Aber in der wirklichen Pflege ist der Mensch, die Schwester selbst das Gerät. Daher findet man das Frust-Phänomen besonders stark in diesen Abteilungen.

Alltag im Pflegeheim: Für die Bewohner bedeutet das Tag für Tag eine Abfertigung wie am Fließband. Schon das Vokabular des Pflegepersonals ist verräterisch: die Station wird durchgebettet, durchgebadet, man muß durchfüttern etc. Das ist die Bilanz eines Zivildienstleistenden nach einem Jahr in der Altenpflege. Hinzu kommt die Einstellung mancher Stationsleiter(innen), denen die persönliche Zuwendung und das Gespräch mit den Bewohnern als Nichtstun gilt, zumindest aber als entbehrliche Beschäftigung.

So meint eine Praktikantin in einem evangelischen Altenpflegeheim:

»Natürlich ist das Putzen der Nachtkästen und des Fußbodens wesentlich einfacher als die Beschäftigung mit den Patienten, denn diese könnten ja mit uns reden, und was sollten wir zur Antwort geben? Plaudern (therapeutische Gespräche) muß eben gelernt werden, und das ist schwer.«

Ich habe micht oft gefragt, warum die peinliche Sauberkeit, die Sterilität viel wichtiger sind als menschliche Nähe. Ist es denn ein Wunder, wenn sich Unzufriedenheit, Aggressivität oder Apathie breitmachen? Ein Diplom-Pfleger aus Köln schreibt in einem Brief:

»Ich habe oft im Zwiespalt gestanden, auf der einen Seite der Wunsch und Anspruch des alten Menschen und auf der anderen Seite ich, auch nur ein Mensch mit nicht beliebig ausdehnbarer Kraft; und dann überkam mich jedesmal eine hilflose Wut, Wut auf die Obrigkeit am grünen Tisch, die wahrscheinlich noch nie auf Station gearbeitet haben, sich auch einfach nicht in die Situation der alten Menschen hineinversetzen können und das Personal einteilen und über die Dienstzeit und Arbeitsweisen bestimmen.

Was ist mit mir geschehen, daß ich so lange ruhig diese Zustände ertragen, in mich hineingefressen habe? Wie ist es möglich, daß ich dazu in der Lage war, mich in dieses System zu integrieren, in dem ich Menschen wie Pferde abgefertigt habe?«

Diese oder zumindest so ähnliche Briefe und Aufzeichungen von in Altenheimen Tätigen kann man meterweise fortsetzen. Sie spiegeln das Unglück eines sich emanzipierenden Pflegepersonals, das zwischen berufsethischen Normen (schlechtes Gewissen) und moderner Praxis leidet.

Ausklang

Es ist mir ein Bedürfnis, dieses Kapitel, das sich vorwiegend mit der Abschaffung von Normen, ethisch-moralischen Grundhaltungen beschäftigt und daher sehr emotional ist, mit einem selbst erlebten Beispiel zu beenden. Mit einem Beispiel, das aussagen soll, daß auch Antreiben der Patienten, Streittherapie, sie selbst Betten machen lassen, Patienten-Liebe ist.

Vor längerer Zeit hielt ich in Maria Trost ein Referat über aktive Pflege. Am Anfang meines Berichtes war ich sehr verunsichert. Ich hatte erwartet, daß die katholischen Klosterschwestern meine Ansicht absolut nicht mit ihrem Glauben in Verbindung bringen könnten.

In der Pause, in der ich die Ehre hatte, neben der Oberin zu sitzen, meinte ich etwa so: »Werte Oberin, ich bin etwas verunsichert und meine, ihre Schwestern müßten mich doch aus dem Saal verweisen, wenn ich darüber spreche, daß unsere heutige Pflege Gefühlsduselei, Augenwischerei und an berufsethischen Normen orientiert ist, die längst überholt sind?«

Die ehrenwerte Oberin nahm mich beim Arm und sagte: »Herr Böhm, Sie sind ein guter Referent, aber vom christlichen Glauben dürften Sie keine Ahnung haben. Wir Christen wollen für unsere Nächsten das Beste. Und wenn es bis heute das Beste war ihn zu pflegen und Händchen zu halten (Mutterliebe), so taten wir es. Wenn aber ab heute das Antreiben der Leute das beste ist (Vaterliebe), dann tun wir eben dies.«

Ersatzhandlungen

Sinnloser Aktivismus

Sinnloser nutzloser Aktivismus – ein schlechtes Gewissen, das sich in der Aktivierung des Umfeldes bewegt, anstatt der Aktivierung der Alten, ist heute an der Tagesordnung. Solche Überaktivitäten schleichen sich auch bei Teams und Verwaltungsgesprächen ein. Wer von uns kennt nicht die wunderbaren bis genialen Reformideen: man braucht für die Verbesserung der Altenheime neue Vorhänge, neue Sessel, ein neues Radio, neue Anstriche, neue Teeküchen, neue Bleistifte...

Fast lächerlich anmutende Ersatzhandlungen: statt aktivierender Pflege, Vorhänge anzufordern, statt eines guten Klimas auf der Station, Sessel anzufordern.

Ich weiß ganz bestimmt, daß man sich in einer alten Hütte oder wo immer sie wollen, in einer fast verwahrlosten Umgebung besser fühlen kann als im schönsten Betonspital, wenn, ja wenn das menschliche Klima stimmt! Wir brauchen keine Klimaanlage, sondern ein menschenwürdiges psychisches Klima.

Arztpflege statt Krankenpflege

Wir gehen mit voll studiertem Kopf durch das Krankenhaus, jeder mit pseudo-wissenschaftlichen Gedanken im Schädel (das kann man manchmal sogar am sturen Blick unserer Kollegschaft erkennen). Wir sind wissenschaftliche Pseudo-Ärzte, Pseudo-zerstreute-Professoren. Wir beschäftigen uns mit *Befunden* anstatt mit dem *Befinden* unserer Patienten.

Ja, ich glaube sogar, daß wir soviel mit uns zu tun haben, daß gar kein Platz mehr für einen anderen bleibt. Die Probleme der sogenannten Pflegepersonen übertreffen bei weitem ihr psychisches Fassungsvermögen.

Wer kennt da nicht die Fluchtreaktion der Pflegerschaft, die Flucht weg vom Bett. Wir wollen und müssen so ähnlich sein wie der Arzt. Ebenfalls ein Glorienschein der Medizin tragen und daher medi-zynisch sein. Wer will nicht so nahe wie möglich beim großen Meister stehen, ja wenigstens ein paar »Sonnenstrahlen« von ihm empfangen?

Es ist daher notwendig, bei allen Chefvisiten, ja selbst bei den Spaziergängen des Turnusarztes durch die Abteilung dabei zu sein. »Dabei sein ist alles!«

Ich möchte an dieser Stelle darauf hinweisen, daß wir uns verselbständigen, unser Autoritätsdenken, das wir noch aus unserer Krankenpflegeschule haben, ablegen und versuchen müssen, die verbale Überlegenheit des Ärztepersonals durch Lernen zu kompensieren. Aus diesen Erwägungen heraus erscheint der neue Weg mit Pflegeforschung, mit Pflegewissenschaft absolut gangbar zu sein, aber er ist nur dann sinnvoll, wenn auch die Unterrichtenden in den Hochschulen Pflegepersonen sind (hier ist auf die großartige Leistung von Frau Reimann – Fortbildungszentrum Essen – zu verweisen).

Erst in zweiter Linie sind wir für ärztliche Weisungen in der Durchführung von Behandlungspflege (= Gewährleistung der medizinischen Versorgung) zuständig!

Weisungsrecht im Pflegebereich

Der Patient bedient sich im Kankenhaus folgender Institutionen

↓ ärztlicher Dienst ↓ Pflegedienst ↓ Verwaltungsdienst

Ist der Patient nicht in der Lage (psychisch), das Angebot des Krankenhauses zu nutzen, übernimmt die Pflegeperson diese Aufgabe. Für diese Kommunikation muß das Personal geschult werden.

Das primäre Weisungsrecht geht also vom Patienten an das Pflegepersonal!

Natürlich ist die Pflege eine Bedürfnispflege, allerdings betrifft sie die Bedürfnisse des Patienten und nicht die des Arztes.

Nachtkastlpflege

Bin ich hingegen der arme Kerl, der nicht Diplomierte und auf dem Gebiet der Terminologie nicht Beschlagene, muß ich mir eine Ersatzhandlung suchen. Ich würde hier die sogenannte Nachtkastlpflege vorschlagen.

Wer kennt nicht die immer putzsüchtige Reinheitsfanatikerin, die mit Desinfektionsmittel, Lappen und Eimer durch die Station läuft und den Seifenverbrauch für's Quartal bis zur maximalen Belastbarkeit ausnutzt. Natürlich hat ein Nachtkästchen so manches an sich: erstens ist man fleißig, da man ja den ganzen Tag putzt und damit arbeitet, und zweitens redet ein Nachtkästchen nicht. Es ist wesentlich schwieriger, mit einem anderen Menschen, auch wenn es ein Patient ist, zu sprechen, denn man muß ja auch zuhören und auch eine Antwort geben. Ich weiß aus Erfahrung wie schwer es ist, Menschen zuzuhören – das ist auch im privaten Bereich so.

Gerätepflege

Auch andere Fluchtwege tun sich auf: man kann sich z. B. für den Dienst im OP melden.

Die OP-Patienten sind in Narkose, wir haben also mit diesen Leuten keine Kommunikation zu erwarten. Die Sicht durch die Schlitzkompresse gibt nur ein Organ frei und die »Galle« oder der »Blinddarm« von Zimmer 12 strengt uns psychisch nicht an.

Oder werden Sie EKG-Schwester; da haben Sie auch ein Gerät zur Verfügung. Das sieht sogar medizinisch aus. Sie können sich auf die hüpfenden Zacken konzentrieren, und das in aller Ruhe. Sie können aber auch statt Kranke, Schüler »pflegen« und melden sich als Lehrschwester. Auch hier hat man mit der eigentlichen Krankenpflege nichts mehr zu tun.

Nebenbei bin natürlich auch ich vor der traditionellen Pflege geflüchtet. Es war einer der Hauptgründe, warum heute die von mir begründete *Übergangspflege* existiert. Nicht immer habe ich dabei nur das Glück der Patienten im Auge gehabt. Manchmal ging der Blick auch verloren.

Eigen-Ich-Pflege

Wenn Sie Ihren Fähigkeiten entsprechend bei den vorherigen Fluchtwegen nichts für sich finden konnten, gehören Sie leider zu der ärmsten Kategorie von Pflegepersonen, nämlich zu jenen, die pflegen wollen, aber nicht dürfen. Zu denen, die unter ihrem Beruf leiden und dies nicht nur seelisch sondern auch körperlich.

In einem Kurzauszug aus dem von Dr. Christina MASLACH (Berkeley, Kalifornien) beschriebenen wissenschaftlichen Bericht zur Lage der Gesundheits- und Sozialdienste wird das Burnout Syndrom unter anderem so dargestellt:

> »Im Idealfall behalten die Helfer ihre Objektivität und ihre innere Distanz ohne ihre Beziehung zu den Menschen zu verlieren, mit denen sie arbeiten. Auch Freud behauptet, daß eine starke Übertragung und Gegenübertragung kein sinnvoller Weg der Betreuung ist. Verliert man also die Distanz zum Patienten, identifiziert man sich zu sehr mit ihm, so ist der Abnutzungsprozeß der Betreuerseele zu groß, die Auswirkung ist negativ und macht krank.«

Dies ist einer der vielen Gründe, warum ich 1979 eine fachlich andere Pflege einführte. Personal soll mit Hirn, mit Rationalität, Alterspatienten oder psychiatrische Patienten betreuen. Ein Weggehen von der emotionalen Betreuung, dem Mitleiden (der Betreuungsneurose) ist wesentlich. Man muß seinen Patienten nicht lieben, er hat aber ein Recht, nach dem letzten Stand der Pflegewissenschaft eine vollwertige Betreuung zu erhalten.

Die Fehlbetreuung, die Betreuung mit »Herz« kann man auch heute noch beim psychiatrischen Personal beobachten. Das Personal begnügt sich nicht mit dem fachlich richtigen Gespräch, dem Zuhören des Patienten – dem Entlastungsgespräch – *nein* es leidet mit, es will Ratschläge erteilen. Das Pflegepersonal trifft sich privat mit den armen Alkoholikern. Sie führen oft aufdeckende (tiefenpsychologisch betrachtet) Gespräche und sind innerhalb kurzer Zeit weit überfordert.

Ein Weg, den unsere Kollegenschaft nicht lange durchstehen kann. Ein gefährlicher Weg, der dem Patienten oder ihnen zum Verhängnis werden wird.

Die ersten Erkrankungszeichen des Personals

Der Beginn eines Burnout Syndroms zeigt sich unter anderem darin, daß man so wenig Zeit wie möglich mit den Patienten verbringt. Man flüchtet in einen Kaffeeplausch, in eine Teamsitzung, in einen Sonderausbildungskurs oder eine andere Tätigkeit. Die Patientenflucht geht dann gleitend weiter.

Zweitstadium

Man hat das Gefühl seelischer Erschöpfung. Dieses setzt schon am Morgen mit einer fast unüberwindlichen Schläfrigkeit ein, immer an jenen Tagen, an denen man Dienst hat. Die körperliche Abwehrkraft läßt nach. Man neigt zu vermehrtem Krankfeiern durch grippale Infekte, Eiterungen und Cervicalsyndrome, sowie sonstigen körperlichen Erkrankungen.

Die Abwesenheitszeit durch Krankheit ist beim geriatrischen und psychiatrischen Personal doppelt so hoch wie in anderen Sparten der Krankenpflege.

Psychisch beginnt man mit einer zynischen Verhaltensweise zum Patienten und auch zu anderen Personen: »Krieg im Sozialraum«. Zugleich werden negative Gefühle gegenüber anderen und sich selbst aufgebaut. Man ist unzufrieden, man zieht sich zurück, man tut gerade noch das, was unbedingt sein muß, um die Arbeitswoche hinter sich zu bringen.

Verhaltensmuster der Öffentlichkeit zum Thema Alte

Es steht jedem Senior in einem Sozialstaat schon ab dem 40. Lebensjahr ein Ausgedinge – das ist ein Hotel mit ärztlicher Betreuung und Versorgung – zur Verfügung – bitte weitersagen – vielleicht hat die nächste Generation schon mit 30 einen Anspruch auf Pflege.

Die Öffentlichkeit, wer das auch immer sein mag, *leidet* unter den schrulligen Alten, weil sie ihnen mit verständlichen Reaktionen, anstatt mit verstehenden Reaktionen gegenüber treten.

Man muß die Menschen nehmen wie sie sind, andere haben wir nicht

Natürlich ist es verständlich, daß man sich über seine Mutter ärgert, wenn sie dauernd behauptet, man stiehlt ihr alles, sogar ihr Klopapier. Ich muß verstehen, warum sie dies sagt; die folgenden Kapitel sollen Ihnen das verständlich machen.

Die Brauchbarkeit des Alten

Ich kann mich sehr gut an den Beginn der Psychiatriereformen in Europa erinnern. Ganz plötzlich, nach vielen Jahren der Unterversorgung psychiatrischer Patienten, begann man, das Los des psychisch Abnormen zu verbessern. Ganz plötzlich stürzten sich multiprofessionelle Arbeitsgruppen, Logo-, Ergo-, Musiktherapeuten und arbeitslose Psychologen auf das psychiatrische Klientel.

Der Alkoholiker bekam nicht eine Bezugsperson, sondern drei, die Süchtigen eigene Häuser, eigene Therapeuten und viel »Bastelmaterial«. Der junge Neurotiker konnte von einer Gruppensitzung zur anderen jagen.

Nur der Alte, der geronto-psychiatrische Patient saß weiterhin im Gitterbett und wurde maximal, wenn es die Zeit zuließ, von Pflegehelfern betreut.

So gesehen, werde ich den Eindruck nicht los, daß sich selbst Profis um den verwirrten, inkontinenten Alten nicht gerade reißen. Dies spiegelt die Volksmeinung, die Öffentlichkeitsmeinung wider und gibt zu denken, ob der Alte noch einen begehrenswerten, sinnvollen, ergiebigen Menschen abgibt. Oder ob es einen Sinn hat, den Alten zu re-aktivieren, da er doch nur der Öffentlichkeit nach seiner Entlassung weiterhin auf den Nerv gehen wird.

Nun ich gebe schon zu, daß ein alter, sich in seinen Worten dauernd wiederholender Mensch (Altgedächtnis), für seine Umgebung eine schwere Belastung ist. Ich gebe auch zu, daß ein verwahrloster Mensch, der stinkt, dessen Gewand voll mit Exkrementen behaftet ist, nicht gerade ein appetitlicher ästhetischer Anblick ist.

Ich gebe zu – und ich bin bei Gott kein Sozialromantiker – daß auch mir als Profi hie' und da das Weinen näher als das Lachen ist.

Nun, wenn aber schon wir Profis nicht ganz so leicht mit unserer Klientel auskommen, wie machtlos steht dann erst die Öffentlichkeit ihren »verwahrlosten, alten Bürgern« gegenüber?

In vielen Situationen des täglichen Lebens kann man ganz typische Volksmeinungen und -reaktionen erkennen; lassen sie mich hier kurz einige solcher Alltagsstories schildern.

Wer kennt oder hat noch nicht typische Aussprüche junger Fahrgäste in der Straßenbahn gehört, wie diese:
»Jetzt um die Zeit muß die Alte fahren, um die Zeit, wo alle Arbeitnehmer nach Hause wollen – wahrscheinlich will's an Sitzplatz auch noch, die alte Kleehummel!«
Oder die typische »Rempler-Story« im Großkaufhaus, in der die alte Dame etwas langsamer (Reaktionszeiten sind eben verkürzt) als alle anderen Schnelleinkäufer ihr Wagerl behutsam durch die Gänge schiebt. Hie und da wird sie einen Kunden anfahren und ihm einen bösen Blick zuwerfen.
Oder wer kennt nicht den alten Sammler, dessen Wohnung schon im Unrat erstickt – die ganze Bude stinkt, das Haus stinkt. Mieterversammlungen fordern das Ausziehen des Alten wegen angeblich akuter Brandgefahr.
Wer kennt nicht die mit vom Leben gezeichneten Gesicht auf einer Parkbank sitzende alte Frau. Anscheinend nur zu dem Zweck, daß ihr die Zeit vergeht, beschimpft sie Kinder, deren Mütter und Hunde. Selbst füttert sie aber »Trude, die Teufelstaube«. Sie schimpft, daß früher, zu ihrer Zeit, alles besser gewesen sei: die Kinder waren braver, die Mütter nicht so aufreizend angezogen und die Hunde haben nicht ins Gras gepinkelt. Natürlich sitzt sie nicht in einer ruhigen Parkecke, sondern ausgerechnet stur neben der für die Kinder vorbehaltenen Sandkistenregion. Der eine jung, der and're alt – Meinung gegen Meinung prallt.

Übrigens fällt mir gerade an dieser Stelle eine gute Story ein, eine Story, wie sie das Leben schreibt:
Wir wohnten vor langer Zeit in einem alten Gemeindebau, in dem auch, wie im oben erwähnten Beispiel, vier alte Damen immer und typisch auf der Bank neben dem Kinderspielplatz der Wohnanlage saßen. Und natürlich, wie soll es auch anders sein, meine Kinder, die Ball spielten, beschimpften (Ruhestörung, sie mögen anderswo spielen, mehr in der Wohnung lernen etc.). Meine Gattin erregte sich über das angebliche Fehlverhalten der alten Damen so sehr, daß sie mir abends nach meinem Dienst davon erzählte und die Forderung an mich – den Mann – stellte, ich solle doch in den Hof

gehen und den Alten einmal klar machen, daß sie sich anderswohin zu setzen hätten und nicht die Kinder.

Ich ging auch tagtäglich durch diesen Hof, begrüßte die alten Damen mit freundlichem Lächeln und erhobener winkender Hand.

»Grüß Gott, Frau Navratil« und dachte: fortgeschrittene Arteriosklerose.

»Grüß Gott, Frau Müller« und dachte: aha, heute wieder passagere Verwirrtheit.

»Grüß Gott, Frau Leo« und dachte: das Alterspigment im Gesicht wird auch immer größer.

»Grüß Gott, Frau Nadlinger« und dachte: aha, senile Demenz, ausgeprägt.

Das heißt, meine Damen hatten alle das Recht, nein, sie mußten sich ganz einfach auffällig, komisch, eigenartig und, wenn sie so wollen, für ihre Umgebung ekelhaft benehmen.

Erst als meine Gattin mir sagte, »daß ich doch ein Waschlappen sei, der sich nicht einmal traue, mit alten Damen ein ernstes Wort zu reden«, wurde mir klar, daß sich meine *Toleranzgrenze* zu den Alten, ohne daß ich darunter litt, erhöht hatte. Daß ich ohne böse Gefühle, ohne Emotion, alte und schrullige Leute betreuen konnte, nein, besser gesagt, daß ich sie verstand.

So daß ich auch heute weiterhin allen alten Damen, und wenn sie noch so eigenartig sein sollten, die Stange halte; auch gegenüber der Öffentlichkeit. Und das ist wohl das Schwerste in der Altenbetreuung.

Nun, vielleicht ist hier die richtige Stelle Ihnen eine kurze Erklärung abzugeben, warum ich meistens oder fast immer von alten Frauen, ganz selten aber nur von alten Männern spreche.

Dies ist in folgenen Tatsachen begründet: Erstens sind von unseren bis jetzt ca. 4000 rehabilitierten Patienten maximal 200 Männer. Das heißt, der geronto-psychiatrische Mann fällt nur minimal ins Gewicht, da es ihn kaum gibt. Das hat seine Gründe einerseits darin, daß es sich um eine Generation handelt, die vom Krieg männlicherseits stark reduziert worden ist. Zweitens, und das ist interessant, daß Männer, auch wenn sie z.B. schon inkontinent sind, sofort nach dem Tod der Gattin weiter versorgt werden. Die Erklärung dafür ist vorwiegend in der *Biographie der Frau* zu finden.

Einer heute 80jährigen Frau ist es scheinbar angeboren und fest im Altgedächtnis verwurzelt, daß sie erstens einen Mann haben muß (damit sie als Frau geachtet wird), und daß sie zweitens einen Mann betreuen, umhegen und versorgen soll, denn dies gehört zu der weiblichen Rolle, die ihr anerzogen wurde.

Daher also der »Abverkauf« der alten Männer und damit verbunden ihre Nicht-Auffälligkeit in der Geronto-psychiatrischen Statistik.

Ein dritter Punkt (diese Beobachtung stammt allerdings nicht aus meinem Forschungsprogramm) ist die Tatsache, daß alleinstehende »alte Männer« von der Öffentlichkeit als bessere, liebere, umgänglichere Menschen eingestuft werden. Man sieht ihnen mehr nach, hat Mitleid mit ihnen. Das gängige Bild der alten Frau hingegen fällt schlechter aus, sie wird als lästig empfunden, als störend, als zänkisch.

Offen jedoch bleibt die Frage, woran es liegen mag, daß alte Frauen weniger geliebt werden als alte Männer. Wie ich bereits erwähnt habe, sind die meisten Verhaltensstörungen Prägungsfehler aus der Jugend. Diese können sich im Alter besonders stark und intensiv auswirken.

Betrachtet man nun die Biographie einer heute 80jährigen Frau, so erkennt man eindeutig, daß sie zu ihrem Fehlverhalten angehalten und erzogen wurde. Sie wurde z. B. dazu erzogen Vorteile zu erbetteln, Vorteile zu erhaschen, »weil sie eben eine Frau ist«.

»Als Frau tut man das nicht...«

»Ich bin doch eine Frau und daher...«

»Ich bin eine Frau und muß...«

»Der Mann muß doch, weil...«

So gesehen ist es klar, daß bei Versteifung der Charakterzüge Forderungen gestellt, und ihre Erfüllung erwartet wird. Bei Nichterfüllung von emotionalen Grundbedürfnissen kommt es zu einem verbal aggressiven Verhalten.

Die heute 80jährigen wurden groß mit, in ihrer Kindheit und Jugend unumstößlichen Grundhaltungen: »Ehre das Alter«; »im Alter liegt die Weisheit«. Das waren Grundhaltungen, die zunächst im nordamerikanischen Raum, später auch bei uns als überholt angesehen wurden. Im Altgedächtnis der heute Alten bestehen sie jedoch weiter. Und da sie alt sind, meinen sie, sie hätten ein Recht auf eine bevorzugte Behandlung, auf Anerkennung und Zuvorkommenheit – und auch ein Recht, ihre Umwelt zu kritisieren.

Sie wissen sicher, daß in Afrika (ROSENMEIER berichtet viel darüber) die Alten hochgeschätzt und verehrt werden, daß man den Alten Erfahrungswerte und Wissen (der weise Greis) als selbstverständliches Attribut einräumt. Ja, daß man selbst als Europäer, so man weiße Haare hat, bevorzugt behandelt wird, z. B. am Fahrkartenschalter bevorzugt abgefertigt wird.

In Europa ging diese Tradition weitgehend verloren. Erfahrungswerte der Alten über frühere Lebensbewältigungsmechanismen gingen verloren, sie sind nicht mehr gefragt.

Sollten die Zeiten so schlecht werden, daß man wieder mit im Wald gesammelten Holz heizen, die Wäsche von Hand waschen muß, vielleicht, daß dann den Alten eine neue Bedeutung zukommen wird. Denn welche junge Frau versteht es heute noch einen Waschkessel anzuheizen? Doch, bis dahin kann es sein, daß wir auf die, dieser Fertigkeit kundigen Alten nicht mehr zurückgreifen können.

So glauben aber unsere Alten (auf Grund ihrer Versteifung der Persönlichkeit) weiterhin, daß sie Vorteile fordern können; und sie tun dies teilweise mit brutaler Härte und Ausdauer. Dies führt wiederum zur Verärgerung der Jungen, so daß Konfliktsituationen (in der Straßenbahn etc.) nicht ausbleiben können. Denn kategorisch gestellte Forderungen werden nicht gern erfüllt.

In Erkenntnis der finanziellen und sozialen Schlechterstellung der Alten räumt der Staat ihnen heute Vorteile ein: Seniorenermäßigungen, Essen auf Rädern, Wäschedienst etc. Doch sind dies Ersatzhandlungen für eine heute veränderte Gesellschaft. Der Alte wird in den meisten Fällen alleingelassen. Diese staatlichen Ersatzhandlungen führen nicht – und das wäre wichtig – zur Änderung des allgemeinen Bewußtseins, zur Behebung von Generationskonflikten. Vielmehr neidet so mancher den Alten ihre »Seniorenvorteile« und er kommt zum Schluß, es wäre besser, es gäbe sie nicht.

Der Alte sieht sich im Mittelpunkt und steht uns daher immer im Weg.

Natürlich sind die Menschen nicht alle gleich: Es ist schon klar, daß der alte Akademiker, der noch immer einige Interessen hat oder zumindest gut und interessant konfabulieren kann, der Öffentlichkeit wesentlich weniger auf die Nerven geht als der 80jährige Prolet, der noch dazu säuft (übrigens, auch Akademiker saufen!)

Ebenso klar ist auch, daß der gutsituierte Reiche, der in einer vornehmen Umgebung wohnende Vater eines Großkaufmannes der Öffentlichkeit weniger auf die Nerven geht (denn der fährt ja niemals in Straßenbahnen), als der in einem Arbeitsbezirk wohnende und vom Sozialstaat lebende ehemalige Tbc-Patient.

Es ist mir auch klar, daß ein übelriechender Pflegefall (Decubitus) in einer Wohnhausanlage den Nachbarn eher belastet als ein Pflegefall im Heim. Dieser geht höchstens den Pflegepersonen auf die Nerven.

Nach einer langen Zeit der totalen Ablehnung meines Pflegesystems (auch von Profis) durfte ich schließlich an verschiedenen Symposien, Tagungen und Gremien teilnehmen. Damals bestaunte ich noch die Fachwelt, die über Alte und das Altern dozierte. (Heute weiß ich, daß überall dasselbe gesprochen wird, und daß die Praxis immer noch zu kurz kommt). Probleme über Probleme wurden aufgerollt und blieben im Raum stehen. Es wurde und wird über Altersbeschäftigung, Aktivhaltung, Hirnjogging und Sozialdesign gesprochen. Großen Raum nahm und nimmt auch die wissenschaftliche Haltung bei den Referenten zum Thema Prävention ein. Von der Volkshochschule bis zum Studium für 80jährige gibt es alle Facetten.

Kein Mensch verkündete vom Podium herab die Tatsache, daß es nicht nur die liebe Mutti gibt, die sich alles gefallen läßt (auch die Betreuung), sondern eben auch die Alterspatientin, die jedermann auf die Nerven geht. Man hat den Eindruck, daß Theoretiker eben nicht mit dieser Klientel zusammenstoßen oder daß sie dieser »anderen« Welt hilflos gegenüber stehen.

Für mich, besser gesagt für meine Patienten war also nichts dabei, das praktisch verwertet werden konnte.

Mein Patient ist ja jener Mensch, der eine verwahrloste Wohnung hat, paranoid ist, keine Verwandten besitzt und bei dem nichts zu erben ist.

So betrachtet, kann ich doch weder in die voll mit Exkrementen behaftete Wohnung einen Sozialdesigner schicken, noch meinen paranoiden und meist gehbehinderten Patienten in die Uni schicken. Nach langer Zeit zog ich den Schluß, daß es sich bei den in den Referaten behandelten Fällen um andere Menschen handeln mußte als es unsere Patienten sind.

Ich will hier nur als Randbemerkung sagen, daß natürlich jegliche präventive Arbeit von enormer Wichtigkeit ist. Es sollen aber bei Gott die Patienten nicht vergessen werden, mit denen sich vorwiegend das Pflegepersonal beschäftigen muß.

Das Phänomen, daß meine Patienten nicht an wissenschaftlichen Kongressen teilnehmen dürfen und können, veranlaßte mich »Alte« in verschiedene Gruppen zu unterteilen. Und so unterscheide ich heute vier medizinische und vier soziologische Patiententypen.

Medizinisch

1. Es gibt Leute, die fliegen nach Teneriffa: das sind die immer aktiv gewesenen und daher auch so gebliebenen Rentner;
2. Es gibt Leute, die fliegen zu Hause hin: die immer inaktiven und untrainierten Alten;
3. Es gibt Leute, die fliegen ins Altersheim: die immer nachgiebigen – die auch heute den Erpressungen der Kinder nachgeben und ihnen zuliebe ins Heim wandern;
4. Es gibt Leute, die glauben, sie können fliegen: die psychisch abnormen Eigenbrötler.

Soziologisch

1. Alte, die immer schon reich waren und sich auch im Alter etwas leisten können. Und wenn es nur ein privater Pfleger ist, der sie dann zu Tode pflegen muß, weil er ja dafür bezahlt wird;
2. Gebildete, die auch im Alter gut konfabulieren können (Salondemenz);
3. Eingesperrte! Alte, die im Keller der Villa des Sohnes wohnen und von der Köchin mitgepflegt werden. Daher gibt es in akademischen Kreisen weniger Sklerotiker, denn die tauchen in der Altersheim- oder Psychiatrie-Statistik nicht auf;
4. Und das Gros des...

Ich für meinen Teil habe mich schon immer für die vierte Gruppe dieser Patientenunterteilung interessiert, so daß auch meine Ratschläge vom Volk für das Volk gedacht sind. Für die Gruppe der nach Teneriffa fliegenden Menschen gibt es wohl schon eine Unzahl von Büchern, Literatur und auch praktizierende Arbeitsgruppen.

Es stehen mir die Menschen nahe, die immer einfach waren, nichts dazu gelernt haben und nun zusätzlich noch senil werden, – jene Menschengruppe, deren Angehörige Menschen sind wie ich, jene, die durch das Versorgungsnetz gefallen ist! *Das Forschungsfeld der Wissenschaft ist unzureichend.* Es ist mir klar, daß kaum ein Wissenschaftler in total verwahrlosten Wohnungen zu finden ist.

Hirnzellenstörungen theoretisch zu untersuchen ist etwas sehr Kluges. Auch das Studium über das Verhalten der Alten in Neuguinea erscheint ihm wichtiger. Inkontinente, verwirrte grantige Alte, ihre Sorgen und ihr Verhalten werden verdrängt. *Das Versorgungsraster der jungen Profis ist zu groß.* Selbst die Betreuungsprofis der jungen Generation, Sozialarbeiter, Psychologen etc. befürchten, durch praktische Arbeit vom »Mund- zum Handarbeiter« degradiert zu werden. Arbeiten ist unwissenschaftlich; man nennt diese Unterschicht die »Praktiker«. Junge Leute können sich kaum in die Situation der Alten einfühlen. Auch leben sie in einer anderen Welt; in einem anderen Milieu. Das Milieu des armen verwahrlosten Bürgers kennen sie nur aus Büchern.

Statistik

Fragt man alte verwahrloste Menschen, wie sie sich denn so fühlen in ihren Unterkünften, vereinsamt, verlassen und arm, so erfährt man, daß ein erstaunlich hoher Prozentsatz mit der Lebenssituation in den eigenen vier Wänden recht zufrieden ist.

Über diese Aussagen sind die jungen Profis häufig sehr verblüfft, manchmal sogar empört. Wer sich in einer solch schlechten Lebenslage zufrieden fühle, sagen sie, muß ein irregeleitetes Bewußtsein haben.

Den Jungen wird also erst bei Hausbesuchen, in der Praxis klar, daß es auch noch andere Alte als ihre eigene Oma gibt und daß diese, wenn auch in anderer Form, lebensfähig sind. Sie können sich anfangs nicht in die Situation dieser Gruppe von Patienten einfühlen oder hineindenken. Sie fragen sich, ob sie so leben könnten, aber sie vergessen, daß sie völlig andere Bedürfnisse haben als ihre Patienten.

Mit anderen Worten, sie leiden! Sie wollen die Wohnung, das Leben, den Standard der Alten dem ihren gleichmachen. Dies ist natürlich eine Sache der Unmöglichkeit.

Die Folgen der verschiedenen Ansichten in der Betreuung geriatrischer Patienten sind unterschiedlich.

So kann man zum Beispiel feststellen, daß Personal sehr rasch von Geriatrien abwandert und sich zu anderen Arbeitsgebieten hinbewegt.

So schnell wie die Abwanderung von Fachpersonal vor sich geht, so schnell erfolgt die Zuwanderung von Nicht-Fachleuten in die entstehenden Lücken.

Wenn ich mir hier wieder ein kurzes Beispiel erlauben darf; es ist immer belustigend, das Rollenspiel Neu-Arzt und Alt-Patient zu beobachten:

Der junge Arzt bewegt sich aufrechten Ganges, das Stetoskop lässig um den Hals geworfen, mit diagnostischem Kennerblick auf den Neu-Zugang. Der betrunkene Alt-Alkoholiker, der sich zum hundertsten Mal zur Entgiftung einstellt, bewundert offensichtlich die Haltung des Arztes. In hochdeutscher Sprache wird der Patient über Sinn und Unsinn einer Entwöhnungsbehandlung, zumindest über einen angeratenen somatischen Entzug instruiert. Die Antwort des Patienten darauf ist kurz und bündig: »Geh mir aus der Sonne, ich möchte eine Zigarette!«

Das erste Entspannungs-Einstiegsgespräch ist gelaufen.

Natürlich, das muß ich schon zugeben, ist das Gespräch mit einem Süchtigen oder mit einem Neurotiker wesentlich interessanter. Aber wie wollen Sie denn aus einem einfachen primitiven alten Menschen mit cerebraler Sklerose einen gesprächswürdigen Intellektuellen machen?

Natürlich nervt einen dann und wann das blöde Daherreden des Gegenübers. Ich habe aber, wenn ich ehrlich bin, mir schon viel blödere Sachen, zum Beispiel von Urlaubsbekanntschaften und Zufallsbekanntschaften in deutscher Hochsprache anhören müssen. Solch einen Blödsinn zu produzieren, ist unser Patient niemals fähig.

Es ist natürlich nicht jedermanns Sache, sich mit primitiven, Stumpfsinn redenden Alten abzugeben. So gesehen ist es auch verständlich, daß einige Altenorganisationen ihre Zelte bei gesunden Alten aufschlagen, bei solchen, mit denen man gut und gerne kommunizieren kann. Dadurch jedoch wird die Frau Hofrat und die Frau Pianistin überbeglückt, wird der »schlechte« Alte hingegen wieder einmal durch's Raster fallen müssen.

Laien flüchten nicht

Ich habe mich oft gefragt, wieso Laienbetreuer und Heimhilfen so große Erfolge im Umgang mit geronto-psychiatrischen Patienten auf- und vorweisen können. Warum gerade solche Betreuer fast nie Probleme oder Schwierigkeiten mit ihren Patienten haben, warum gerade diese Betreuergruppe kaum nach Supervision ruft.

Aber es gelingt nur, wenn der Betreuende versteht, sich einfühlen kann. Diese Menschen sind den Problemen des täglichen Lebens gewachsen, sie stehen furchtlos mit beiden Beinen auf dem Boden. Sie versuchen auch nicht in andere Gefilde, etwa zu den Süchtigen oder auf eine Intensivstation abzuwandern. Sie bleiben – ein herzliches Danke ihnen dafür.

Es genügt aber nicht, daß man die Sprache des Patienten versteht, man muß auch seine Biographie begreifen. Um das zu können, muß man aber selbst aus dem Umkreis des Patienten kommen. Ich würde mich scheuen, mit einem Tiroler oder einem Schweizer ein rehabilitatives Gespräch zu führen, da ich keine Ahnung von der Historie und Biographie der Tiroler und Schweizer habe und je haben werde.

Als Wiener hingegen wäre es fast notwendig als Lehrbuch der Geronto-Psychiatrie und Geriatrie das Buch »Sprechen Sie Wienerisch? – Von Adaxl bis Zwutschkerl« einzuführen, sozusagen als Geriatrie-Bibel.

Dies alles mag dem Fachmann wahrscheinlich die Haare zu Berge stehen lassen. Ich möchte daher unbedingt nochmals erwähnen, daß ich in meinem Leben viele, viele Lehrbücher über Geriatrie, Gerontologie und Psychiatrie studiert habe. Die Weisheiten dieser Bücher will ich aber hier nicht wiederholen. Ich möchte nur von den in meinem Umfeld gewonnenen Erfahrungen und Praktiken Anregungen weitergeben.

Ich möchte kundtun, daß wir mit unserem Weg einen absoluten Erfolg bei der Betreuung dieser Patientengruppe nachweisen können und daß unser Weg vielleicht eine Hilfe für andere sein kann. Das heißt aber nicht, daß ich keinerlei wissenschaftliche, fortsetzende Literatur empfehle. Auch in diesem Buch ist, im ganzen gesehen, Fachliteratur subsummiert. Die verwendete Literatur wird am Schluß dieses Buches ihre Erwähnung finden.

Altersleiden in Stadt und Land

Selbstverständlich liegt das Leiden der Öffentlichkeit unter den schrulligen Alten (aber auch umgekehrt, denn nicht nur wir haben die Alten, die Alten haben auch uns) nicht allein im Vorhandensein von sprachlichen und biographischen Barrieren. Eine Reihe bedeutender Faktoren kommt noch hinzu. Einen entscheidenden Gedanken möchte ich an dieser Stelle als Feedback einbringen: die Nützlichkeit eines Menschen oder eines Objektes. Sie werden doch sicher aus Ihrer eigenen Erfahrung wissen, daß man unnütz erscheinende Objekte (dazu gehören offensichtlich auch Menschen), die nicht mehr gebraucht werden, da sie keinen Zweck mehr erfüllen, in eine Ecke stellt (Schuppen, Keller, Altersheim) und verrotten läßt.

Selten nur werden einmal abgestellte Objekte reaktiviert. Sie kennen doch bestimmt das Beispiel von der Bastlerkiste: man sammelt Nägel, Schrauben, Drähte etc., doch sollte man einmal eine Schraube oder einen Draht benötigen, wird sich das Gewünschte sicher nicht in der Kiste finden lassen.

Dieses Beispiel läßt sich auch auf den Menschen übertragen. Menschen, die nicht mehr brauchbar sind, werden ebenfalls in eine »Ecke« gestellt, links liegen gelassen. Dieser Prozeß des »Ausmusterns« beginnt schon auf dem Arbeitsplatz und setzt sich fort, wenn ein Alter auch in seiner Umgebung »unnütz« geworden ist.

So betrachtet, müßten sich alle Menschen zumindest einmal am Tag folgende Frage stellen:
»Was tue ich für mich und meine Umgebung?«
Sollte ein »Nichts« herauskommen, bin ich unbrauchbar geworden und gehöre selektiert, ausgemustert von der Gesellschaft wie der Senior, bei dem die Selektion das Altersheim bedeuten kann.

Gerade in dieser Selektierung liegt aber der Unterschied zwischen »wichtig auf dem Land und wichtig in der Stadt«.

Auf dem Land macht es fast gar nichts, wenn die Mutter von Woche zu Woche körperlich oder geistig kränker wird. Es stört kaum, wenn beim Erdäpfel holen oder Unkraut jäten ganz plötzlich durch das Unterhoserl hindurch ein paar Tropfen Harn plätschern (im Gegenteil, das soll für's Feld gut sein).

Wenn auch die Mehrzahl der heutigen Bauern Nebenerwerbsbauern geworden sind, sie sind dennoch mehr als die Menschen in der Stadt in den natürlichen Ablauf des Jahres und des Lebens eingebunden. Sie haben mehr Freiraum. Und in diesem behält auch der Alte noch eine Möglichkeit nützlich zu sein; selbst dann noch, wenn er nur in einer Ecke sitzt. Er hütet dann immer noch das Haus. Und vom Nützlichkeitsstandpunkt her betrachtet, trägt er durch seine, wenn auch noch so kleine Rente zum Unterhalt bei.

Es macht also gar nichts aus, wenn die Mutti mit der Kuh spricht, wenn die Altbäuerin immer wieder und das schon zum tausendsten Mal, Stories aus dem ersten Weltkrieg erzählt.

Es macht auch nichts aus, wenn sie durch eine Kyposkoliose (Buckelbildung mit seitlicher Verkrümmung der Wirbelsäule) bedingt, mit einer Coxarthrose (Hüftgelenksveränderung) behaftet, schief durch die Felder spaziert; sie ist immer schon schief gegangen und wird dies auch weiter ohne Heimhilfe oder »Feldhilfe« tun solange sie lebt – zu Hause lebt. Sie hat eben, und das ist das Optimale, Lebensbewältigungsmechanismen (auch schief gehen gehört dazu) erlernt.

Etwas schwieriger und problematischer sind hingegen die Urintropfen der Stadtmutter in der U-Bahn oder im Fauteuil in der Wohnung der Kinder. Man braucht weder die Mutter (Unkraut gibt es keines in der U-Bahn), noch ihren dazugehörigen Urin. Man braucht auch in der Großstadt die Stories aus dem ersten Weltkrieg kaum, so daß sie wesentlich früher als die Landmutter ins Eckerl – ins Ausgedinge – gestellt wird.

Die Mutter auf dem Land wird also auch inkontinent noch gebraucht, benötigt mit ihrer fest eingefahrenen Biographie (Erdäpfel klauben) und infolge anderer Lebensstrukturen.

Was hingegen soll die Stadtfrau mit ihrer Biographie? Ein Leben lang plagte sie sich in einem Beruf, oft mit einseitiger Ausrichtung. Was soll sie, nun schon etwas drollig, der Allgemeinheit noch bringen? Wie soll sie beweisen, daß sie noch zu gebrauchen ist?

Natürlich wird es auch böse Zungen geben, die behaupten, daß die Landmutter nur deshalb nicht in ein Heim kommt, weil sonst das ganze Dorf den sie einweisenden Sohn verurteilen würde.(»Jetzt hat er den großen Hof geerbt und schon schiebt er die Alte ins Distrikt-Altersheim ab.«) Auf dem Land wird alles schneller bekannt, es fehlt die Anonymität der Großstadt. Und so mögen der Sohn oder die Tochter gezwungen sein, die Mutti am Feld werkeln zu lassen, ob es ihnen recht ist oder nicht. Auch diese Variante kann zutreffen, doch sicher nicht so oft wie in der Stadt.

Es mag natürlich auch daran liegen, daß das Angebot der Betreuungsmöglichkeiten auf dem Land geringer ist. Wo kein Angebot, da keine Nachfrage, daher kein Patient. Ich meine, je mehr Betreuungsdienste errichtet werden, desto mehr Patienten werden gezüchtet. So gesehen ist: »Weniger Betreuung – mehr Betreuung.«

Freizeitgesellschaft – Leistungsgesellschaft

Versucht man Probleme zwischen alten und jungen Leuten wenigstens teilweise zu verstehen, kommt man schließlich und endlich nach längeren Überlegungen zu dem Schluß, daß sich die Interessen zwischen diesen Gruppen niemals decken können. Zu unterschiedlich sind ihre Lebensgeschichten, ihre Lebenswege verlaufen, zu unterschiedlich die Prägungen in ihren emotionalen Hirnanteilen.

Aber nicht nur die Prägungs- und Lebensgeschichten stellen einen Hinderungsgrund dar, viel mehr noch behindern psychologische, zutiefst menschliche Aspekte das Verstehen des anderen. In einem Zitat von DÖRNER heißt es:

»Ich respektiere das »Nichtverstehbare« am anderen als Zeichen seiner Eigenständigkeit, seiner Würde als Person.«

Wie können sich Menschen verstehen, frage ich mich, wenn sich einfache Grundprinzipien, wie zum Beispiel das Reden mit dem Handeln nicht deckt? Dabei muß man festhalten, daß unbestritten der Wunsch der Menschheit nach Zweisamkeit (siehe auch ADLER: Individualpsychologie), Einigkeit, ja, Brüderlichkeit ein unbedingtes, zu erfüllendes Grundbedürfnis ist. Bei Nicht-Erfüllung desselben entsteht Frustration. Ich bekenne mich zu der Aussage, daß »Gemeinschaftsgefühl« eine unumgängliche Voraussetzung zum menschlichen Zusammenleben ist (wobei dies natürlich auch nur ein Gefühl ist und keine Umsetzung in die Tat).

Ich möchte an dieser Stelle auch Erwin RINGEL zitieren, der schreibt, daß die Eltern durch ihr falsch prägendes Beispiel eine echte Kommunikation durch Ambivalenzen behindern, so daß echte Kommunikation fast nicht stattfinden kann.

Menschen mit keinem, aber auch mit abnormem Gemeinschaftsgefühl sind nach ADLER krank. Wir können aber nicht alle Kranken auf die Couch legen. Deshalb benötigen wir in der Praxis andere Mittel, wenigstens aber guten Willen.

Es ist interessant, daß psychologisch Forschungen (siehe auch DÖRNER und WATZLAWIK) ergeben haben, daß Menschen vorwiegend oberflächliche Bekannte benötigen. Bekannte haben gegenüber Verwandten den enormen Vorteil, daß sie auswechselbar sind. Brauche ich einen Nutz-Bekannten nicht mehr, kann ich ihn durch einen anderen ersetzen. Verwandte hingegen habe ich für immer.

Da man als Erwachsener nicht viele Nutz-Bekannte benötigt, um sein Leben (selbst) meistern zu können, ist der Bekanntenkreis klein. Es verhält sich sogar so, daß die meisten nicht mehr als 20 Menschen um sich herum aushalten können.

Ich habe die Richtigkeit dieser Forschungsaussage auf meiner Station überprüft und bin der Meinung, daß sich auch das Pflegepersonal danach verhält. Sollten sich mehr als 20 Personen (Besucher, Patienten und Personal) auf der Abteilung aufhalten, ergreift man überfordert die Flucht und zieht sich zurück

Grundlagen zum Nutz-Verstehen

Nutz-Verstehen bedeutet: wenn mir ein Mensch nützt, dann brauche ich ihn, wenn ich ihn brauche, dann verstehe ich ihn. Ich trete mit meinem »Nützling« (Be-gegner) in einen Vertrag. Unser Vertrag (vielleicht spielt sich dieser auch im Unbewußten oder Vorbewußten ab) wird fruchtbar. Als Vertragsgrundlage würde ich, zumindest oberflächlich betrachtet, ansehen:

- gemeinsame Hobbys
- Not und Elend
- die Brauchbarkeit des Partners
- Geld
- Biographie

Gemeinsame Hobbys

In der Tat können sich Menschen, die dasselbe Hobby haben, vorübergehend, solange sie dieses Hobby ausführen oder darüber reden können (»Da kann ich mich erinnern«-Story), ganz gut verstehen oder ergänzen. Wer kennt nicht das Einstiegsgespräch bei einer neuen Bekanntschaft, das in etwa so abläuft:
»Ach, Sie sind auch Bergsteigerin, gnädige Frau, das trifft sich ja super, ich auch. Waren Sie schon einmal auf dem Watzmann?...«
Gemeinsamkeiten verbinden eben.
»Ach, Sie sind auch bei den anonymen Alkoholikern. Wunderbar, in welcher Gruppe? Ich bin begeistert, darauf müssen wir einen trinken!...«

Solche Nutz-Gespräche sind auch als Einstiegsgespräche mit unseren Patienten recht nützlich. Sie fördern nicht nur das Vertrauen, sie bringen darüber hinaus auch die Gewissheit, dazuzugehören.

Es handelt sich dabei um brauchbare Mitarbeiter, um Freunde, die fleißig, ausdauernd und unkritisch sind. Sie geben keine Widerreden und erfüllen den ganzen Tag die ihnen übertragenen Aufgaben. Das gute Arbeitsnutzungs-Klima bleibt immer solange aufrecht, wie die »Nützlinge« verträglich bleiben.

Auch die noch bewegliche Oma wird, wenn sie agil ist, für die Beaufsichtigung der Enkelkinder eingesetzt. Sie ist daher vom rechnerischen

Standpunkt aus gesehen nützlich und kann somit an der jährlichen Weihnachtsfeier der Familie teilnehmen. Nimmt ihre Mobilität ab, nimmt auch die Liebe zu ihr, sprich die Brauchbarkeit ab, und damit wird die Weihnachtsfeier für sie ins Pensionistenheim verlegt.

Ich kann mich daran erinnern, daß es einmal auch brauchbare Patienten gegeben hat. Diese wurden als Hausarbeiter bezeichnet und haben auf der Station brauchbare Handlungen vollbracht.

Geld

Geld und Wert schaffen wohl eine der besten Voraussetzungen, um als Mensch im Mittelpunkt stehen zu können. Wer Geld hat wird umworben, ist wichtig als Kosument. Als Konsument ist er wiederum wichtig für die Erzeuger, die Vertreter und die Verkäufer. Der Kunde ist König: die Zähne werden ihm besonders weiß gemacht, das Rückgrat durch besondere Betten besonders gestärkt...

Allerdings, und das ist ein Aufschwung in der Altenversorgung, werden die Alten in den nächsten Jahren immer zahlreicher werden, so daß auch diese Gruppe für die Wirtschaft ein interessanter Partner werden wird.

Nun, wie auch immer, wir leben hier und jetzt, und hier und jetzt haben meine Alten weder Hobbys, noch sind sie für die Gesellschaft als Konsumenten interessant.

Auch das Kommunikationsmittel »Not« scheidet in unserem übersozialisierten Staatsgefüge weitgehend aus, so daß zu guter Letzt keiner unserer ersten vier aufgezählten Kosten-Nutzen-Rechnungspunkte als Einstiegsmittel übrig bleibt.

Nur ein Punkt bleibt übrig: die eigene Biographie, das »weißt Du noch-Gespräch« über das wir ausführlich noch in einem anderen Kapitel berichten werden.

So überspitzt betrachtet, werden also alle brauchbaren und damit verbrauchbaren Menschen verehrt und umworben. Alle unbrauchbaren aber scheiden wie beim »Mensch-ärgere-Dich-nicht-Spiel« (wer behindert wen im täglichen Lebens-Spiel?) aus.

Alle diese hier niedergeschriebenen Sätze sollen Sie nicht verärgern, besser gesagt, nicht nur verärgern. Sie sollen vielmehr helfen, die Augen zu öffnen. Aber auch wir (ich meine wir Altenbetreuer) sind auch nur Menschen. Auch unsere Reden decken sich nicht immer mit unseren Handlungen.

Ich glaube nach meiner langjährigen Erfahrung, daß Meinungen, Bücher und Publikationen mit lieben, freundlichen und sozialen Texten lieber gelesen werden als solche, die zur Auflehnung und zur Selbsterkenntnis führen. Aber gerade dieses »sich selbst Erkennen«, das »in den Spiegel blicken« bringt Änderungen (wenn auch unter Tränen) mit sich. Und Änderungen brauchen wir zugunsten aller, vor allem aber zur Erhöhung der Toleranz. Erst wenn die Toleranz toleriert wird, wird eines Tages Nächstenliebe schlechthin unter den Menschen möglich sein.

Nächstenliebe, die vielleicht mit dem geänderten Bibelzitat von Martin Buber zu erklären ist:
»Liebe Deinen Nächsten – er ist wie Du«.

Wenn man bedenkt, daß schon ein Verstehen und Achten von Mensch zu Mensch in Wort und Tat nicht möglich ist, dann kann man sicher mit Leichtigkeit begreifen, welche Konflikte erst zwischen verschiedenen Rassen und Generationen zu finden sind; zwischen Generationen, die sich nicht einmal durch gleiche Nutz-Kommunikationspunkte und ganz zu schweigen von gemeinsamen Prägungen füreinander interessieren.

In der Lebenspraxis zwischen den Generationen fallen nicht nur die Gemeinsamkeiten weg, vielmehr kommen noch grundlegende, schon immer zwischen jung und alt bestehende Unterschiede dazu, die das Verständnis kaum fördern.

Man denke nur daran, daß Tradition (Alte) den Fortschritt (Junge) behindert. Das haben schon die alten griechischen Philosophen festgestellt. Man denke auch an die Rivalität im Berufsleben, an die Hackordnung auf dem »Hühnerhof« der Firma (wer ist besser: der Alte mit Erfahrung und Genauigkeit oder der junge Veränderer mit Schwung und Kreativität?).

So behindert zusätzlich eine ganze Reihe von Problemen zwischen Jung und Alt das vorhandene Nicht-Verstehen der Menschen. Noch vor wenigen Jahren genügte es, die Konflikte zwischen Alt und Jung als Generationsproblem zu sehen. Die Konflikte heute werden durch eine pluralistische Gesellschaft größer.

Nach ihren Lebens- und Prägungsmustern möchte ich die heutigen Menschen einteilen:

- in die sogenannten Muß-arbeiter
- in die Leistungsgesellschaft schlechthin
- in die Freizeitgesellschaft.

Die Muskel- oder Brot-Arbeiter-Generation

Erfinderisch, arbeitsam, der Not gehorchend praktizieren sie täglich und stündlich Überleben in Reinkultur. Improvisieren von Nahrungsmitteln (Torten aus Kaffeesud) waren üblich. Um den Hunger zu stillen nahmen sie jegliche Arbeit an. Sie waren versklavte, die Tag und Nacht Muskelarbeit vollbrachten, um überleben zu können.

Eine Generation, die auf allen Ebenen des täglichen Lebens zu Hause war. Wer kennt nicht die 80jährige, die heute noch selbst tapeziert oder in Elektrokästen herumschraubt, die am liebsten ihre Nahrungmittel erbettelt oder hamstern geht, die auch ihre verschimmelte Wurst aufhebt und sie samt Salmonellen verzehrt?

Es waren Leute, die nachts kaum schliefen. Statt zu schlafen ging man lieber in einen Verein, dort war es wenigstens für ein paar Stunden zwar nicht warm, aber wenigstens lauwarm.

Wer kennt nicht die alte Patientin, die lieber im Wintermantel mit Schal und Haube in der kalten Wohnung haust, bevor sie auf die Idee kommen würde einzuheizen?

Freizeit war kein Problem – sie hatten keine. Auch heute kennen wir diese Menschen in den Altersheimen, die sich weder mal- noch musiktherapeutisch aktivieren lassen.

Das Ausleben der Sexualität war für diese Leute weitgehend Nebensache. Dies war auch meist nicht möglich, da sich ja ständig mehrere Menschen im Raum aufhielten. Auch die Angst vor noch mehr Kindern schränkte die »Lust« weitgehend ein. Nur die Tradition (»das haben wir schon immer so gemacht« oder »das ist halt so«) gab Sicherheit, sowie die Hoffnung auf eine Besserung der Lage und wenn nicht in diesem, so im jenseitigen Leben.

Leistungs- und Hochleistungsgesellschaft

Zu dieser zählen die heute etwa 40jährigen, die Jahrgänge des Aufschwungs. Die Stellung im demokratischen Staatsgefüge wird bestimmt durch die Leistung. Aus einem Nachholbedürfnis heraus wird eine ständig steigende Leistung und damit ein ständig wachsender Lebensstandard angestrebt.

Die Leute arbeiten doppelt so viel, um bestimmte Statussymbole zu erreichen (Auto, Zweitwohnung, Urlaub). Sie beherrschen die Rang- und Hackordnung perfekt. Vorbilder sind die Menschen, die überdurchschnittliche Leistungen vollbringen, um als Lebensinhalt und Lebensziel ein Haus an der Côte d'Azur oder Gran Canaria ihr eigen zu nennen oder einen schnittigen Sportwagen oder eine Segeljacht zu besitzen. Um den steigenden Ansprüchen dieser Gesellschaft gerecht zu werden, muß die Produktion an Konsumgütern ständig steigen und um den Absatz der vermehrten Konsumgüter zu gewährleisten, muß das Bedürfnis nach stets größerem Konsum geschürt werden. In solch einer Ordnung muß jeder, der brauchbar sein will, Höchstleistungen vollbringen. Müßiggänger, Menschen, die nur *eine* Arbeit haben und von dieser schon erschöpft sind, werden als unverständlich abgeschoben.

Die Wertvorstellung der Leistungsgeneration gegenüber den Alten möchte ich hier in einem makaberen Witz darstellen:
Seit neuestem ist es der Regierung gelungen, das Altenproblem in den Griff zu bekommen. Es ergeht an die Bevölkerung folgendes Gesetz: 65jährige dürfen bei rot über die Kreuzung gehen, 75jährige müssen.

Gerade diese Hochleistungs-Gesellschaft brachte es auch fertig, mittels Maschinen und Computern den Menschen von der Natur zu entfernen (wen interessiert schon ein toter Baum?). Der Mensch orientierte sich nicht mehr an den Gesetzen der Natur (ein Haus soll nicht höher sein als ein Baum wächst – das entspricht einer Haushöhe von vier bis fünf Stockwerken), für ihn wurde alles machbar, es war nur eine Frage der Technologie und des Geldes.

Die Leistungsgesellschaft hat auch ihre eigenen Wahlsprüche wie zum Beispiel: »Jeder ist seines Glückes Schmied« und »Pech gibt es nicht«.

Die 40jährigen erbringen aber nicht nur Höchstleistungen auf dem Gebiet der Arbeit und der Demokratie. Auch auf dem Gebiet der Sexualität werden Höchstleisungen (Sex als Sport) erbracht. Sex wird zu einem Konsumartikel. Zärtlichkeit, Partnerschaft, Geborgenheit etc. fallen als unsportlich aus.

Älteren Mitbürgern als »Nicht-Sportlern« wird Sexualität (unästhetisch) abgesprochen und von der Leistungsgesellschaft verurteilt.

Die Prägungen der Leistungsgesellschaft sind nun ganz andere als die der Muß-Arbeiter oder des neuen Freizeitmenschen.

Freizeitgesellschaft

Bei den jungen Jahrgängen erfolgt nun eine absolute Trendwende gegenüber den vorher erwähnten Jahrgängen. Die Freizeitgesellschaft lehnt Autorität ab, lehnt ihre Eltern ab und will auf keinen Fall so sein wie sie. Anzug mit Krawatte wird zum Sinnbild des über 30jährigen und diesem soll man ja bekanntlich nicht trauen.

Der Lebenskampf wird zum Lebenskrampf. Überlebenstraining ist unbekannt, Hungersnot kennt man nur aus Erzählungen. Die Mehrheit der Jungen wohnt noch bei den Eltern und werden von diesen unterstützt; oder sie ziehen mit einem Schlafsack auf dem Rücken durch die Welt. Die »sportliche« Sexualität der Erfolgsgeneration wird entweder abgelehnt oder als langweilig empfunden.

Ich glaube, daß man an Hand dieser hier stark übertrieben dargestellten Lebensunterschiede den Druck verspürt, der von der Leistungs- und der Freizeitgesellschaft ideologisch auf die Alten ausgeübt werden kann. Diesen Druck spüren natürlich auch unsere Alten und haben daher enorme Probleme mit ihrer Selbstverwirklichung oder Emanzipation.

Man kann also den Alten nur empfehlen, sich frei davon zu machen, denn auch Alte sind eine ernstzunehmende Generation, die wichtig ist, die sich nicht zu schämen braucht und die vor allem auf Almosen der jüngeren Generation verzichten kann und muß.

Es ist interessant, daß gerade heute ein gewisser Aufschwung in der Altenbetreuung durch Laienhelfer erfolgt. Es scheint so zu sein, daß junge Arbeitslose und alt-erfahrene Arbeitslose zusammenfinden, daß, wie ich schon beschrieben habe, gemeinsam erlebte und erfahrene Not zusammenschweißt.

Dieser an sich unglückliche Zustand bringt den Vorteil mit sich, daß sich Überlebenskämpfer paaren, daß wieder einmal wie früher Junge von Alten lernen können.

Zusammenfassung

Nicht das Denken oder Reden, sondern das Handeln ist das Wichtigste im Leben. Es kommt aber nicht nur darauf an, daß gehandelt wird, sondern auch darauf, wie gehandelt wird. Diese Einstellung hat verschiedene Konsequenzen zur Folge. Zunächst führt sie zur Toleranz, wie wir sie in der indischen und chinesischen religiösen Entwicklung finden.

»Wenn nicht das Richtige zu denken (reden) der Wahrheit letzter Schluß ist, besteht auch kein Anlaß, mit anderen zu streiten, deren Denken (und Reden) zu anderen Formulierungen (Meinungen) geführt hat.« (Erich Fromm).

Es ist mir demnach auch klar, daß alle meine Aussagen nur dann sinnvoll sind, wenn sie auch durchgeführt werden. Ich persönlich habe mich ein Leben lang daran gehalten und ich werde es auch mit den hier niedergeschriebenen Empfehlungen so halten.

Für Sie als Leser kann ich meine Gedankengänge nur als Feedback für ihre eigenen Forschungen und Handlungen aufzeichnen. Mir ist völlig klar, daß es keine eigentlichen Generationskonflikte gibt, denn Konflikte sind lösbar, behandelbar. Für mich liegt das Problem tiefer, sind die Unterschiedlichkeiten zwischen Jung und Alt größer. Die Probleme werden auch noch größer, da die Altersgeneration schon allein zahlenmäßig zunehmen wird. Es werden aber auch die Probleme größer, da wir im Zeitalter der Selbstverwirklichungen aller leben.

Dort aber, wo sich mehrere Leute und Gruppen selbst verwirklichen, nehmen auch die Unterdrückten zu. Natürlich sollen sich alle Menschen selbst verwirklichen (sollen sich frei machen) aber nur dann, wenn sie andere dabei nicht unterdrücken.

Beispiel
Selbstverwirklichung auf Kosten anderer als negatives Beispiel:
In der heutigen Altenversorgung diskutieren junge Profis häufig darüber (um sich selbst zu verwirklichen), was man mit den armen alten Menschen machen solle. Vorschläge wie Alte leben sollten, ob sie isoliert sind oder nicht und wie man altengerechte Wohnungen baut, sind an der Tagesordnung. Das bedeutet, daß sich eine Generation zu ungunsten der anderen (die sie nicht kennt) durch »über den Dingen stehendes« Verhalten profiliert.

Ich meine, die Jüngeren sollten sich nicht den Kopf über die anderen zerbrechen. Ich habe bei meiner pflegerischen Forschung nur von meinen Patienten (Biographie) gelernt und dieses Erlernte gebe ich nun weiter. Ich habe nie eine moderne, auf mich zugeschnittene Therapieform erfunden oder versucht, eine solche zu erfinden.

Die Alten müssen sich emanzipieren. Ich weiß, daß dies in einzelnen Fällen (Graue Panther), in einzelnen Gebieten funktioniert. Nun versuche ich Verselbständigung auch für geronto-psychiatrische Patienten zu erreichen.

So gesehen muß jede Generation für sich leben, für sich das Beste aus gegebenen Situationen machen. Dazu gehört allerdings auch, daß wir lernen die Eigenartigkeiten des anderen voll zu akzeptieren: wenn wir bei Pflegepersonen grüne Haare akzeptieren und tolerieren, so hat natürlich auch der Grünhaarige die Desorientiertheit und die Ansichten der Alten wie Heimatliebe, Vaterlandsautorität usw. zu akzeptieren.

Dies wird aber erst dann gehen, wenn die Menschen versuchen im Erwachsenen-Ich (siehe Transaktionsanalyse, oder das Buch »Du bist o. k. – ich bin o. k.«) zu leben. Das wäre so, als würde man sagen, es gibt keinen Klassenkampf, alle Menschen sind gleich oder, wir sind dafür, daß die Schwarzen in Südafrika uns Weißen gleichwertig sind – aber gut wäre es, wenn sie sich das Gesicht weiß puderten.

Ich glaube, wenn wir von Generationsproblemen sprechen, daß die Großfamilie (Dreigenerationsfamilie) nicht nur im Aussterben ist, weil die mittlere Generation so böse ist, sondern weil die Alten nicht mehr bei den Jungen leben wollen. Großfamilien entstanden immer dadurch, daß man bei Heimarbeitern die Arbeitskraft der Großmutter ausnutzen konnte. Daher haust eben mancher Verkalkter lieber in seiner eigenen Bruchbude, um sich der Familienbelastung zu entziehen (Ausgedingecharakter).

Ich glaube auch, daß nun in den nächsten Jahren die Renten steigen werden, so daß auch die Alten mehr Kaufkraft besitzen und damit für alle Beteiligten (Firmen, Reklame, Fernsehen) interessanter werden, so daß man vielleicht in einigen Jahren auch Bikinis für 80jährige und Reizwäsche für 90jährige sehen kann.

Mit der Kaufkraft der Alten nehmen die Interessen an den Alten zu, so daß sich das Klischee des Alten zur positiven Seite hin verschieben wird.

Allerdings werden, um von der Rente der Mutter leben zu können, arbeitslose Generationen die Mutter zu Hause behalten wollen. Das ins Heim-Abschieben wird zugunsten der Lebenserhaltungskosten verhindert, so daß es wieder zur Entstehung der einst so geliebten Großfamilie kommen wird, in der alle drei Generationen zusammen sind.

Der wohl bessere Weg wäre aber meiner Ansicht nach das Erlernen der Biographie, das Verstehenlernen der Lebensgeschichte, um miteinander leben zu können.
Verstehende Haltung gegenüber verständlichen Reaktionen!

Leistungsgesellschaft-Pflegeperson kontra Freizeitgesellschaft-Pflegeperson

Generationskonflikte gibt es schließlich und endlich nicht nur für Patienten, sondern auch zwischen uns Pflegepersonen. Auch wir sind nur Menschen und handeln daher wie sie in Prägungsmustern. Natürlich können wir bei diesen Vergleichen auf die Mußarbeiter-Gesellschaft verzichten, denn diese sind ja heute unsere Klienten.

Leistungsgesellschafts-Pflegeperson

Böse Zungen behaupten, daß es bei pragmatisierten Beamten (Sicherangestellten) keine Leistungs-Gesellschafter gibt. Dies wäre ein doppeltes Paradoxon. Wie auch immer, ich kann nur sagen, daß der Durchschnittspfleger (etwa 40jährig) ein Mensch ist, der wie alle anderen vom Leistungstrieb (Häuschen im Grünen usw.) geprägt ist. Auch er läßt sich durch die, von der Leistungsgesellschaft erfundenen, schnell und eher schlampig ausgeführte Akkordarbeit anstecken.

Quantität vor Qualität wurde zum Lehrsatz. Im täglichen Berufsleben werden Betten im Akkord gemacht, wird ausgespeist in einer halben Stunde, die Grobdesinfektion des Fußbodens in 20 Minuten erledigt. Schnelligkeit, Leistung (sichtbare Leistung) steht den ganzen Tag im Vordergrund und wird um jeden Preis erfüllt. Nun sind sichtbare Leistungen in der Psychiatrie oder Geriatrie eine relative Sache – wie soll man zum Beispiel Zuwendung, fachliche Gespräche und Trainings wirklich messen, wirklich sehen? Zweifel an der nicht meßbaren Arbeitsleistung müssen aufkommen, müssen uns verunsichern.

Wir sind auch Pflegepersonen der *Ordnung*, d. h., in unserer Ausbildungszeit wurden Recht und Ordnung groß geschrieben. Fest verankert in meinem Pflegerhirn ist der Satz »Es darf nichts passieren«. Es ist auch nichts passiert. Die Patienten wurden verwahrt und zum Schutz ihrer Gesundheit ins Gitterbett gesperrt. Angst ist in uns geprägt, denn ein Pfleger, der nichts tut (ich meine jetzt rein therapeutisch) kann auch nichts falsch machen.

Dieser Zustand führte zur Unzufriedenheit und Unzufriedenheit ist das Hauptmotiv für Revolutionen, für Änderungen, so daß sich mancher Pfleger dazu aufraffte Reformbestrebungen zu unterstützen oder gar einzuleiten. Allerdings finden diese Selbstbefriedigungen, auch in der praktischen Durchführung, nur außerhalb der normalen Dienstzeit statt. Quantität – sichtbare Arbeitsleistungen – steht noch immer vor der Qualität.

Freizeitgesellschafts-Pflegeperson

Ganz anders sieht die Prägung bei unseren jüngeren Kollegen aus. Sie betreten ein neues, besenreines Gebäude. Ein Gebäude, das in den letzten Jahren errichtet wurde. Ein Gebäude, in dem Geld, Personal und die Grundidee der Sozialpsychiatrie wohnt. Ein Gebäude, in dem sie niemals Angst erlebten.

Diese Jung-Geprägten finden durch die Möglichkeit ihrer Selbstdarstellung (ich kann helfen) Berufsbefriedigung und müssen sich nicht auf den Weg der Revolution und der Reform begeben. Ein Doppelverdienen, eine Ausgleichsarbeit zur Selbstbefriedigung ist nicht mehr erforderlich.

Die Qualität der Pflege rückt gegenüber der Quantität in den Vordergrund. Selbstbefriedigung durch gezielte Facharbeit wird erreicht.

Fazit

In der Praxis kann eine gute Mischung aus alten und jungen Pflegepersonen einen optimalen Betreuungspegel für unsere Klienten bringen.

Schichtenzugehörigkeit

Alt zu alt gesellt sich gern – aber nur dann, wenn eine gemeinsame biographische Prägung stattgefunden hat. Das heißt aber, nicht die gemeinsam verlebte und erlebte Zeit ist entscheidend, sondern das ähnlich erlebte Schicksal.

Arbeiterschicht

Jeder von uns weiß, daß zahlreiche Menschen früher in ganz bestimmten, meist billigen Gegenden (Arbeiterbezirke) auf engem Raum und in schlechten Verhältnissen zusammengepfercht gehaust haben. Es waren und sind Menschen derselben niederen Klasse. Sie haben somit eine gemeinsame Geschichte, einen gemeinsamen Bezirk (z.B. Kreuzberg in Berlin, Simmering in Wien) und sind davon geprägt worden. Die Solidarisierung in der gleichen sozialen Lage – »einer für alle, alle für einen« – gab Sicherheit.

Natürlich leben auch heute noch viele Oldies in solchen »Substandard-Bezirken« und -Wohnungen und geben sich gegenseitig Sicherheit und soziale Integration. Vielen alten Menschen wird durch dieses Sicherheitsgefühl eine zerebrale Dekompensation erspart.

Nicht nur der gemeinsame Wohnbezirk, sondern auch das Bewußtsein, im Haus bekannt zu sein, gibt Sicherheit, selbst dann, wenn die Beziehungen aus Streitigkeiten bestehen. Man weiß jedenfalls: »wenn mir etwas passiert, wird sich schon jemand melden (und sei es auch ein »Feind«)«.

Man weiß, daß man nicht übersehen wird und es würde auffallen, wenn man plötzlich fehlen würde. Diese Funktionen übernehmen heute oft Sozialstationen oder sonstige extramuralen Dienste.

So findet sich in diesen nicht modernisierten Wohnvierteln (also jenen Teilen der Stadt, die Städteplaner »altengerecht« umbauen wollen) gerade beim alten Menschen das Bedürfnis bestehende Sicherheiten zu bewahren. Leider sterben von Zeit zu Zeit Alteingesessene aus diesen Substandard-Vierteln und da die Wohnungen billig sind, ziehen zumeist ausländische Mitbürger (Türken, Jugoslawen, Griechen...) ein. Diese sind zwar der dort wohnenden Bevölkerung schichtenmäßig gleich, haben aber eine ganz andere Biographie, so daß die alteingesessenen Verbleibenden durch ihre andersartigen Lebensmuster stark verunsichert werden.

Mittelstand-Gettho

So wie sich der sozial niedere Stand in Wohnbezirken zu sogenannten »Grätzeln« zusammengehortet hat, hortet sich auch die Mittelschicht in bestimmten Wohnbezirken zusammen. Auch sie finden Sicherheit durch gemeinsame Interessen, gleiche höhere Schulbildung und Hobbys. Auch sie haben meistens eine gemeinsame fundamentale und unauslöschliche politische und ideologische Prägung (Altgedächtnis – auf dem sie stur verharren).

So ist es auch bei den sog. oberen Zehntausend. Sie wohnen in den Nobelgegenden. Ich habe aber mit diesen Menschen nichts zu tun, da sie nicht zur Aufnahme in eine öffentliche Psychiatrie kommen. Ich habe mich schon des öfteren gefragt, ob die oberen Zehntausend weniger häufig *verkalken* als die unteren Millionen?

Heute weiß ich, daß viele Gutsituierte (Cottagegend) nicht zur Aufnahme gelangen, weil die Verwandten erstens bessere Beziehungen zu internen Betten haben und zweitens die meisten Alten ein Zimmer in der Villa der Kinder haben und von der Köchin des Hauses sowohl in psychischer als auch in somatischer Hinsicht betreut werden. So erscheint der Herr Dr. Dr. garantiert nicht als geriatrischer Patient in der Statistik eines öffentlichen psychiatrischen Krankenhauses.

Am besten verstehen sich also die Menschen, die die gleichen Neigungen, Hobbys oder dieselben Nöte und sozialen Stellungen haben. Wollte man diese drei Typen mischen, so müßte man u. a. auch eine Schicht-Bestimmung der Patienten vor der Aufnahme in eine psychiatrische Anstalt durchführen.

Eine relativ stark zerebral abgebaute Frau sagte zu mir, als ich ihr den Vorschlag machte in ein Altersheim zu gehen:

»Glauben Sie wirklich, ich setze mich zu den blöden Weibern ins Altersheim und höre mir den ganzen Tag ihren Schwachsinn an?«

Es scheint also so zu sein, daß man die Typen nicht mischen kann, da diese selbst bei eigenem zerebralen Abbau so viel Eigenprägung haben, daß es fast zu einem »Generationskonflikt« kommt, obwohl sie derselben Generation angehören.

Von einer Getthoisierung kann man also nur sprechen, wenn (und das scheint notwendig zu sein) Typen derselben Sozialschicht zusammentreffen. Ansonsten ist das Nicht-Verstehen des anderen, das Nicht-akzeptieren-können genauso groß wie zwischen jung und alt.

Wie Sie aus dem Schema ersehen können, ist ein Verstehen zwischen Alt und Alt nicht erreichbar; höchstens dann, wenn man als Aufnahmeprüfung für ein Pflegeheim oder ähnliches eine Schicht-Bestimmung oder zumindest einen Bildungstest einführen würde.

Gettho bleibt Gettho

Die niedere Klasse lebt, wie schon beschrieben, auf engem Raum zusammen und dies nicht nur im normalen Leben in ihrem Wohnbezirk, sondern auch später bei einer möglichen Heimeinweisung. Allerdings muß gesagt werden, daß in Arbeiterbezirken die Toleranz Ungebildeten oder

Unbegabten gegenüber höher ist und daher bleiben auch Menschen die dumm erscheinen länger in ihrem Milieu (siehe: Zille, »Das ist mein Milieu«).

Aber auch die Mittelschicht bleibt in ihrem Milieu bzw. in bestimmten Bezirken. Sie werden in adäquaten Heimen untergebracht, d. h. sie finden meist in Sanatorien oder Pensionistenheimen Aufnahme.

Die Angehörigen der Mittelschicht sind nicht sonderlich verständnisvoll und eher intolerant. »Dumme Sprüche« (Abbauerscheinungen des Hirns) werden nur schwerlich von der anscheinend noch intakten Nach-

Gettoisierung im Wohnbereich
Gettoisierung im Abteilungsbereich

NIEDERE KLASSE		
Arbeiter-Bezirke: Wien, 20, 11, 10; Berlin-Kreuzberg; Hamburg-Volkspark usw.	Erscheinungsbild eher RÜSTIG UND DEMENT –	»Ablagerung« in öffentlichen Anstalten – also wieder »Getto-Situation« mit niederem IQ.
Arbeiter vertragen mehr an Eigenarten, daher kommt es zu geringer Anzahl an Einweisungen.	– sie haben ja ein Leben lang grobmotorisch gearbeitet.	»Bürger-Spital«

MITTELSTAND		
Beamten-, Lehrer-Bezirke wie z. B.: Wien 1, 4, 8, 9 Die Umgebung ist intolerant – die Einweisung erfolgt deshalb rasch.	Erscheinungsbild eher NICHT-RÜSTIG UND DEMENT	Pensionistenheime, Sanatorien mit gehobener Lebensqualität: »Warm-satt-sauber-Häuser«; »Hotel mit ärztlicher Betreuung«

OBERER STAND		
Kommerzialräte, Ärzte, Akademiker usw.: Wien 13, 19; Hamburg-Blankenese; Berlin-Grunewald etc.	Erscheinungsbild eher NICHT RÜSTIG, DEMENT –	Privatpflege der verwöhnten Patienten; Versorgung in der eigenen Villa durch eine Haushaltshilfe.
Die Umgebung geniert sich für den geistigen Abbau.	– theatralisch manieriert und hypochondrisch.	

barschaft ver- und ertragen. Einweisungen erfolgen daher schneller. Da die meisten Mittelschicht-Menschen sitzende Hobbys haben und sich weniger bewegen als die schwer arbeitenden Arbeiter, verkraften sie eine Unterbringung in einem Heim leichter.

Es ist nur aus einem Vorsorge- und Sicherheitsdenken heraus zu verstehen, daß manche Angehörige dieser Schicht bereits mit 50 Jahren in einem Heim »probewohnen« – andere Beweggründe erscheinen mir nicht plausibel.

Die Oberschicht; die oberen Zehntausend werden laut Statistik nicht dement. Die Verwandtschaft geniert sich offensichtlich ihrer dementen Angehörigen und läßt sie bevorzugt in ihrer eigenen Villa betreuen. Auch Privatpfleger können sich hier etablieren.

Schicht-spezifische Unterbringung
deckt sich auch mit
Schicht-spezifischer Berufsethik

Betrachtet man die Lebensgeschichte der sogenannten Patienten (und auch die ihrer Betreuer) näher, so fällt auf, daß eine schichtspezifische Abhängigkeit ein Leben lang aufrecht erhalten bleibt.

Aber: alle drei berufsethische Normen werden vorwiegend emotional verarbeitet, das heißt, es wird nicht fachlich richtig, sondern emotional meist falsch gepflegt!

Obere Schicht	**Mittlere Schicht**	**Untere Schicht**
Pfleger und Patient (einige wenige)	Pfleger und Patient (mehrere)	Pfleger und Patient (die meisten)
Wohnen im Getto	Wohnen im Getto	Wohnen im Getto
kommen in: Privat-Spital, Privat-Pflege zu Hause	kommen in: Öffentl. Krankenhaus, versch. Institute, Einzelzimmer	kommen in: Altersheim, öffentl. Psych. Landeskrankenhaus
Ethik: im Namen Christi	Ethik: niedere, sich aufopfernde Frauen	Öffentliche Ethik: »Durch mein Steuergeld wirst du erhalten.«

Ich komme daher zu folgendem Schluß: in Anbetracht der Vielzahl von Menschen und Menschenschicksalen muß es alle Betreuungsformen geben (im Heim, außerhalb des Heimes etc.). Jene Menschen aber, die extramural wohnen oder auch sterben wollen, sollen dies durch unsere Hilfe auch können. Und nicht zuletzt muß Pflege (Befinden-Pflege) den Weg der Fachlichkeit und nicht den Weg der Emotion einschlagen.

Alte lehnen Alte ab

Gibt es also zwischen den Alten kein Nutzverstehen, d. h. keine gemeinsamen Hobbys, Not, Brauchbarkeit oder Geld, lehnen auch die Alten die Alten ab. Jede nicht selbst durchlebte Welt ist eine unverständliche Welt.

Auch private Besuchsdienste stellen die Beziehung zu ihren Patienten ein, wenn keine gemeinsamen Grundstrukturen gegeben sind. Ich kenne viele Fälle, wo privat zur »Verhinderung der Vereinsamung« Menschen zu Menschen vermittelt werden. Kaum betritt der vielleicht aus einem anderen politischen Lager kommende, aus einer anderen Schulbildung herausgewachsene Mensch die Wohnung einer Unterschichtlerin, dreht er sich, fast ohne zu grüßen, wieder um und verläßt seine vereinsamte Patientin. Nur Gemeinsamkeiten verbinden die Besucher.

Natürlich ist es frustrierend, wenn eine 85jährige ehemalige Hochschullehrerin mit Luxuswohnung in ihrer Freizeit eine Analphabetin in ihrer Substandard-Wohnung besuchen soll – eine fremde, unverständliche Welt tut sich für beide auf.

Wenn nun noch die sozialistisch orientierte Arbeiterzeitung auf dem Tisch liegt, ist der sogenannte Vereinsamte weiterhin vereinsamt.

Auch im täglichen Straßenverkehr können Sie die sozialen Prägungsunterschiede erkennen. Es ist immer grotesk, wenn der 70jährige, multimorbid Erkrankte mit seinem VW verlangsamt (Alte haben eine verlängerte Adaptionszeit) zur Kreuzung kommt und die sich auf dem Fußgängerstreifen befindliche 70jährige, multimorbid erkrankte Alte durch die Gegend jagt und beschimpft.

Beide vergessen, daß sie vergeßlich sind. Beide vergessen, daß sie Augengläser mit 10 Dioptrin tragen, aber er ist eben VW-Fahrer und sie ist eben der Prolet mit Stock.

Zu diesen Prägungs- bzw. Altgedächtnisabhängigkeiten kommen noch die biologischen Abbauerscheinungen, Defizitmodelle und Klischeevorstellungen hinzu, über die wir in den nächsten Kapiteln sprechen werden.

Vielleicht ist es nun verständlich, warum Pflegepersonen in der Geriatrie die Milieusprachen beherrschen sollten. Vielleicht versteht man nun besser, daß man sich mit Fachwissen leichter tut, anstatt Betreuung »mit Herz« zu tun.

Man wird verstehen, warum Nutzverstehen nichts Böses ist, sondern eine Tatsache mit der man leben muß. Und man wird begreifen, warum das Studium der Biographie eines Menschen von tragender Bedeutung ist, denn auch wenn man im Jahre 1940 *gemeinsam* lebte, ist es ein großer Unterschied, ob man Jude oder Nazi war.

Prägungs-Verstärker

Die unterschiedliche Prägung im unterschiedlichem Milieu ist von größerer Bedeutung als oberflächliche Gemeinsamkeiten wie Brille tragen etc., es kommen auch noch tragende Alters-Ersatzhandlungen als Verstärker ihrer Eigenarten hinzu. Das Unverständnis zwischen Alt und Alt wird perfektioniert.

Wie geht das nun praktisch vor sich? Alle Menschen, auch junge, können psychische Schwierigkeiten mit sogenannten *Abwehrmechanismen* kompensieren. Sie erscheinen mit ihren selbst erfundenen Psycho-Mechanismen lebensfähig. Sie versuchen ihre Mangelleistungen zu verbergen (kompensieren). Man kennt aus der Psychologie verschiedene Möglichkeiten, wie und warum Menschen mit diesen Ersatzhandlungen umzugehen lernen. Ich möchte die einzelnen Abwehrmechanismen hier nur kurz anreißen:

Verdrängung: manchen Menschen wird überhaupt nicht bewußt, wie unmöglich sie sich benehmen – sie haben ihre unangenehme Eigenart vergessen – verdrängt. Es wird ihnen nicht bewußt, daß sie eigen sind.

Regression: diese Menschen reagieren mit Rückzug und wollen »wieder Kind« werden. Regredierende alte Leute sind das Hauptopfer von pflegeneurotischen Pflegepersonen, weil das Kindchen-Spiel im beiderseitigen Interesse vollzogen wird.

Projektion: Wie im Filmprojektor werfen diese Menschen ihre eigene Unfähigkeit, ihr eigenes Nicht-Können auf die anderen.

Fixierung: Diese Leute wollen nur Altes. Ritualisierte Handlungen und Denkweisen sind dominant. Jede Veränderung wirft sie aus der Bahn. Sie können sich sicher vorstellen, daß zu große Belastung für diese Menschen genauso schlecht ist, wie keine.

Aggression: je kleiner der Lebensraum (Bewegung), desto größer die Aggression. Es werden Ihnen sicher Beispiele von einigen Patienten einfallen, wo Sie fälschlicher Weise den Lebensraum einengten und Aggressionen als Antwort erhielten.

Überkompensation: Sie wollen ihr Manko durch besondere Leistung wettmachen. Unsinniger Aktivismus ist oft die Folge.

Die Rechnung geht selbst in sogenannten Alters- oder Pensionistenheimen auf. Ich kann mich gut an Beispiele erinnern, wo mich deutsche Pflegedienstdirektoren fragten:

»Wie könnten wir es schaffen, daß bettlägerige Patienten (Pflegestation) gemeinsam mit denen, die im Wohnraum leben Weihnachtsfeiern abhalten? Wie kommt es, daß die Hausbewohner die bettlägerigen Patienten nicht sehen wollen, daß sie sogar im Hausparlament gegen diese streiken?«

Dies geht sogar soweit, daß ein in demselben Haus wohnendes Ehepaar – sie auf der Bettenstation, er im mobilen Wohntrakt – sich bei gemeinsamen Feiern nicht sehen wollen. Der gehende Gatte lehnt die liegende Gattin voll ab, will sie nicht sehen. Selbst gemeinsame Gartenbesuche, wozu sie im Bett hinaus geschoben wird, werden abgelehnt.

Es ist so, daß wir Menschen nicht in ihrem Leid liegen sehen wollen,

Das Kommunikations-Wunder:

PATIENT «X»	trifft auf	PFLEGER «Y»
aus der Muß-Arbeiter-Gesellschaft		aus der Freizeitgesellschaft
Prägung: Erster und Zweiter Weltkrieg		Prägung: Schule und Team ist alles
	– ein gemeinsames Nutzverstehen ist nicht vorhanden	
alter Sozialist will in seine Bruchbude		Grün aus Überzeugung Wohnt bei der Mutter (5-Zimmer-Wohnung)
keine Schulbildung		Matura, (Abitur) Pflegeschule, Englischkurs
Autoritätsangst		lehnt Patriarchat ab, kennt Strenge nur vom Roman »Der Schüler Gerber« (Musil)
ließt Arbeiterzeitung meint, die Jungen taugen nichts		liest »Kuckucksnest« meint, die Alten taugen nichts
PLUS ERSATZHANDLUNG		PLUS ERSATZHANDLUNG
regrediert		überkompensiert, da er selbst Minderwertigkeitskomplexe hat.

Wenn bei dieser Gegenüberstellung die Emotionspflege oder die politisch orientierte Krankenpflege im Vordergrund steht, na dann danke –, der arme Klient! Wenn es Ihnen einmal langweilig sein sollte, machen Sie doch bitte weitere Mischzusammenstellungen: Patient »X« trifft auf Patient »Y«; oder: Pfleger »X« trifft auf Pfleger »Y«.

daß wir ein möglicherweise auch uns drohendes Schicksal, das uns durch den Anblick des ans Bett gefesselten Patienten bewußt gemacht wird, verdrängen; daß wir uns auflehnen gegen den Tod, gegen die Realität, daß unser Leben früher oder später enden muß. Wir reagieren mit Abwehrmechanismen gegen das Normale.

Wir müssen diese zutiefst menschlichen Reaktionen verstehen und begreifen lernen, um nicht selbst mit Abwehrmechanismen zu antworten, um nicht selbst in einem Burnoutsyndrom zu enden. Wir müssen begreifen, daß die Angst älter und moribund zu werden, ebenso wie das Sterben klischeehaft sehr tief in uns verankert ist.

Verschiedene Theorien über das Alter

Wenn man heute alle Altenbetreuer und verwandte Berufe zusammenzählt, hat man den Eindruck, daß fast alle Alten mindestens drei Betreuer haben müßten (Vereine, Selbsthilfegruppen, Laien und Profigruppen). Wieso geht es dann den Alten nicht besser, wieso sind nicht alle Alten selbständig oder werden verselbständigt?

Wenn alle Betreuer auch noch so viel Energie und Engagement einbringen, wie sie sagen, die Lage der Alten bleibt weitgehend trostlos.

Es kann doch auch nicht nur an der Tatsache des Unverständnisses zwischen den Generationen oder an den Mißverständnissen zwischen den Alten selbst liegen, daß eine Besserung der Befindenpflege nur so zaghaft, so spärlich eintritt. Es kann auch kaum daran liegen, daß alle Betreuer (und Verwandte) so böse und streng sind oder daran, daß sich Denken und Reden nicht mit den dazugehörenden Taten deckt. Es müssen also noch andere Gründe für die Resignationsstimmung, für den therapeutischen Nihilismus vorhanden sein.

Ich glaube, daß einer der größten Hindernisgründe die diffuse Aus- und Fortbildung in der Geriatrie ist. Wie viele Schulen unterrichten noch so, als ob die Irreversibilitäts-Theorie noch immer gültig wäre. Wie viele Ausbildungsstätten führen Grundpflege noch immer als der Weisheit letzter Schluß an? Wie viele Pflegekräfte wissen über das Wort »aktivierende Pflege« Bescheid, können aber kaum auch nur ein praktisches Beispiel dazu angeben. Ich habe manchmal den Eindruck, daß bei der »aktivierenden Pflege« nur die Pfleger aktiviert werden, die Patienten aber als Arbeitsmaterial mitspielen müssen. Ein Beispiel dazu: Sie kennen sicher Berichte aus Fach-Zeitungen, in denen zu lesen ist von Ausflügen zu Musterheimen für alte Leute. Alte Frauen werden dazu in einen Bus verfrachtet – herausgezerrt – Mittagessen – wieder hineinverfrachtet und nach Hause gefahren. Dazu gibt es Fotos – und das ist auch schon alles – Ende.

Obwohl also heute gute Facharbeit immer wichtiger wird, gelingt es der Geriatrie und Gerontopsychiatrie kaum gemeinsame Wege zu gehen und grundlegende gleiche Arbeitssysteme zu finden.

Es stellt sich eindringlich die Frage, was wir außer Grundpflege noch bieten, leisten können und was fundamentale, systematische therapeutische Pflege bei Alten sein soll? Ich möchte nochmals bemerken, daß Krankenpflege nicht politisch sein soll.

Nur eine für alle in der Altenarbeit Tätigen gleiche Grundausbildung nach neuen Erkenntnissen führt zu einem gleichen, erfolgversprechenden Weg. Das ist in der Praxis sehr schwer erreichbar. Nehmen wir das Beispiel der persönlichen Fortbildung für Pflegepersonen. Jeder glaubt, Weiterbildung wird einem in die Wiege gelegt, oder Weiterbildung anzubieten sei Pflicht der Arbeitgeber. Keiner überlegt, daß er sich selbst weiterbilden muß, daß er sich informieren muß, daß die Informationseinholung Pflicht ist.

Das Desinteresse ist allerdings nicht nur bei Altenbetreuern zu finden. Wäre es sonst möglich, daß in der Geriatrie noch immer (sei es im Laienkreis, sei es bei geriatrischen Professoren) Klischeevorstellungen, Defizitmodelle und die Irreversibilitätstheorie vertreten werden, als sei dies der letzte wissenschaftliche Standpunkt.

Das Defizitmodell

Über lange Zeit hindurch wurde uns Menschen vom lieben Gott 30 Lebensjahre zugestanden. Mit dieser kurzen Zeitspanne aber waren wir unzufrieden, und so nahm Gott der Herr dem Esel, dem Hund und dem Affen einige Jahre weg und gab sie dem Menschen. Demgemäß hat nun der Mensch die ersten 30 Jahre seines Lebens zu eigen, die nächsten 18 Jahre muß er sich abrackern wie ein Esel. Zwischen dem 48. und 60. Lebensjahr liegt er dann knurrend und zahnlos wie ein alter Hund in der Ecke und wenn er wieder hochkommt, sind ihm noch weitere 10 Jahre beschieden, in denen er närrisch ist wie ein Affe.

Dieses Märchen, in dem das Alter als Verfall und Abbau, als defizienter Lebensmodus gewertet wird, bestimmt noch immer den Denk- und Handlungsinhalt vieler Menschen. Und somit wird das Alter immer wieder mit Defiziten und den dazugehörenden Begriffen wie: Vereinsamung, Verarmung, Verblödung, Verwahrlosung etc. gleichgestellt. Negative Halo-Effekte (Beieinflussung einer Beurteilung durch bestimmte Vorkenntnisse), die unsere Alten auf unseren Wunsch ja auch wirklich erfüllen.

Wer kennt nicht die Meinung, daß alle Alten senil sind. Wir Profibetreuer dürfen uns davon am wenigsten freisprechen. Wir sind es doch, die tagein tagaus mit den »senilen Alten« zusammenkommen und daher gar keine »gesunden Alten« mehr sehen, weil wir mit diesen nicht in Berührung kommen.

Ich wollte mich dieser Prägung entziehen und fahre seit kurzer Zeit (forschungs- und unterhaltungsmäßig) mit Pensionistenklubs und ähnlichen Vereinigungen in Autobusreisen durch Europa. Sehr erstaunt war ich über die Wendigkeit, über die Zufriedenheit, über die Einsatzfreude der »Oldies«. Ich kann nur sagen, Hut ab. Ich habe von Euch gelernt, ich habe gelernt, daß es sehr viele Alte gibt, die psychisch und somatisch in blendender Verfassung sind.

Wer kennt nicht die stereotype Vorstellung, daß Alte nichts mehr lernen, sich nichts merken können?

Wer von uns glaubt nicht, daß alte Menschen in ein Heim gehören, weil sie ein ganzes Leben lang schwer gearbeitet haben? Alte Leute sind müde, man muß sie schonen (für wen?). Ich glaube, daß man im Grab genug Zeit zur Schonung haben wird.

Wer von uns glaubt nicht daran, daß ältere Leute immer kindischer werden, obwohl dies im Grunde gar nicht möglich ist, da sie schließlich ein Leben voller Erfahrungen hinter sich und vieles geleistet haben.

Wer von uns raubt nicht den Alten die Selbständigkeit, weil man ihnen Eigenverantwortung nicht mehr so recht zutrauen will.

Dieses, meist von Wissenschaftlern älterer Schule begründete Defizitmodell, welches das Sinken geistiger Leistungen einzig und allein in Beziehung zum Lebensalter setzt, erzeugt in der Öffentlichkeit und im Herzen der Profibetreuer sowie in den Alten selbst ein negatives Bild, an das sich die Alten halten müssen.

Es muß uns zugunsten der alten Menschen gelingen, Defizitmodelle und Defizitvorstellungen aus dem Sprachschatz der Öffentlichkeit zu streichen.

Es muß uns demnach gelingen, alt eingefahrene Verhaltensmuster, veraltete Anschauungen, wie die der Irreversibilitätstheorie, die schließlich und endlich ja auch die Grundlage für die Defizitmodelle und der Altersklischees war, zu vergessen.

Irreversibilitätstheorie

Bei der Irreversibilitätstheorie (also einer veralteten wissenschaftlichen Aussage) wird im allgemeinen die Fiktion aufrecht erhalten, daß sich die psychischen Erkrankungen des Alters in der senilen Demenz, der Hirnarteriosklerose und der präsenilen Demenz erschöpfen (MÜLLER, Schweiz).

Nach Prof. WEITBRECHT, der sicher einer der Vorläufer in der Ablehnung der Irreversibilitätstheorie war, heißt es: daß der Begriff der Demenz nicht mehr länger im alten Sinn als irreperabler Defekt aufrecht erhalten werden kann.

Nun, man könnte Nomenklatur- und Terminologiekämpfe noch seitenweise fortführen. Dies ist aber nicht im meinem Sinn, so daß ich lieber zwei wissenschaftliche Zitate in die Sozialsprache umsetzen will.

In der Sozialraum-Sprache wird von modernen Wissenschaftlern vertreten, daß bis zum Jahre 1965 (in der anglo-amerikanischen Literatur SALCHER und SALCHER etc.) angenommen wurde, daß ein zerebraler Abbau, der einmal begonnen hat, progressiv fortschreitet, der Mensch eben unaufhaltsam dementer wird.

»Alt und dumm ist alt und dumm und wird immer dümmer.« Dieser

Spruch wurde zum Leitbild pflegerischer und ärztlicher Versorgung. Altersheime wurden aus dem Boden gestampft, Pflegen wurde ohne diagnostische Untersuchung betrieben.

Mit der ausgeschriebenen oder ausgesprochenen Diagnose »senile Demenz« auf den Grundlagen einer Arteriosklerose wurde den Menschen ein nicht mehr auslöschbarer Stempel aufgedrückt. Ein Stempel, der früher oder später zum therapeutischen und pflegerischen Nihilismus und zum sozialen Tod des Klienten führte.

Der Untergang des »Alten« war wissenschaftlich fundamentiert und mit dem Begriff Demenz fachlich untermauert. Der zu erwartende negative Halo-Effekt trat ein, die Alten wurden hospitalisiert und regredierten vor sich hin.

Heute passiert gleiches mit dem modernen und sehr hochgespielten Morbus Alzheimer. Auch hier setzen wir in modernen Kliniken einen neuen negativen Halo-Effekt des nicht therapierbaren, progredierten Dümmerwerdens voraus.

Wie oft hört man doch in intramuraler und extramuraler Versorgung wie unterstreichend die bestätigenden Sätze wie »der Patient ist schlecht, der geht nicht« aber *was* ist schlecht, *was* geht nicht. Das ist hier die Frage. Ich behaupte, daß Irreversibilität durch solche unüberlegten Worte unterstützt und untermauert werden. Eine Einstellungsänderung ist erforderlich. Die Reversibilitätstheorie muß in der Geriatrie Fuß fassen.

Gott sei Dank haben sich ab etwa 1965 und in der anglo-amerikanischen Literatur noch früher, geriatrische Wissenschaftler daran gemacht, der Irreversibilitätstheorie den Kampf anzusagen und die Wiederherstellungsmöglichkeit der Alten – die Reversibilitätstheorie – als neue Ideologie in die Altenversorgung einfließen lassen.

Literatur

Rohracher, 1963; Berkowitz und Geen, 1965; Safford und Kleinhaus, 1978; Petzold und Bubholz, 1979; Seligman, 1979 oder Literatur modernerer Wissenschaftler wie: Ciompi aus Bern, Radebold aus Kassel, Dörner aus Gütersloh, Kanowski aus Berlin, Östereicher aus Heidelberg.

Reversibilitätstheorie

Diese Theorie besagt, daß viele sogenannte hirnorganische Insuffizienzen des Alters therapierbar sind. So daß man generell gesehen, um einen negativen Halo-Effekt zu verhindern, den Begriff der »senilen Demenz« ändern müßte zugunsten der Begriffe »organisches Psychosyndrom« oder »Hirninsuffizienz im Senium« etc.

Für Mediziner: Bereits 1946 wurde von Lewis die Notwendigkeit der Einführung einer geeigneten Terminologie auf diesem Gebiet hervorgehoben. Demenz, geistiger Verfall, Abbau, Senilität und präsenile Psychosen sind Begriffe, die nicht mit Exaktheit angewendet werden können.

Lewis ist es nicht geglückt, eine einheitliche Terminologie in der Gerontopsychiatrie einziehen zu lassen. Heute ist es nämlich üblich Begriffe zu verwenden, welche eine »senile« Zerebralinsuffizienz nicht gegen eine »arteriosklerotische« Form abgrenzen. Das heißt, für praktische Zwecke wird kein Unterschied gemacht zwischen den zerebral insuffizienten Formen, für die man als primäre Ursache eine Alterung des Gehirns annimmt und denjenigen, für welche man eine ungenügende Blutversorgung verantwortlich macht und denjenigen, für deren Auftreten man eine chemische oder gemischte Ätiologie (Ursache) annimmt.

Die Diagnose »organisches Psychosyndrom« mit den Symptomen inaktiv und körperlich hinfällig, leidet an Schlafstörungen, ist oft weinerlich und depressiv verstimmt, konzentrationsgeschwächt und vergeßlich, verliert öfter die Orientierung – läßt ein Irreversibilitätsdenken gar nicht zu und wäre demnach von praktischem Vorteil für unser Tun.

Natürlich sind Diagnosen (Arteriosklerose, senile Demenz) Ordnungsinstrumente und als Handlungsgrundlage für den Arzt unentbehrlich (Gabriel). Für das pflegerische Tun behindern aber pathophysiologische Begriffe und Diagnosen die Handlungsfreiheit im Sinne einer zu »erwartenden« Verschlechterung. So habe ich mir in der Praxis bei der Betreuung alter Menschen angewöhnt, Diagnosen nicht zu lesen.

Ich erwarte durch mein Tun eine Besserung und nicht die Verschlechterung des Befindens meiner Patienten, obwohl der Diagnose nach eine Verschlechterung eintreten müßte. Ein »Morbus Alzheimer«, eine »senile Demenz« müssen fortschreiten, immer ausgeprägter werden. Dies kann man in jedem Lehrbuch nachlesen!

Obwohl langsam erkannt wird, daß viele hirnorganische Insuffizienzen besserbar sind und damit langsam die alten Begriffe aus dem Vokabular der Geriater verschwinden, kommen neue Begriffe zugunsten eines negativen Halo-Effektes (unbehandelbar) dazu. Ich denke hier vor allem an den neuen Begriff des »Morbus Alzheimer«. Auch hier haben wir es mit einem Begriff für einen irreparablen Schaden zu tun.

Es ist interessant, daß gerade Nicht-Fachleute, unausgebildete Laien, die Menschen mit diagnostiziertem Morbus Alzheimer betreuen, den Patienten besser helfen oder sie manchmal sogar heilen können, da sie keine Ahnung haben, was Alzheimer bedeutet. *Heimhilfen und Laiendienste sind somit zu den besseren Therapeuten geworden, da sie frei sind vom negativen Halo-Effekt der Schulmedizin.*

So wie Diagnosen in Wort und Schrift den Einzug der Reversibilität verhindern, beeinflussen auch Testergebnisse das Befinden der Klienten. Ich glaube, daß Ergebnisse von Zahlen-Nachsprechtests, Mosaik-Tests, D2-Tests, Eigenschaftswörter-Tests etc. vollkommen nebensächlich sind. Mein Patient soll sich selbst versorgen können, leben können. Dies ist mir tausendmal lieber als sein Ergebnis im Rorschach-Test. Viele Wissenschaftler und vor allem Psychologen vergessen nämlich, daß unsere Klienten (meist Unterschichtler) immer schon nur einen IQ von 90 hatten. Man kann also kaum eine Hirnleistungsstörung nachweisen, wenn man nicht die Testergebnisse im 20. und im 80. Lebensjahr als Differentialdiagnose stellen kann.

Lehrsatz für pflegerische Handlungsweisen: »Der Pfleger bessert das Befinden, der Arzt die Befunde.«

Da sich die objektiven Befunde meist nicht mit dem subjektiven Befinden des Patienten decken, hat eine gute Pflegeperson ohne Befunderhebungen das subjektive Befinden des Patienten zu verbessern ohne auf Namen wie senile Demenz, Alzheimer etc. einzugehen. Die Pflegeperson hat negative Halo-Effekte zu verhindern.

Ich glaube daran, daß mein Klient wieder nach Hause gehen wird,
ich glaube daran, daß mein Patient selbständiger ist, als dies aus dem Befund möglich erscheint,
ich glaube daran, daß jede hirnorganische Veränderung im Alter reversibel ist.

Unbestritten gibt es natürlich die geistige und körperliche Veränderung des Menschen im höheren Lebensalter (Beginn bereits mit 25 Lebensjahren); unbestritten gibt es Insuffizienzen (biologischer Abbau) und unbestritten gibt es akute zerebrale Dekompensationen, die mit einer massiven (meist vorübergehenden) psychiatrischen Symptomatik (Syndrom) einhergehen.

So mancher Zellforscher behauptet, daß sich Zellinsuffizienzen (man beginnt zu sterben mit dem Eintritt in das Leben) ab der Geburt einstellen. Ich halte mich hier mehr an die Kliniker, die sagen:
Der erste biologische Abbau (Insuffizienz) des Gehirns, der Hirnleistung, ist ab dem 25. Lebensjahr zunehmend (ohne Training) erkennbar. Auf Grund des biologischen Abbaus ergeben sich eine Menge von Auffälligkeiten über deren Beeinflußbarkeit wir in einem gesonderten Kapitel sprechen werden. Die zunehmende Minderleistung des Gehirns kann aber gut kaschiert, kompensiert werden, so daß Menschen auch mit ausgeprägtem biologischen Abbau als normal lebend erscheinen. Nun, irgendwann mit 70, 80 oder 90 kann es plötzlich bedingt durch einen Auslösungsmoment (psychischer oder somatischer Natur) zur Dekompensation der Hirnleistung kommen. Der Mensch reagiert mit einer starken psychischen Auffälligkeit, die wir früher als zerebrale senile Demenz kennzeichneten.

Die Auslösungsmomente für eine akute zerebrale Dekompensation sind aber, wie man heute weiß, größtenteils in einer somatischen Ursache zu finden, so daß bei jeder Hirnentgleisung eine diagnostische Abklärung (*vor* einer Therapie) erfolgen müßte.

Da dies kein wissenschaftliches Werk sein soll, möchte ich nur kurz einige Komponenten erwähnen, die zu zerebraler Dekompensation führen können: Zunächst kommt Sauerstoffmangel des Blutes und damit des Gehirns in Frage. Körperliche Erkrankungen, die den Stoffwechsel beeinflussen sind ebenso schädlich wie Seilbahnfahrten in großen Höhen. Ja, selbst hohes Fieber kann seelische Schwierigkeiten nach sich ziehen. Auch sind Vergiftungen durch Lebensmittel oder Bakterien als Auslösungsmomente für ein Hirnleistungsversagen bekannt. Viele Störungen des Hirns findet man bei Störungen des Wasser- und Elektrolythaushaltes. Auch Verschiebungen des Metabolismus oder Transmitter-Systemstörungen sind nicht ohne Bedeutung.

Von akuten seelischen Belastungen ist das (kompensierte) alte Hirn besonders betroffen. Der Tod eines Angehörigen oder selbst des Kanarienvogels (Bezugstier) kann Auslösungsmoment sein. Eine Veränderung des Wohnsitzes, die Einlieferung in eine Klinik, sogar die Fahrt ins Grüne mit der Oma kann der auslösende Moment für ein Hirnversagen im Alter sein. Die weitere Aufzählung verschiedener Gründe könnte lange fortgeführt werden. Doch meine ich, daß es sich um eine Vielzahl von Möglichkeiten handelt, die mit einer Vielzahl von Therapien zu beeinflussen wäre.

Für einen reversiblen Verlauf einer Hirninsuffizienz allerdings sind aber eine genauere Diagnose im somatischen und auch psychiatrischen Bereich, sowie die Erstellung eines gezielten Therapieplans erforderlich. Anhand von rehabilitierten Patienten kann die Reversibilitätstheorie aufrecht erhalten werden, wenn:

Der Arzt

- eine genaue Diagnose im somatischen neurologischen Bereich vornimmt und nicht gleich als non plus ultra »senile Demenz« hinstellt;
- Basiserkrankungen abgeklärt und zur Behandlung bringt;
- Psychopharmaka zur Vitalitätssteigerung und nicht zur Sedierung verwendet;
- danach trachtet, soziale, beziehungsweise Familientragödien durch geeignete Maßnahmen in den Griff zu bekommen.

Der Pfleger oder das sogenannte *multiprofessionelle Team*

- daran glauben, daß auch schlechte Patienten therapierbar sind;
- an Menschen mit leichtem zerebralen Abbau Aktivierungen im Neuzeitgedächtnis vornehmen: Hirn-Jogging, Bewegungstherapien, Trainingtherapien, Altenschulen, -Unis etc.;

- an Menschen mit schwerem zerebralen Abbau Aktivierungen im Altzeitgedächtnis vornehmen: Aktivierung auf den Grundlagen der Biographie des Patienten, sowie symptomspezifische Verhalten durchführen;
- nachdem auf den Stationen rehabilitative Maßnahmen begonnen wurden, diese durch die sogenannte Übergangspflege als mobile Nachsorge (Resozialisierung, Re-aktivierung) weiterführen.

Die Öffentlichkeit

- ihre Maßnahmen zur Reversibilitätstheorie im Kindergarten beginnen läßt.

Sie lesen richtig, die Reversibilitätstheorie müßte schon im Kindergarten beim sozialen Lernen des Kindes beginnen. Solange nämlich das Alter mit Hexenvorstellungen verbunden wird, kann sich beim heranwachsenden Kind kaum ein neues verändertes Begreifen des Alters einstellen. Wenn man Kinderbücher betrachtet, erscheint immer noch die »alte Hexe« als Versinnbildlichung der alten Frau: böse, krumm, halb blind und auf einen Stock gestützt. Dieses negative Altenbild wird von der Firma »Grimms Märchen« bis heute gedankenlos überliefert.

Diese »alten Hexen« müssen durch die arbeitende Bevölkerung durch Steuergelder erhalten werden. So denken auch Pflegepersonen und das ist nur verständlich. Erstens sind Pflegepersonen auch Teil der Öffentlichkeit und zweitens haben sie Aufgaben der Öffentlichkeit zu erfüllen.

Unser aller Tun ist von tradierter Volksmeinung geprägt. Deshalb wollen wir die Volksmeinung und Volksreaktion, aber auch ihre politischen Auswirkungen näher betrachten.

Reaktionen der Öffentlichkeit

Es ist verständlich, daß das Volk aufgrund der Irreversibilitätstheorie bei der »senilen Demenz« mit Unsicherheit und Verwahrung der Patienten reagiert.

Es ist verständlich, daß das Defizitmuster und Altersklischees zur Überforderung der Steuerzahler führen. Es ist verständlich, daß der sogenannte negative Halo-Effekt den alten Menschen mit dem Flair des Grenzfalles, der Grenzsituation umgibt. Menschen, die in Grenzsituationen leben (wir werden darüber im nächsten Kapitel »Berufsethik« genauer berichten) sind ausgestoßen, sind Leute, die beim Nächsten, den Bürgern unweigerlich Angst, Unsicherheit und Beklemmung hervorrufen.

Das Volk hält diese Patienten-Gruppe nur schwer bis gar nicht aus und überträgt daher als Folge eines schlechten Gewissens und aus Unsicherheit die Betreuung dieser Randgruppe an bezahlte Profis. Die bezahlten Dienste (Ärzte, Pflegepersonen und Heimhilfen) sollen sich um die Grenzfälle kümmern. Wir haben unsere Schuldigkeit getan und zahlen.

Nun wird jedoch jeder verstehen, daß man bei bezahlten Institutionen und Diensten etwas verlangen kann. Man kann schöne Heime, freundliche Ärzte und fleißige Schwestern erwarten.

Die Bayern haben hier einen netten Ausdruck: »Wer zahlt, schafft an«. Es zahlt das Volk der Steuerzahler, daher ist die logische Folge, der Verwandte schafft an, ordnet an, was und wie etwas mit dem Patienten zu geschehen hat. Der Klient wird zum Werkstück, dem nichts anderes übrig bleibt, als in die Patientenrolle zu schlüpfen und darauf zu warten, daß etwas mit ihm passiert. So daß es sich in der Praxis bei der Altenpflege (und auch in der Psychiatrie – das sind ebenfalls Menschen im Grenzbereich) eigentlich um Verwandtenpflege handelt, also: statt Verwandtenpflege Patientenpflege

Nun muß auch vermerkt werden, daß nicht die Öffentlichkeit schuld an den Zuständen ist, sondern daß Signale aus der Wissenschaft tief im Volksbewußtsein Verankerung finden. Die Irreversibilitätstheorie wirkt sich, sehr vereinfacht gesagt, in folgendem Wunschspruch aus: »Liebe Mutti, schon' Dich ein bißchen, damit wir Dich noch lange haben.« ...(als Pflegefall?)

Die Verwandten glauben an den Wahlspruch »Alte muß man schonen« und »Wer geliebt wird, lebt länger«.

Oder denken Sie an die (angeblich von klugen, jüngeren Menschen gemachte) TV-Werbung zugunsten der Seniorenhilfe:
Auf dem Bildschirm erscheint »reklamewirksam« ein schrulliges, dümmlich anmutendes Mutterl, das, auf einem Motorroller sitzend, um Geld wirbt, um Geld, das ein glückliches Alter ermöglicht. Sie sitzt zappelig, hoch und schrill sprechend, auf ihrem Feuerstuhl. Im Hintergrund taucht noch als Verstärkung und zur Abrundung des Gesamteindruckes ein Flugzeug auf, das die weiten Ferienreisen, die als Supergewinn locken, symbolisiert. Ein Altenfachmann, der Sprecher dieser Sendung ist, steht mit Tränen in den Augen daneben und berichtet über zufriedenes Alter.

Ist es bei einer derart gefühlsbezogenen Grundhaltung unverständlich, daß die Steuerzahler von ihrem Recht Gebrauch machen,
schöne Anstalten,
freundliche Ärzte,
fleißige Schwestern und
putzende Heimhilfen zu fordern?

Schöne Anstalten

Wir fordern als Steuerzahler schöne Häuser für unsere Alten. Es ist daher klar, daß Politiker (Öffentlichkeitsvertreter) im Sinner der Wähler (Steuerzahler) für schöne, ruhige, saubere Anstalten zu sorgen haben. Es ist daher klar, daß Heime Vorhänge, Deckerln, Polster und Vasen besitzen müssen. Es ist auch klar, daß der Ruf der Anstalt gut sein muß. Der Steuerzahler darf sich nicht genieren, daß er die Mutti in diesem oder in jenem Heim untergebracht hat. Die *Rein-satt-sauber-Anstalt*, sie lebe hoch!

Natürlich haben Häuser, die mit bunten Prospekten und viel Grün werben Vorzug. Räume, wo Alte singen und basteln können, sind eine obligatorische Grundvoraussetzung. Meist haben sich die Steuerzahler (die Söhne und Töchter) das Heim vorher angesehen, schichtspezifisch betrachtet und es für geeignet oder nicht geeignet erklärt.

Wie oft sitzen dann der Vater oder die Mutter weinend im neuen Zimmer und können ihre veränderte Situation, die Loslösung von der Familie einfach nicht begreifen. Alleine und verlassen kapseln sie sich noch mehr ab, werden verbittert, bockig (Einengung des Lebensraumes führt zur Aggression), verlieren die Freude am Leben und können keinen Lebenssinn mehr erkennen.

Der Mensch lebt nicht mehr sein Leben, er verlebt den Rest seines Lebens. Und damit gibt er (weil wir Pfleger ihn zusätzlich hilflos machen) den Diagnosestellern Recht, die sagen, na ja, senile Demenz – irreversibel.

Dort, wo den Steuerzahlern Reinlichkeit und Sauberkeit immer noch zuwenig sind, dort, wo die Steuerzahler eine gewisse Skepsis gegenüber den traditionellen Einrichtungen haben, bedient man sich seit neuester Zeit auch des freien Dienstleisungsgewerbes.

Es ist klar, daß freiberufliche Pflegepersonen, freiberufliche gewerbliche Privatheime das zu Tode pflegen noch forcierter betreiben müssen, um bestehen zu können. Die Privatpfleger und -heime müssen den Alten alle Wünsche von den Augen ablesen, um im Konkurrenzpflegen die besseren zu sein.

Fassen wir zusammen: Der Status der Hilfsbedürftigkeit, der Pflegebedürftigkeit, der Grenzsituation wird vom Laien, vom Steuerzahler bestimmt. Der Patient hat nur Materialcharakter.

Freundliche Ärzte

Wir Steuerzahler *fordern den freundlichen Arzt*. Zu einer schönen Anstalt gehört natürlich nach Meinung der Steuerzahler auch ein lieber, freundlicher Arzt (das Fachwissen ist nicht so wichtig; wer kann das schon kontrollieren. Wichtig ist, er nimmt sich Zeit – für mich).

Wenn man heute, machen Sie die Probe, einen Menschen fragt, wie es seinem Papa im Spital oder im Heim gehe, kann man mit folgender Antwort rechnen:

»Also, ich war gestern auf der Station. Der Papa hat ja so ein Glück. Da ist eine so nette Ärztin, so eine hübsche, kleine Blonde. Wir haben lange miteinander gesprochen. Ich finde sie äußerst nett und auch intelligent. Natürlich ist auch der Oberarzt ein fescher Bursch – man soll gar nicht glauben, daß man, obwohl so jung, schon so tüchtig sein kann!«

Wo Ärzte freundlich sind, da laß' dich ruhig nieder, unfreundliche Ärzte haben kein Fachwissen.

Es ist verständlich, daß sich die Erwartungshaltungen des Volkes und die Erwartungshaltungen der Patienten, nicht immer mit den Erfüllungsmöglichkeiten der Ärzteschaft decken. Druck und Mißverständnisse, unter denen der Arzt leidet, machen sich bemerkbar.

Feststeht, daß auch beim Arzt, beim »Gott in Weiß«, der Druck des Volkes sowie des Patienten eine erhebliche psychische Belastung darstellt, der keiner entkommt.

Fleißige Schwestern

Wir fordern eine fleißige Pflegeperson. Die Pflegeperson ist so gut wie ihre Institution. In einem Volk, einer Institution, in der Warm-satt-sauber-Pflege gefordert wird (und dies zu Recht, wir zahlen ja) stellt die Pflegeperson die adäquate Kraft zur Durchführung dieser Forderungen dar. Sie ist es, die prädestiniert durch ihre Berufs-Ethik, zur Zwangsdurchführung angewiesen werden kann: Gutes Personal muß daher Verwandten und der Öffentlichkeit gegenüber (das sind wieder wir) freundlich, fleißig, höflich, zuvorkommend und aufopfernd sein.
Den Klienten gegenüber haben sie die Pflicht zur Versorgung, Verwahrung, Verwöhnung und Verniedlichung. Dieses Versorgungsprinzip wird durch den Tagesablauf klar umschrieben: 6 Uhr Wecken, 8 Uhr Umbetten, 10 Uhr Frühstück etc., etc., etc.

Putzende Heimhilfen

Wir fordern eine putzende Heimhilfe. Auch im extramuralen Dienst (z.B. Heimhilfen und Gemeindeschwestern) spiegelt sich die Steuerzahlerordnung wider.

Die Heimhilfe oder Gemeindeschwester wird zur »Frau Anni« (das ist ein Alt-Wiener Ausdruck für Putz- und Reinigungspersonal) degradiert. Kleine Haushaltsführung ohne Patient, der sitzt isoliert in einer Ecke seiner Wohnung, ist in. Sterilität der Häferln, des Tisches und der Kästchen samt Innenleben steht im Vordergrund der Versorgung. Es wird nicht der

Klient betreut, sondern sein Hab und Gut. Ich glaube, daß mein Denken: wir pflegen Menschen und nicht Betten, weit entfernt ist von der Praxis. Denn, Kontrollschwestern kontrollieren den Zustand der Wohnung, den Reinlichkeitsgrad der »Bedienerin«. Das Volk will reine Wohnungen, das Volk will reine Klienten, das Volk zahlt, es soll bekommen, was ihm zusteht. Das Ergebnis ist: unglückliche Menschen, aber reine Häuser.

Folgerung

Unglücklicherweise lastet auf dem Personal nicht nur das fordernde Volk der Steuerzahler. Durch die herrschende Ethik gipfelt letztlich das Tun des Pflegepersonals in einer völligen Hilflosigkeit.

Die Historik der Berufsethik

Alles im Leben hat Ursprünge und Quellen, die in der Historie, in den Tatsachen und Problemen einer früheren Zeitepoche zu finden sind, die später überliefert werden. Nach mehreren Generationen weiß keiner mehr wieso und warum dieses oder jenes Ritual übernommen und somit erhalten wurde.

So geht es auch der Berufsethik, dem Charisma der Pflege. Man kann, wenn man Lust und Liebe hat, die Entstehungsgeschichte der Krankenpflege bis zum Mittelalter zurückverfolgen. In eine Zeit also, die mit dem 20. Jahrhundert wohl kaum mehr Ähnlichkeiten aufweisen kann. Trotzdem haben sich ethisch-moralische Wertvorstellungen im Umgang mit Kranken und Ausgestoßenen bis zum heutigen Tag ritualisiert erhalten, obwohl sie mit der heutigen Medizin kollidieren, beziehungsweise oft vom Gegenteil geprägt sind. Überlieferungen, an denen so manches Pflegerherz scheitert.

Machen wir einen kurzen Abstecher in die Vorzeit, suchen wir die Entstehungsspuren des Pflegecharismas.

Als Vorbemerkung muß ich allerdings noch erwähnen, daß sich die Hochkulturen der »Pflegerei« immer in Not- und Krisenzeiten entwikkelten, in Notzeiten, in denen sich die Menschen in Grenzsituationen befanden, aus denen man sie befreien mußte.

Krankenpflege erinnert mich so gesehen sehr stark an Soziallehren. In Zeiten der Not werden beide gebraucht. Dies verlangt das Volk. Wenn es den Menschen wieder besser geht, es keine Aussätzigen oder Pestkranken mehr gibt, sind die Pflege-Hochkulturen dahin.

Damit ist doch eine gewisse Perversität unseres Berufsstandes eng verknüpft, denn erst, wenn es keine Kranken gibt, kann von guter Medizin gesprochen werden. Erst wenn es keine Gesundheitsberufe mehr gibt, wenn wir uns also selbst weggeheilt haben, ist alles o. k.

Grenz-Situationen

Wie auch immer, es steht fest, daß Pflegepersonen in Grenzsituationen der Menschen Einsatz und Arbeit finden. Grenzsituationen sind jene Zustände und Vorgänge, die das Volk, der normale Mensch, nicht erträgt.

Angst, Unsicherheit, Schuld, Krankheit und Tod sind wesentliche solcher Grenzsituationen. In solchen (siehe Karl Jaspers) werden alle Kleinigkeiten und Banalitäten der Welt in den Hintergrund rücken, die Alltagssorgen nicht mehr wirklich ernstlich sein. In Grenzsituationen wird der Mensch mit dem Gefühl des Mitleids, des Ärgers, der Angst und der

Hilflosigkeit reagieren. Diese Situation wird vom »normalen« Menschen nicht lange ertragen. So sucht er Hilfe bei Menschen, die sich für ihn opfern, aufopfern sollen.

So wurden ursprünglich im Zeitalter der Pest – diese kann man leicht als Grenzsituation erkennen – aufopferungswillige Pflegepersonen gesucht und gefunden. Das Problem lag nur darin, daß Betreuer von Ausgestoßenen früher oder später ebenfalls das Charisma des Ausgestoßenen erhielten. Patient und Betreuer wurden vor die Stadt verlagert, Patient und Betreuer wurden mit gleichem Unterton behandelt.

Das ist bis heute noch so. Ich weiß und verspüre es täglich am eigenen Leibe, daß ich Altenbetreuer bin, also eine Randgruppe betreue, die keiner will. Das gleiche Gefühl der Minderwertigkeit wie mein Patient habe auch ich. Wer braucht schon Alte? Da ist eine Chirurgieschwester schon etwas anderes, besseres!

Das unter Grenzsituationen leidende Volk entzieht sich durch Spenden und Steuern seiner »Aussätzigen« und überträgt die Aufgaben an bezahlte Profis. Die Pflegenden bekommen das Charisma Grenzcharakter zu haben und werden somit zu Ausgestoßenen unter Ausgestoßenen. So ist es leicht zu verstehen, daß im Zeitalter der Pest, der Kreuzzüge, der Infektionskrankheiten, der Irren und heute der alten Menschen, die Krankenpflege Hochblüte hatte und hat. Natürlich haben auch der Tod und das Begräbnis Grenzcharakter und wurden schon im Mittelalter Ordenspflegern und Krankenpflegern übertragen.

So ist es, glaube ich, auch verständlich, daß im Mittelalter nicht weltliche Pflegepersonen um Lohn pflegten, sondern daß die Grundethik aus religiösen Motiven (im Namen Christi) entstanden ist. Ich glaube, daß hier besonders die Grundregeln der Franziskaner zum Verständnis beitragen.

Ordensregeln:
Diese im Volke stehenden Bettler lebten nach dem Neuen Testament, das sie zu Aposteln Christi machte.
Ihr Bettlerleben im Schmutz ihrer Städte ist stillschweigend inbegriffen in das Heilige, das heißt, sie leben in Armut als quasi mystischen Ausdruck der Nachfolge Christi.
Ihre große Berufung, ihr Charisma, hat sich langsam zum Dienst an den Verstoßenen, den Pestopfern und den Irrsinnigen entwickelt.
Sie brachten ihnen anstatt der Sakramente den Glauben und die Krankenpflege ans Bett.

Pflege aus Nächstenliebe

Die historische Pflege ist also Nächstenliebe, Aufopferung, Leistung niederer Dienste am Menschen, Berufung sowie Weltabsage und *Dienen*. Dienen nicht nur am Einzelmenschen, sondern auch an der Institution.

Wie man erkennt, stehen nicht Fachwissen, Ausbildung und Fortbildung im Vordergrund der Handlungen, sondern tief sitzende Emotionalität. Die ritualisierte Forderung dieser Grundprinzipien ist somit veraltet und führt bei genauerer Betrachtung zur Frustration und Fehlbetreuung des Patienten.

Geschichtliches

Im Spätmittelalter bildeten sich diverse Laienbewegungen, die den mittleren Weg (Via media) gingen und freiwillig (Willige Arme) Menschen betreuten. Es waren Laienvereine, die Orden werden wollten, aber gleichzeitig sehr reaktionär reagierten. Reaktionäre, die sich gegen die Mißbräuche der Kirche, insbesondere gegen die Säkularisierung der Geistlichen eingesetzt haben. Diese Laien wollten nicht weniger Religion, sondern mehr von der »rechten Art«.

Das heißt, daß schon im Anschluß an die Kreuzritterzüge männliche Krankenpfleger durch die Gassen zogen, um Kranke zu pflegen, um sich um Menschen zu kümmern, die keiner wollte. Es waren Menschen, die ihr Leben der Armut und dem Dienst am Nächsten weihten.

Die Betreuung der Pestopfer, die Betreuung von Untermenschen konnte nur von Menschen geleistet werden, die aus religiösen Motiven handelten und nicht aus sozialen oder wirtschaftlichen Überlegungen heraus tätig wurden.

Es ist dabei interessant, daß es eben die extramurale Gemeindepflege, allerdings im Namen Christi, schon um das 15. Jahrhundert gab. Manche Orden haben nämlich keine Spitäler gebaut, so daß sie die Kranken in ihren eigenen Häusern pflegten und verpflegten.

Natürlich schloß die damalige Krankenpflege (die ja sehr emotional war; das Fachwissen kam im 15. Jahrhundert sicher zu kurz) auch die Vorbereitung zur Beerdigung und die Beerdigung selbst mit ein. Es ist auch verständlich, daß christliche Menschen von etwas leben mußten, so daß Leichenbegängnisse zu einer bedeutenden Einnahmequelle wurden. Auch heute noch gibt es die Überlegung, daß in der ganzheitlichen Pflege Sterbehilfe zur Krankenpflege gehört.

Auf alle Fälle lernten die Städter den Wert der Pflege, den Wert der Totenbestattung zu schätzen und übertrugen diese schwere Last, die keiner ausüben wollte, den seelischen und körperlichen Pflegeberufen.

Lange Zeit war auch die traditionelle Zweiteilung in Kleriker und Laien tragend. Nur Laien (auch heute noch nicht bestätigte Orden) dienten, wobei das Wort dienen oder Dienst ursprünglich von Diakonie, bezogen auf eine Person, die bei Tisch diente, abzuleiten ist.

Dienst als Ableitung im heutigen Sprachgebrauch ist aber dienen am ganzen Volk und somit nicht nur auf einen Patienten zu beziehen, sondern auf die Menschheit, auf die Institution, den Träger:

Wir versehen Dienst am Patienten.
Wir versehen Dienst an der Institution.
Wir versehen Dienst am Volk.

Dieser Dienst wird auch heute noch von der Zweiteilung der Dienste, demnach von Klerikern und Laien bzw. von Ärzten und Pflegern getragen. Genau besehen gibt es aber keine verschiedenen Dienste. Es sind nur zwei Formen ein- und desselben Dienstes.

Nach der Pest – und diese stand als Grenzsituation lange Zeit im Vordergrund – übernahmen meistens Klosterbrüder und -schwestern die psychosozialen Aufgaben. Sie betreuten zurückgekehrte Kreuzfahrer im Sinne der »via apostolica« (als Diener Gottes).

Andere Ausgestoßene waren Infektionskranke. Also wieder Menschen, die im Volk nicht gehalten werden konnten. Wieder waren, wie immer in der Geschichte, ausgestoßene Kranke und »ausgestoßene« Pflegepersonen zusammen, wieder mußte das Charisma der schon bestehenden »via caritativa« (im Namen Christi) herhalten. Auch Obdachlose und Verarmte wurden bereits als Grenzsituations-Menschen am Tisch des heiligen Geistes (Tisch der Obdachlosen) versorgt.

Nach dem Aussterben der Infektionskrankheiten bot sich als neue Ausgestoßenen-Gruppe, die Gruppe der Geisteskranken an. Diese wurden zunächst auf Narrenschiffen durch die Gegend gefahren, um ihren Geist wiederzufinden. In späterer Zeit gab es dann Narrentürme und -häuser. Auch hier ist die Begräbnisleistung der Orden sehr eng mit der Betreuung der Geisteskranken verbunden. Beide, die wirklich Toten und die Geisteskranken sind sinnbildlich »nicht mehr in unserer Welt«.

Die Einnahmequellen für die Orden waren demnach außer durch Betteln und von Begräbnissen durch das zur Schaustellen der Geisteskranken gesichert. Das Irrenhaus wurde zur volkstümlichen Belustigung. Trotz der Tatsache, daß viele Brüder ihre Arbeit als Einnahmequelle betrachteten, bewahrte sie ihr spezifisches Charisma davor, nur bezahlte Sozialarbeiter oder Leichenbestatter zu sein. Sie bewahrten also ihr spezifisches Charisma, Nächstenliebe, Aufopferung, Berufung und Weltentsagung, als sich selbst aufopfernde Arme und Diener der Institution Kirche einst und jetzt.

Wertvorstellungen

Dieses spezifische Charisma ist auch bei der Entstehung der weltlich ausgerichteten Pflegepersonen eingeflossen und sollte ursprünglich die berufsethischen Momente tragen. So daß auch heute, durch Überlieferungen bedingt (Trägerabhängig), weltliche Pflegepersonen zumindest ethisch-moralisch der Welt »entsagen« und sich zu den freiwilligen Armen bekennen müßten.

Nun haben wir weltlichen Pfleger es natürlich nie ganz geschafft, uns voll mit den religiösen Motiven zu identifizieren, so daß wir auf die Ersatzhandlungen der positiven Fremdwertgefühle zurückgreifen mußten, um den Forderungen standhalten zu können.

Sie wissen, daß psychologisch gesehen, positive Fremdwertgefühle notwendige Sensibilisierungsprozesse sind, die wir von unserer Mutter erlernen und in derselben Weise an unsere Nächsten weiter geben.

Nun ist aber in der abendländischen Kultur Mutterliebe und der Liebesbegriff schlechthin stark mit dem Terminus »bemuttern« verknüpft. Mutterliebe bedeutet versorgen, umhegen, also eine falsche Vorstellung von Güte. Auch bei den positiven Fremdwertgefühlen ist das sich Aufopfern für den anderen (das Kind) sehr stark vorhanden und dominant. Nur sind es hier nicht religiöse, karitative Haltungen, sondern weibliche Grundbedürfnisse, besser gesagt, Vorzüge, die man einmal als besonders weiblich ansah.

Hier lobe ich mir doch die religiöse Berufsethik, die kein sofortiges Retourgeben an positivem Fremdwertgefühl erwartet, oder noch mehr die abendländische Vaterliebe.

Vaterliebe ist kein Geschenk, Mutterliebe hingegen ist geschenkt. Ob nun die Tochter brav ist oder nicht, sie bekommt sie (manchmal auch als »schlechtes Gewissen«).

Diese Vorgänge, Gefühle sind vorwiegend im abendländischen Bereich zu finden und wirken sich wesentlich negativer in der Betreuung unserer Patienten aus als Wertvorstellungen in anderen Kulturräumen.

Der *Inder*: In Indien liegt die Humanität darin, daß sich Leute selbst finden. Sie vervollkommnen ihr eigenes Ich und lassen damit wenigstens die anderen Menschen zufrieden. Hier kann man gewisse Parallelen zu KIRSCHNERS Lebensschule finden.

Der *Brahmane* läßt zum Beispiel, in Gott versunken, seinen Nachbarn ohne ein schlechtes Gewissen zu haben verhungern und denkt sich nichts dabei.

Der *Eskimo* überlebte sein hartes Los nur dadurch, daß er sich allen sozialen Belastungen entzog.

Dem *Chinesen* würde es komisch erscheinen, wenn ein anderer Chinese ins Wasser springt und um Hilfe schreien würde oder wenn gar einer auf die Idee käme, dem Ertrinkenden nachzuspringen, um ihm zu helfen.

Das heißt eigentlich, daß sich jeder unter Humanität, unter Mensch-lich-sein, etwas ganz anderes vorstellt. Das heißt aber auch, daß wir im europäischen Bereich mit der Mutterliebe, mit dem sogenannten Mit-leid keine weiten Sprünge machen werden, wenn wir aktivierende Pflege betreiben wollen.

Der Klerus und die Pflegeorden haben in der Pestzeit viel besser Ausbildung, Status und religiöse Motive vereinigt. Die weltlichen Pflegepersonen und ihre Führer scheitern, haben die Einheit jetzt noch nicht gefunden.

Ordensleute haben Berufscharisma, müssen es nicht vorspielen. Sie sind auch für neue Therapieformen wesentlich zugänglicher als weltliche Organisationen.

Gehen wir wieder in die Welt des normalen Bürgers zurück, zu den Pflegepersonen, die durch die moralisch-ethische Belastung sehr stark in ihrem Tun beeinträchtigt werden. Pflegepersonen werden heute durch eine nicht geringe Anzahl von Forderungen buchstäblich gedrückt bis erdrückt:

1. Bezahlt durch den Steuerzahler stellvertretend für die Gesellschaft Pflege zu erbringen.
2. Den Patienten human und optimal zu pflegen.
3. Die Norm einer jahrhundertealten Berufsethik zu berücksichtigen

Und alle diese Belastungen, die die Pflege fordern, sind mit der modernen Geriatrie und Gerontologie nicht mehr in Einklang zu bringen, so daß sich die Belastung der falschen Ausbildung, der unaufgeschlossenen Vorgesetzten und der Institution dazu gesellen.

Dabei geht es Pflegepersonen ohne Fortbildung noch gut, denn diese haben gegenüber der ritualisierten Pflege keine Bedenken, haben von »aktivierender Pflege« noch nie etwas gehört. Leute mit Fortbildung jedoch stecken im Dilemma der Tatsache, daß sich Praxis mit Theorie nicht deckt. Leute mit Fortbildung wissen, daß sie statt zu Tode pflegen, re-aktivieren sollten. Dieser Gesamteindruck und die dazu gehörenden Mißverständnisse zwischen Theorie und Praxis führen schließlich und endlich zu kranken Schwestern – statt zu Krankenschwestern, – zum Auftreten des Burnout-Syndroms und damit zum Ende einer mit viel Elan, Freude und Befriedigung verbundenen Berufslaufbahn.

Burnout-Syndrom

In der Krankenpflege kommt es bedingt durch Kumulationen mehrerer Punkte zur Resignation und Frustration der Pflegeperson, was schließlich und endlich mit einer körperlichen Erkrankung und Pension endet.

Der Druck der Öffentlichkeit kumuliert mit dem Seligman'schen Prinzip, das ich hier kurz anreißen möchte:

Das von Seligman beschriebene Gesetz besagt, daß es immer dann, wenn es kein System gibt, aber Aktivitäten verlangt werden, zum Entstehen einer »erlernten Hilflosigkeit« kommt. Indem die althergebrachte geriatrische Pflege kein vorgegebenes Pflegesystem, Pflegeschema aufweist, wird Pflege zu einem schon des öfteren in diesem Buch erwähnten diffusen Allerlei, das zur Verunsicherung der Pflegekräfte führt.

Wenn man schon ohne System *werkelt* (viel arbeitet), dann möchte man doch wenigstens Lob einheimsen. Aber auch dieses bekommt man nur mangelhaft. Man weiß doch, daß Orden, Auszeichnungen und mündliches Lob nur für kurze Zeit Befriedigung bieten können. Mehr als Lob würde die eigene Zufriedenheit zählen, aber woher nehmen, wenn nicht stehlen; so ist es verständlich, daß verschiedene Leute gezwungen sind ihr Lob, da es nicht von ihrer Dienststelle zu holen ist, durch Ersatzhandlungen (Eigenheim bauen, Pfusch, Fremdgehen, Hobbys fröhnen) zu konsumieren.

Auch hierbei hat es die Gemeinschaft der Ordensbrüder um einiges leichter. Sie bekommen ihr Lob, ihre Anerkennung im ewigen Leben, aber wir?

Zusammenfassend kann man sagen, Pflegepersonen bekommen ihre Grundbedürfnisse im Sinne von selbständigem Arbeiten nicht gestillt. Dies führt zur Herabsetzung der eigenen Wertschätzung und des Ich-Bewußtseins, so daß ein schlechtes Betriebsklima, eine unfreundliche Arbeitsatmosphäre übrig bleiben. Diese andauernde berufliche Kränkung führt schließlich und endlich auch bei zunächst gut motivierten Pflegepersonen zum Ausgebranntsein ihrer Psyche.

Dr. Christiana Maslach, Berkeley, Kalifornien hat die Auswirkungen und Mechanismen des sogenannten Burnout Syndroms bei Menschen, die in der Gesundheitspflege (vorwiegend Geriatrie und Psychiatrie) tätig sind, so beschrieben.

Erste Phase

Im Idealfall behalten die Helfer ihre Objektivität und innere Distanz, ohne ihre Beziehung zu den Menschen zu verlieren, mit denen sie arbeiten. Aber dieses ausgewogene Maß, das wir als objektive Teilnahme bezeichnen wollen, ist oft schwer zu finden. Die meisten sind unvorbereitet und ungeübt darin, Wege zu sehen und zu gehen, die dahin führen, daß man imstande ist, diese kleine innere Distanz zu wahren, ohne die Teilnahme zu verlieren.

Andererseits ist es aber sehr leicht, zu Formen der Distanzierung zu greifen, die sowohl den Patienten verletzen als auch uns selbst schaden. Einige dieser »Holzwege« liegen auf der Hand, zum Beispiel möglichst wenig Zeit mit den Patienten zu verbringen. Sie wissen alle, daß Nachtkasterlpflege leichter ist, als eine Unterhaltung mit den Patienten zu führen. Sie wissen auch, daß Zettelvisiten und im Team »über den Patienten reden« leichter sind, als »mit dem Patienten zu reden«. Wir wissen es alle.

Andere Loslösungen sind eher versteckt, aber nicht weniger wirksam: Etwas, das bei uns häufig zu beobachten ist, ist die Reduktion des Patienten auf seine Krankheit, so daß aus einem konkreten Menschen ein »Herzfall« wird. Dies ist so häufig, daß es durchaus nicht immer mit Burnout zu tun haben muß, aber es verleitet dazu, von Patienten als Objekten zu denken und kann wohl kaum etwas mit der sogenannten ganzheitlichen Pflege zu tun haben.

Eine andere Möglichkeit besteht darin, sich genau nach medizinischer und psychologischer Literatur zu richten. So findet man heraus, daß ein Klient zum Typ A, B oder C gehört und weiß dann genau, wie man ihn zu behandeln hat. Ich darf Sie hier wieder an den typischen negativen Halo-Effekt des Typs »senile Demenz« erinnern, der auf den Vorseiten Erwähnung fand.

Auf diese Art und Weise spart man scheinbar viel Energie. Der Patient wird zum pathologischen Begriff.

Humor und Lachen wird auch oft als Hilfsmittel empfohlen. Es ist klar, daß Lachen sehr dazu beitragen kann, Spannungen zu lösen und oft tun wir es in Situationen, wo alle anderen Alternativen fehlen und eigentlich nur das Weinen bleibt. Doch es gibt Unterschiede. Zum Beispiel das Lachen über die Schwäche oder Krankheit von jemandem. Hier ist Lachen sicher nicht angebracht. Wie groß die Spannung in unserem Beruf sein kann, zeigt sich darin, daß wir bei medizinischen Witzen, die ja häufig weder fein noch besonders komisch sind, oft wider Willen lachen müssen. Lachen entsteht eben meist nicht aus dem Bewußtsein und stellt im Falle der Medizinerwitze wahrscheinlich einen Versuch dar, sich von deren Inhalten zu distanzieren. Weiter glaube ich auch, daß wir nach acht oder mehr Stunden Distanz zu uns selbst nicht sofort wieder ganz bei uns sind, wenn wir das Krankenhaus verlassen. So kann es leicht geschehen, daß emotionale Distanz, wenn sie als der einzige Weg erscheint mit Patienten umzugehen, auch unser Verhältnis zu Freunden und Angehörigen bestimmt.

Andererseits, wie steht es mit den Folgen zu starker seelischer Teilnahme? Wo sind die Angelpunkte der Burnout Situation? Wo gilt es wachsam zu sein? In der ersten Phase hat man das Gefühl einer seelischen Erschöpfung.

Das beginnt schon am Morgen mit einer fast unüberwindlichen Schläfrigkeit an jenen Tagen, an denen man zur Arbeit gehen muß. Zusammen mit dieser seelischen Erschöpfung entsteht in Wechselwirkung ebenso eine körperliche Erschöpfung. Man schläft schlecht, hat häufig Kopfschmerzen, neigt zu Erkältungen und ist überhaupt anfällig für Erkrankungen jeder Art.

Zweite Phase

In der zweiten Phase entwickelt sich dann jene distanzierende leicht zynische Verhaltensweise anderen Menschen gegenüber, den Patienten im allgemeinen oder auch stellvertretend gegenüber einem bestimmten Patienten. Zugleich geschieht noch etwas: Die entstehenden negativen Gefühle gelten nicht nur den anderen Menschen, sondern auch sich selbst, sozusagen als Strafe dafür, daß man *so* fühlt. Man schämt sich seiner selbst, lehnt sich ab und mehr und mehr zieht man sich in ein Schneckenhaus zurück. Man tut gerade noch das, was unbedingt sein muß, um die Arbeitswoche hinter sich zu bringen.

Manchmal allerdings, eher selten kommt es zu einem dritten Stadium des Burnout, einem totalen Widerwillen gegen alles, alle und jeden, einschließlich sich selbst.

Lösungsversuche

Nun, wer sich erkannt hat, wer sich bei der Symptomaufzählung angesprochen gefühlt hat, sollte so schnell wie möglich etwas dagegen tun. Ich brauche, glaube ich, nicht zu erwähnen, daß ein geeignetes Abschaltprogramm, ein ausgewogenes Freizeitprogramm als Problemlöser wichtig ist (siehe auch: Soziale Berufe, »Bergsteigen – mehr als ein Zeitvertreib«, Heft 3/85, E. Böhm).

Ich brauche auch, glaube ich, nicht zu erwähnen, daß gerade wir auf unsere psychische und somatische Gesundheit besonders zu achten haben. Ich glaube auch, daß es mit einem Stellungswechsel allein nicht getan ist, so daß ich als Patentrezept eher meine eigenen Erfahrungswerte anbieten möchte.

Aufwertung der menschlichen Rolle

Gerade unser Pflegeschema (Aktivierende Pflege) in der jede Schwester, jeder Pfleger für den Erfolg seines Patienten verantwortlich ist, führt beim Personal zur Hebung des Selbstwertgefühls. Das heißt, daß gerade das Warum und Wozu pflege ich, von enormer Bedeutung ist. Es steht nun einmal fest, daß Treue, Arbeitslust und Hingabe zum Beruf eher durch Aufwertung des Selbstbewußtseins und durch die Aufwertung der Rolle als durch die Erhöhung des Gehalts zu erlangen und zu erhalten sind. Auch die Vergrößerung der Verantwortlichkeit bedeutet für einen Menschen höchste Anerkennung. So führen wir unsere Tätigkeit nicht in multiprofessionellen Arbeitsgruppen, sondern als Einzelarbeitsleistung (bedingt durch die Ausbildung in somatischer Krankenpflege nur Krankenpflegepersonen möglich) durch. Wobei am Rande erwähnt werden muß, daß Einsatzfreude weit vor dem Fachwissen zu stehen kommt.

Pflegestrategien führen zur Sicherheit

Das Chaos der diffusen Betreuung muß einem geeigneten Schema weichen. Wir dürfen nicht vergessen, daß gerade durch die Einführung der Reformen in Psychiatrie und Geriatrie das dazugehörige Personal ein neues Standesbewußtsein, eine neue Betreuungsform und eine *neue Berufsethik* zur Durchführung ihrer gezielten Aufgaben benötigt. Ein Schema wie wir es in Wien schufen, gibt nicht nur dem Personal Sicherheit und bekämpft damit das Burnout-Syndrom, vielmehr hilft es auch noch Kostenexplosionen in Spitälern zu verhindern. Meine *Neuorientierung der geriatrisch-psychiatrischen Krankenpflege* ist ein Zurück zur Krankenpflege, ist die Schaffung eines wissenschaftlichen Status unseres Tuns.

Erst im Nachhinein, wenn unsere Kollegengruppe die Reversibilität der Störungen der Patienten ausstrahlt, wird sich das Gewicht Volk – Institution ändern und uns den Weg für eine andere Berufsethik (nicht nur emotional betreuen, sondern auch fachlich) freigeben.

Erst so kann es uns gelingen, Altersklischees schon in den Anfängen abzuwehren, schon im Kindergarten umzuprägen.

Der Pflegeprozeß

Bedürnispflege bei biologischem Abbau

Der heutige Mensch hat seine Bedürfnisse erstens zu hoch gestellt und zweitens auf den Staat ausgerichtet eingestellt. Das heißt, der Staat versucht, den Menschen (Patienten) glücklich zu machen. (Von nur gesund war keine Rede). Das Phänomen des zu Tode pflegens der Bevölkerung wurde von der Krankenpflege übernommen und institutionalisiert.

Gerade aber diese Aufgabe erfordert, daß wir die Menschen kennen, daß wir seelische Prägung differenzieren lernen, daß die Individualität der Klienten berücksichtigt werden muß.

Die Pflegepersonen haben zu lernen, sich die Bedürfnisse zur Lebenszufriedenheit (wobei jeder Mensch nur für seine eigene Lebenszufriedenheit zuständig ist) so unterschiedlich zu gestalten, wie es die Gesichter dieser Menschen auch sind.

Wer bestimmt denn, was eigentlich ein Bedürfnis ist? Ich meine, daß Bedürfnisse Prägungsfragen sind und demnach das Personal selbst für die Bedürfnispflege, die von mir kreierte Pflegediagnose zu erlernen hat.

Ich darf hier einige spontan herausgegriffene Beispiele in den Raum stellen, die in aller Deutlichkeit den richtigen aber auch den verkehrten Weg einer aktivierenden Pflege wiedergeben sollen.

- Unterschiede nach Prägung

  1. Bedürfnis nach Bewegung
  hypomanischer Typ – melancholischer Typ

  2. Bedürfnis nach Lebenszufriedenheit
  Unterstandsloser Penner – Mittelschicht mit Sommersitz

  3. Bedürfnis nach emotionaler Bindung
  der sich selbst isolierende Mensch (Walk-Man) – neurotischer Nachholbedarf

  4) Nahrungsbedürfnis
  die »Naschkatze« – Menschen mit zerebraler Atrophie, die nicht wissen, ob sie Hunger haben oder nicht

  5) Bedürfnis nach Reinlichkeit
  hysterischer Putzfimmel – Bergbauer

Bedürfnispflege bei pathologischem Abbauprozeß

Wenn wir schon bei der Krankenpflege mit normalen Menschen und ihren seelischen Problemen und Prägungen nicht zurechtkommen, wie sieht dies erst bei pathologischen Abbauprozessen aus?

Wenn wir davon ausgehen, daß es eben Menschen mit einer zerebralen Demenz gibt (Alzheimer etc.), stellt sich wohl erst recht die Frage, wer die Bedürfnisse dieser Menschen wahrnehmen und wie man dies tun könnte.

Ich gehe dabei von der Tatsache aus, daß die geistigen Veränderungen eine Krankheits- und eine Therapieuneinsichtigkeit mit sich bringen können und damit ein normales Gespräch im Erwachsenen-Ich lähmen.

Ist es denn richtig, daß sich der 20jährige Betreuer herausnimmt, die Bedürfnisse seines entmündigten Klienten aufgrund seiner Emotionalität zu entscheiden?

Mit diesen zwei Beispielen, aber vor allem mit der Zerlegung des Wortes »Bedürfnis-Pflege« wollte ich klar machen, daß ein Pflegeprozeß nur aufgrund einer pflegerischen Diagnose einigen Maßnahmen der Praxis gerecht werden können. Dies erfordert aber, daß auch in den Pflegeschulen unsere bisher gesammelten Daten aus der historischen und singulären Biographie zu lehren sind. Daß Pflegepersonen umdenken lernen, aber vor allem wieder arbeiten müssen.

Arbeiten im Sinne eines Schemas, einer Regel, die im Endresultat dann erst eine Erfolgs-Rückmeldung unseres Tuns zuläßt, daß Krankenpflege einer »Ordnung« bedarf.

Meine Begriff der aktivierenden Pflege

Schon unter dem Begriff »aktivierende Pflege« stellt sich jeder Mitarbeiter für sich selbst zugeschnitten etwas anderes vor. Es ist klar, daß dann als Endresultat auch für jeden etwas anderes herauskommt. Ich möchte dies mit einem Zitat aus der Zeitschrift »Der Pfleger – die Schwester« begründen. »Aktivierende Pflege ist keine Technik, sondern ein Ziel. Pflege soll die Aktivität der Bewohner fördern und diese nicht durch gutgemeinte Hilfsmaßnahmen überflüssig werden lassen« (Lehr 1983).

Die aktivierende Pflege wird heute als Ziel in Fachkreisen anerkannt. Das heißt jedoch nicht, daß auch überwiegend aktivierend gepflegt wird.

Ich kann mich dieser Ideologie nur teilweise anschließen, da es uns ja gelungen ist, »aktivierende Pflege als Maßnahme« mit verschiedenen Einzelzielen zu kreieren. Ich bin heute der Ansicht, daß der philosophische Anteil, also aktivierende Pflege als Ziel, von mir als »Helfen mit der Hand in der Hosentasche« bezeichnet wird und nur für biologische (kalendarische) Abbauprozesse zu betrachten ist. Also als Maßnahme (um eine Regression oder einen Hospitalismus zu verhindern) zu sehen ist.

Die aktivierende Pflege ist eine Technik, die wir als re-aktivierende Pflege nach der Biographie des Patienten und als Reizanflutungsmaßnahme verstehen.

Das Pflegeprozeßmodell

Die Innovation der Krankenpflege durch das Pflegeprozeßmodell

In der traditionellen Krankenpflege stützt sich die Arbeit des Krankenpflegepersonals überwiegend auf die medizinische Diagnose als Grundlage jeglicher pflegerischen Tätigkeit. Die Pflegetätigkeit beruhte zu einem Teil auf Erfahrung, zum anderen Teil hatte die Pflege sehr starken intuitiven Charakter, der auch vom normalen Hausverstand unserer Kollegenschaft abhing. (Siehe Hausverstand 80jähriger Brotarbeiter und 80jähriger Mundarbeiter).

Es stellte sich allerdings heraus, daß durch die medizinische Diagnose die *individuellen Pflegebedürfnisse* des Patienten nur sehr verkürzt und unvollständig erfaßt werden konnten, so daß die Erstellung einer *Pflegediagnose* unabdingbar wurde.

Auch noch so umfassende pflegerische Erfahrung als vorrangige Handlungsgrundlage erweisen sich als nur begrenzt tauglich. Situationen, die nicht durch Vorerfahrungen abgedeckt waren (alter Pfleger mit viel Lebenserfahrung) führten häufig zur Ratlosigkeit und Überforderung.

Zudem wurde den individuellen Bedürfnissen des Patienten durch stereotype Problemlösungsmechanismen nur unzureichend Rechnung getragen. Auch die Intuition als ausschließliche Grundlage pflegerischer Tätigkeit wird den Erfordernissen der Praxis nicht gerecht.

Intuition äußert sich in Mitteilungen wie:
»Ich habe das Gefühl, daß es mit Frau X ziemlich bergab geht. Sie läßt sich einfach zu sehr hängen. Ich glaube, die muß man mal etwas härter anpakken.«

Subjektive Eindrücke und Einschätzungen sind nach wie vor ein wesentlicher Bestandteil der Erfassung und Beurteilung der Situation des Patienten. Diese dürfen allerdings nicht zur alleinigen Quelle einer *Informationssammlung* werden, da die Gefahr einer Verfälschung der Daten durch die subjektive Person des Pflegenden bzw. auf die Pfleger Patienten Interaktion zurückzuführende Faktoren sehr groß ist.

Ein großer Nachteil des traditionellen Pflegekonzeptes ist auch in der fehlenden bzw. mangelnden Pflegedokumentation zu sehen, die sich vorwiegend im somatischen Bereich abspielt. Es ist nicht genug, die Dokumentation auf Vitalwerte und Laboruntersuchungen zu beschränken, oder sich im Pflegebericht Erlebnisse (die mit dem Patienten besprochen wurden) von der Seele zu schreiben. Das führt häufig zu Konzeptions- und Strukturlosigkeit in der Krankenpflege.

Eine Weitergabe von Erfahrungen und Informationen innerhalb der eigenen Berufsgruppe sowie auf interdisziplinärer Ebene ist damit nur schwer möglich.

Eine »gemeinsame Sprache« (Pflegeprozeßmodell) wäre für mich hierbei sehr hilfreich, da dadurch individuelle Erfahrung strukturiert, objektiviert und somit übertragbar wird. Meiner Ansicht nach kann das Pflegeprozeßmodell diese gemeinsame Sprache schaffen.

Mit diesem Modell wird dem Pflegepersonal ein Instrument in die Hand gegeben, das für die Planung, Durchführung, Bewertung und Dokumentation der Pflege von großem Nutzen ist und außerdem die Kommunikation innerhalb des multiprofessionellen Teams ermöglicht bzw. verbessert. Ein weiterer Vorteil der Arbeit nach dem Pflegeprozeß liegt in der Tatsache, daß dieses Modell geeignet ist, das Selbstverständnis der Krankenpflege positiv zu beeinflussen.

Häufig haben sich die Angehörigen der Pflegeberufe die allgemeine Einschätzung zu eigen gemacht, daß ihre Arbeit im Vergleich zu anderen Disziplinen weniger qualifiziert und vorzeigbar sei (zwei kräftige Arme und ein gutes Herz als Kernstück der Eignung zur Krankenpflege).

Der Pflegeprozeß mit Struktur kann dazu beitragen, daß sich das Selbstverständnis der Krankenpflege positiv verändert und sich aus diesem veränderten Selbstverständnis ein *Selbstbewußtsein* entwickelt. Die Pflegetätigkeit wird durch den Pflegeprozeß sowohl für den Pflegenden selbst, als auch für die anderen Berufsgruppen transparenter. Aus einer medizinischen Handlangertätigkeit wird eine eigenständige Disziplin.

In der geriatrischen Arbeit mit verwirrten, paranoiden, etc. Patienten ist eine exakte Strukturierung der Arbeit und ein klar definiertes Handlungsmuster, wie es das Pflegeprozeßmodell bieten kann, von besonderer Wichtigkeit, da sonst leicht die Situation entsteht, daß die Verwirrten die Verwirrten verwirren.

Diese Situation wird dann heraufbeschworen, wenn die Pflegetätigkeit hauptsächlich auf subjektive Eindrücke und Intuition beruht. Ein qualifiziertes, den Erfordernissen des Einzelfalls gerechtwerdenes Handeln ist dadurch nicht möglich. Die psychisch-intuitive Pflege in der Geriatrie ist in besonderem Maße emotionsgeladen und -gesteuert und macht eine Objektivierung notwendig.

Nach meinen nun 20jährigen Erfahrungen hat sich der Pflegeprozeß aus vier verschiedenen (eigentlich fünf, wenn man die ärztliche Diagnose mitrechnet) Pflegehandlungen zu einer Pflegediagnose summiert.

Erst nach der sog. Pflegediagnose sind pflegerische Maßnahmen (Impulse) möglich, die uns ein Ziel (z. B. die Re-aktivierung, die Re-habilitierung oder die Symptomverminderung) auf der Abteilung gewährleisten können.

Die Pflegeerhebung, der Pflegeprozeß und die pflegerischen Ziele sind in Eigenständigkeit durch die Fachgruppe Krankenpflege zu erfüllen und wie wir bewiesen haben, auch erfüllbar geworden.

Pflegehandlungen, die auch aus der Pflegedokumentation sichtbar werden müssen, setzen sich aus

- ärztlicher Diagnose
- Pflegeanamnese (Kontakgespräch)
- Patienten-Status (som., psych. u. soz.) auf der Abteilung
- differentialdiagnostischer Ausgang
- Biographie des Patienten zusammen.

Erst nach der Erhebung dieser Informationen ist ein Gesamtbild eines Menschen (teilweise) möglich, ist eine Bedarfs-Diagnose erhebbar. An diese Bedürfnisdiagnose-Verbesserung (wir bessern nicht die Befunde sondern das Befinden) schließen sich die pflegerischen Maßnahmen an:

- symptomspezifisches Verhalten bei biol. Abbau
- symptomspezifisches Verhalten bei pathol. Abbau, includiert akute zerebrale Dekompensation
- Re-Aktivierungsmaßnahmen an Hand der Biographie und
- Spitex-Anteil der Übergangspflege

Ich möchte gleich betonen, daß ich den formellen Inhalt der pflegerischen Maßnahmen nicht beschreibe, da diese ja durch meine Publikationen hinlänglich bekannt sein müßten. Ich möchte mich bei diesem Artikel nur mit den pflegepolitischen Auswirkungen, also auch mit der Pflege-Diagnose beschäftigen.

Ärztliche Diagnose

Wie schon erwähnt, nehme ich die ärztlich-medizinische Diagnose zur Kenntnis, um Verschlechterungen des somatischen Zustandsbildes zu verhindern. Das heißt: es ist klar, daß in dieser Hinsicht das Pflegepersonal weisungsgebunden und beobachtungsgebunden (Symptomvermittlung) als verlängerter Arm des Arztes tätig wird. Ich lehne mich gegen diese uns übertragene Aufgabe nicht auf. (Ich will nur daran erinnern, daß wir in unserem Hauptaufgabengebiet der Grundpflege und therapeutischen Pflege nicht dem Arzt unterstehen, daher selbst kreativ werden können).

Pflegeanamnese, Informationssammlung (Kontaktgespräch)

Beim Erstkontakt mit dem Patienten ist es nicht unwichtig, wo und auf welche Weise diese Kontaktaufnahme stattfindet. In der ambulanten Pflege war es zum Beispiel üblich, daß dieser Kontakt durch einen Hausbesuch der Gemeindeschwester beim Patienten zustande kam. Meist initiiert durch den behandelnden Hausarzt oder durch Familienangehörige des Patienten. Häufig ist es auch so, daß der häuslichen Pflege ein Krankenhausaufenthalt vorausgeht. In diesem Fall sollte der Erstkontakt bereits während des stationären Aufenthalts in der Klinik stattfinden, da dadurch die Entlassungsangst des Patienten (Was kommt zu Hause auf mich zu?) deutlich reduziert werden kann. Auch hat das Gefühl, »Der/die holt mich nach Hause«, einen positiven, emotionalen Gehalt und kann zum Aufbau einer auf Vertrauen basierenden Beziehung beitragen.

Gerade beim Erstkontakt mit dem Patienten ist es wesentlich, die richtige Ausstrahlung zu besitzen. (Sicheres Auftreten und das »wissen was wir wollen« ist entscheidend.

»Ich bringe Sie nach Hause« ist die Ausstrahlung, die ein Re-Aktivierungspfleger haben soll. Diese geht direkt in die Akzeptierungsbereitschaft des Patienten über.

Jeder Betagte akzeptiert Verhaltensmuster aus der historischen Biographie (wir tragen daher Anzug mit Krawatte, denn nur ein Herr, der aussieht wie ein Herr, ist auch einer). Ja selbst der getthomäßige Dialekt gibt Sicherheit und erfordert, wenn Sie selbst z.B. hochdeutschsprechender Mittel- oder Oberschichtsangehöriger sind, eine Empathie ihrerseits. (Empathie ist die Gabe des sich einfühlen könnens, der Rollenannahme).

Medizinpsychologisches Lernen hat also am Krankenbett stattzufinden. Beim Erstgespräch hat man sein Rollenbild als Krankenschwester abzulegen. Wir sind weder Krankenschwestern, noch Hilfspfleger, noch Pseudoärzte. Wir sind beim Einstiegsgespräch nichts als Angehörige die mit dem Patienten keine Geschichte haben oder die Befreier schlechthin.

Ich will nicht unerwähnt lassen, daß wir die meisten Kontaktgespräche nebenberuflich in unserer (»bezahlten«) Freizeit durchführen. Wir haben somit den Vorteil, vom Leistungsverhalten ausgenommen zu sein und haben daher die Möglichkeit einer ausgeprägten Wahrnehmung (Bewußtheit um den Prozeß des Krankseins). Durch dieses Setting ist ein tatsächlicher Kontakt (Begegnung) zwischen Betreuer und Betreuten möglich.

Gespräche, die von Schwestern in ihrer Dienstzeit stattfinden, sind eben leistungsabhängig (jede Oberschwester ist der Ansicht, Tratschen ist

Faulheit). Unter diesen Bedingungen ist weder eine Akzeptierungsbereitschaft seitens des Patienten möglich, noch eine klare Bewußtmachung des Problems für uns faßbar.

Es darf gerade in der Geriatrie nie vergessen werden, daß alte Menschen ohne Angehörige dastehen, ihr Ende näher rücken sehen und daher depressiv erscheinen können. Gerade solchen Patienten gibt aber das verlängerte Kontaktgespräch Ansätze für einen neuen Beziehungsaspekt und kann so die Stimmung alleine durch Anwesenheit aufhellen.

Dieser erste zwischenmenschliche Kontakt im Alltag sollte durch eine oberflächliche Belanglosigkeit gekennzeichnet sein. Es geht beim Gespräch nicht um ein datenorientiertes sondern um ein personenorientiertes Gespräch.

Durch das Erstgespräch sollte der Patient aber auch informiert werden, was wir tun und was wir nicht tun – er muß wissen, daß wir ihn nicht pflegen, daß wir ihm nicht brachial helfen, sondern daß wir nur etwas bewirken wollen, nicht etwas Gutes tun.

Nur wenn das erste Kontaktgespräch gut verläuft, wenn die Gewinnung des Vertrauens erreicht werden kann, ist ein fruchtbarer Boden für eine weitere Re-Aktivierung geschaffen. Prinzipiell kann man sagen, daß der Umgang mit psychisch Abnormen denen eines normalen Menschen gleichzusetzen ist. Wir müssen allerdings die erste Zeit des Anders-Seins akzeptieren. Korrekturen von Fehlverhalten sind erst nach einer längeren Einstiegszeit denkbar.

Als Informationsquelle (für das Gespräch) für die Pflegeanamnese kommen in Betracht:

- der Patient
- der behandelnde Arzt und des Pflegepersonal
- nahestehende Bezugspersonen
- Familienangehörige
- medizinische Untersuchungsergebnisse und noch mehr
- Gegenstände aus dem Altgedächtnis (siehe Biographie) die eine tatsächliche Einschätzung der Situation erst ermöglichen: z. B.alte Dokumente, Bilder, Zeichnungen, Ansichtskarten und Postkarten.

Ja, selbst das Wohnviertel und das Wohnmilieu (ZILLE) ist eine wertvolle Entscheidungshilfe.

Traditionell war der Fokus der Pflegeanamnese auf den Patienten als Individuum gerichtet. Dieser Ansatz muß jedoch heute als überholt betrachtet werden. Die Datenerhebung darf nicht auf den Patienten beschränkt bleiben, denn genaugenommen hat man es mit drei Klienten zu tun:

- dem Patienten
- der Familie (soziales Mikrosystem)

- der Gemeinde (soziales Makrosystem),

wobei sich alle drei Elemente gegenseitig beeinflussen. Entsprechend können drei Faktorengruppen unterschieden werden, die für eine ganzheitliche Erfassung der Situation des Patienten und die spätere Re-Aktivierungspflege von Bedeutung sind.

Status des Patienten auf der Abteilung

So wie in den drei Grundversorgungselementen (siehe vorher) sollte sich auch der klinische Status, daß ist jener Teil, den man heute in der Pflegedokumentation findet, in drei Abschnitte gliedern.

- Physischer Status inclusive der Personalien, daß ist auch jener Anteil, der heute noch als vorrangig beschrieben wird und die Arztpflege unterstreicht.
- Psychische Faktoren, die den Patienten tangieren bzw. psychiatrische Symptome und ihre Auswirkung auf den Patienten und seine Umgebung.
- Soziale Faktoren, die ja wohl auch bei manchen psychosomatischen Erkrankungen das fundamentale Erlebnis darstellen.

Diese von mir hier geforderten drei Punkte sind bei keinem bis jetzt zu mir vorgedrungenem Pflegebericht zu finden gewesen, viel mehr spiegelt sich im heutigen Pflegebericht eine Dienstbeschreibung wider. Z. B. »Frau H. E. heute Nacht bettflüchtig, laut und inkontinent.« Ich weiß nach diesem Bericht, daß Schwester Elfi im Dienst war. Schwester Elfi kann nämlich alte Frauen nicht ausstehen und strahlt dies auch durch ihr hysterisches Gehabe aus. Kein Wunder, daß Frau H. E. nicht schläft.

Die nächste Eintragung im darauffolgenden Nachtdienst lautet: » Frau H. E. ruhig, ohne Abendmedikation durchgeschlafen.« Natürlich – es war ja auch Schwester Lore im Dienst. Eine ruhige, ausgeglichene Frau, die keine Schwierigkeiten zu Hause hat. Gatte nie betrunken, Kinder lernen brav, keine Eigenneurosen.

Das heißt, daß der heutige Pflegbericht einer Abteilung eigentlich eine Dienstbeschreibung ist. Aber unabhängig vom pflegerischen Geschehen ist eine intramurale Statuserhebung eine künstliche und daher unbrauchbar.

Patienten der Geriatrie und der Psychiatrie werden doch nur dann als »geheilt« entlassen, wenn sie auf der Station zurechtkommen, das heißt, dort entsprechende Anpassungsleistungen erbrachten (und somit hospitalisiert wurden).

Entlassen wurden sie dann aber in ein desolates Umfeld. Auf der Station hatten sie zwar gelernt, sich an den Tagesablauf zu halten, regelmäßig an Beschäftigungstherapien, Arbeitstherapien, Musiktherapien und ähnlichem Angebot teilzunehmen und pünktlich zu den Mahlzeiten zu erscheinen. Zu Hause hatten sie allerdings weder Musikinstrumente noch Modelliermasse und schon gar niemanden, der ihnen die Mahlzeiten kochte. Nach der Entlassung erwartete sie eine verwahrloste (das ist die Welt) Wohnung, Strom und Gas sind oder waren abgesperrt, Abflußrohre verstopft. Sie waren oder sind nicht in der Lage, sich eine warme Mahlzeit zu kochen, ihre Wohnung in Ordnung zu bringen oder mit der geringen Rente hauszuhalten.

Das sind nur einige Beispiele, die zeigen sollen, daß selbst mit einer vorbildlichen stationären Behandlung und Beschreibung die psychische Dekompensation und die Wiederaufnahme in die Klinik bereits mit der Entlassung vorprogrammiert sein können.

Es ist also möglich, auch eine Statuserhebung aus dem täglichen Leben zu machen, eine Statuserhebung, die uns die Realität unserer Klienten näherbringt. Dies kann meiner Meinung nach nur im Altgedächtnis des Patienten, also in seiner Wohnung und Umgebung erfolgen, so daß wir obligatorisch bei jedem geriatrischen Zugang einen differential-diagnostischen Ausgang durchführen.

Differential-diagnostischer Ausgang

Wie bereits erwähnt, dient er der Abklärung der Frage, wie sich der Patient zu Hause in seiner gewohnten Umgebung verhält. Wie sich der Kranke auf der Station darstellt, tritt dabei in den Hintergrund. Die bisherige Crux in der Krankenpflege bestand darin, daß das stationäre Verhalten des Patienten einziges Kriterium der medizinisch-pflegerischen Diagnose war. Dieser Ansatz stellte sich allerdings als falsch heraus, da man die Erfahrung machte, daß sich die Berichte der Station in den wenigsten Fällen mit dem situativen Verhalten des Patienten in seiner vertrauten Umgebung decken.

Es ist einfach Tatsache, daß gefährdete ältere Bürger unter Umständen erst durch die Krankenhausaufnahme/Einweisung bzw. die Eigentümlichkeit des stationären Aufenthaltes verwirrt werden. Es ist doch schon für »Gesunde« schwer, sich in der ungewohnten und verwirrenden Klinikatmosphäre zurechtzufinden.

Die Frage »wo befinde ich mich, wer bin ich während des stationären Aufenthalts« ist für alte Menschen häufig eine Überforderung. Wen wundert es da, wenn Patienten zum Beispiel ihr Zimmer oder die Toilette nicht finden und hinfort als »inkontinent« gelten.

Aber noch schwieriger wird die Frage, welchen Sinn dann ein geschriebener Status der Station hat oder besser gesagt, wem dient er?

Um einen differential-diagnostischen Ausgang durchzuführen, muß vorausgesetzt werden, daß der Patient dazu physisch und psychisch in der Lage ist, bzw. während des stationären Aufenthaltes in die Lage gebracht wird. Der Mensch wird ja beim Aufnahmeverfahren von einem aktiv Handelnden zu einem passiv Leidenden umfunktioniert.

Zur Vorbereitung eines differential-diagnostischen Ausganges erfolgt die Reizentflutung der Retikular-Formation des Patienten durch den Agressionstrieb. Eine Differentialdiagnose, ein Streitgespräch soll entscheiden, ob ein Mensch noch Lebenstrieb hat oder wieder gewinnen kann, ob er sich bereits dem Destruktions- und Todestrieb ergeben hat.

Ziel des differential-diagnostischen Ausganges ist es, die Orientierung zu überprüfen, die lebenspraktischen Fähigkeiten des Patienten in seiner gewohnten Umgebung, aber auch eventuelle Informationsgespräche (Biographie) mit Angehörigen und den übrigen Hausbewohnern, sowie Inspektion der Wohnung durchzuführen.

Dabei sind folgende Details wichtig:
Erkennt der Patient seinen Wohnbezirk wieder? Findet er sein Haus? Findet er seine Wohnung?
Ist er in der Lage (obwohl er auf der Abteilung als verwirrt beschrieben wurde) seine Wohnung auf- und zuzuschließen?
Kann er noch mit seinen technischen Geräten umgehen (Gas, Strom)?
Kann er sich wenigstens noch in seiner Wohnung orientieren? usw.

Natürlich ist meine Pflegestation auf Re-Habilitierung in die Wohnung aufgebaut, daß heißt, unser pflegerisches Ziel ist immer die Rückkehr in die Wohnung des Patienten.

Aber auch bei jenen Patienten, die im Heim bleiben sollen, müßte der differential-diagnostische Ausgang als wesentliche Symptom- und Biographieermittlungsquelle obligatorisch angewendet werden. Denn erst mit den Daten der Biographie ist eine Befindensverbesserung (ther. Pflege) möglich.

Der erste Schritt zurück in die Freiheit ist relativ schwierig, da der Patient plötzlich aus dem schützenden Rahmen eines Spitals wieder mit der Härte der Realität konfrontiert wird.

Diese Situationen kennt man auch in anderen Disziplinen der Medizin. Ich möchte dabei vorwiegend auf die Neurologie und Unfallchirurgie (überwiegend bei Fremdarbeitern) verweisen, wo nach einem Klinikaufenthalt ganz pötzlich bei der Entlassung psycho-somatische Störungen durch Überforderung auftreten.

Schon beim differential-diagnostischen Ausgang ist zu trainieren, daß der Lebenskampf wieder aufgenommen werden muß, bzw. der Patient sein Vertrauen »zu sich selbst« wiederfindet.

Biographie der Patienten

Die aktuelle Situation alter Menschen kann nicht losgelöst werden von ihrer jeweiligen singulären und sozialhistorischen Biographie, der individuellen, ihnen eigenen Lebensgeschichte und Problembewältigungsmechanismen. Ich rede hier nicht davon, daß alt eben alt ist und keine Veränderungen mehr vonstatten gehen können. Allerdings hat man es in der Betreuung unseres Patientenguts vorrangig mit Patienten zu tun, denen eben eine gewisse Rigidität eigen ist. Sicher gibt es auch alte Menschen, die mit 75 Jahren beginnen, neue Hobbies zu entwickeln, sich mit Literatur zu beschäftigen und sich vielleicht auch in psychotherapeutische Behandlung begeben (vgl. Petzold / Bubolz 1979).

Dies sind nicht unbedingt alte Menschen, denen wir im pflegerischen Alltag begegnen. Durch die Mittelschichtsorientierung vieler Autoren könnte hier ein falscher Eindruck entstehen.

Gerade die Getthosituation ist von der Kindheit bis zur Totenbahre eine prägende Situation, deren nur wenige entkommen. Ich habe mir diese Situation zu Nutze gemacht und die Marktlücke entdeckt, Forschungsarbeiten über Unterschichtsmenschen zu erstellen. (Siehe »Krankenpflege – Brücke in den Alltag«)

Ich halte es für abwegig, im stationären Bereich mit psychisch erkrankten alten Menschen zu basteln oder sie in ausgeklügelte Therapien zu schicken. Der heute 90jährige Mensch hat in seinem Leben vielleicht nie gebastelt, sondern schwer gearbeitet, zwei Kriege erlebt, seine Kinder unter schwierigsten Bedingungen großgezogen, täglich für eine zehnköpfige Familie gekocht usw.

An diesem zentralen Punkt sollte man nach der Pflegediagnose auch das Re-Aktivierungs- und Re-Integrationsprogramm ansetzen. Man sollte also nicht unbedingt das therapeutische Angebot nutzen, daß die Klinik bietet, sondern viel mehr vom »biographischen Angebot«, das vom Patienten (z.B. Kochtraining in der eigenen Wohnung – Altgedächtnis ist Sicherheit), statt von der klinikeigenen Probeküche ausgeht.

Andernfalls könnte es dazu kommen, daß Desorientierte zusätzlich noch mehr verwirrt werden (»Ich verstehe die Welt nicht mehr«).

Arbeit im Altgedächtnis des Patienten stabilisiert die Indentität gerade des verwirrten alten Menschen und gibt Sicherheit. Wir haben auch festgestellt, daß es sich meist positiv auswirkt, wenn der Pflegende und der Patient die gleiche Sprache sprechen (Dialekt) und aus derselben sozialen Schicht kommen (oder diese wenigstens begreifen), da dies wiederum dem Patienten Vertrauen gibt.

Wie wichtig die Berücksichtigung der Biographie ist, wird schon dadurch deutlich, daß es ganz entscheidend von der bisherigen Lebensgeschichte abhängt, wie der Patient seine Krankheit erlebt.

Einer der immer viel gelesen hat, wird auf eine Sehbehinderung depressiver reagieren als auf eine Beinlähmung. Ein Kranker der handwerklich tätig war wird eine Handlähmung schwerer verkraften als eine Schwerhörigkeit, auf die ein Musikliebhaber vielleicht resignierend reagiert.

Diese hier angeschnittenen Punkte sind für eine Pflegediagnose und deren Problemformulierung absolut notwendig.

Obwohl ältere Menschen untereinander verschieden sind und keineswegs eine homogene Gruppe darstellen (singuläre Biographie), läßt sich bei den heute alten Menschen doch eine biographische Gemeinsamkeit feststellen, da sie als Generation eine gemeinsame Sozial-Geschichte (hist. Geschichte) besitzen und ähnliche Lebenserfahrungen gemacht haben (Gettho-spezifische Biographie).

Aus der Lebensgeschichte kann man auch das
symptomspezifische Verhalten des Patienten bei biologischen Abbauprozessen und das
symptomspezifische therapeutische Verhalten bei Patienten mit pathol. Abbauerscheinungen ableiten.

Das im Alter auftretende psychische Phänomen hat sowohl Befriedigungs- (die Fürsorge der Umgebung) als auch Bestrafungscharakter (man ist unvollständig, krank, mangelhaft).

Alte Menschen betrachten dadurch ihr Leben neu, lassen es an sich vorübergehen und leisten so Integrationsarbeit (identitätssichernde Funktion). Sie bekommen doch Emotionen, gleich ob positiv oder negativ, und leben.

Allgemein ist in der Arbeit mit psychisch kranken alten Menschen oberstes therapeutisches Ziel, daß der Patient sich besser versteht. Bei schweren Formen psychischer Erkrankungen, wo dies auch mit biographischen Gesprächen nicht mehr zu erwarten ist, kommt es darauf an, daß wir den Patienten besser verstehen und uns auf seine individuelle Situation einstellen. Da wir seine Symptome auch aus der Biographie (schlechtes Gewissen etc.) begreifen und damit nicht verständliche, sondern verstehende Reaktionen setzen können.

Erst aus dieser Sammlung von Daten kann man darangehen, diese zu analysieren und auszuwerten, eine Pflegediagnose zu stellen.

Die Pflegeanamnese
\+ ärztliche Diagnose
\+ Status auf der Abteilung
\+ Biographie
\+ diff. Ausgang

= *Pflegediagnose*

Zunächst geht es darum, welche Probleme der Kranke hat, die für die Pflege von Bedeutung sind. Wichtig ist bis zur Eruierung von Pflegeproblemen der Vergleich des aktuellen Status mit dem früheren Zustand, da dies vielfach auch Aufschluß über das subjektive Problemerleben des Patienten gibt (Biographie).

Pflegediagnose und ihre Deutungsmöglichkeit

Erst aufgrund der vorangegangenen Ermittlungen kann eine objektivere Satzaussage zum Befinden eines Patienten getroffen werden. Wir wollen dabei auch nicht vergessen, daß trotz aller von mir eingeführten Richtlinien eine subjektive Satzaussage mitgenommen wird. Wenn Menschen mit Menschen zusammenkommen, wird niemals eine emotionslose Begegnung stattfinden können. So ist eben auch unsere eigene Biographie bei einer realen Beurteilung zu berücksichtigen, denn auch der Beurteiler wurde wie der Erzähler irgendwo »hineingeboren« und sieht das Leben aus diesen Prägungssituationen.

Meine vom Patienten ermittelten Beispiele sind aus dem »unteren Milieu«, zum Beispiel aus der Literatur von Karl Marx, Zille, und für die heutige Geriatrie Nenning.

Trozdem sollte sich die Pflegeperson bemühen, Satzaussagen im Erwachsenen-Ich zu treffen, anstatt vom Kindheits-Ich ausgehend und auf Emotionen emotional zu reagieren. Sie werden mir sicher verzeihen, daß ich auch bei der Pflegediagnose (Problemermittlung des Patienten) die Pflegeprobleme des sozialen Geschehens sowie des somatischen Geschehens nicht erklären kann. Ich darf es als obligatorisch vorraussetzen.

Pflegediagnose subjektiv

Die psychische Pflegeproblematik, die zuerst abzuklären ist, ergibt sich aus der Tatsache, daß beim geronto-psychiatrischen Patienten oder auch beim auffallenden Betagten entweder der Patient selbst, der Nachbar (die Familie etc.) oder die Betreuungsperson die Probleme hat. Das heißt, daß nicht nur wir einen schlechten Patienten 24 Stunden lang haben, sondern er auch uns! Gerade sogenannte schwierige Patienten werden nicht fachlich betreut, da sich die Betreuungsperson von der Betreuung absondert.

Viele geronto-psychiatrische Patienten könnten noch alleine zu Hause leben, wenn sie nicht einen Betreuer bekommen hätten, der mit ihnen überfordert ist und sie demnach in ein Heim abgibt. Hier ist die Betreuung nicht sachlich, sondern emotional gesteuert. Wie weit man solche subjektiven Maßnahmen durch eine Supervision in den Griff bekommt, überlasse ich Ihrer Beurteilung.

Fest steht, daß Betreuer meistens mehr Probleme haben als die Patienten. Daraus folgt, daß fast gesunde Betagte ein Überangebot an Betreuern haben und daher kränker und psychisch auffälliger werden. Teilweise gehen stark abgebaute Patienten sogar in Laienbetreuung (Heimhilfe) über.

Pflegediagnose objektiv

Um ein zu großes Abrutschen in die Emotion (Mitleid etc.) zu verhindern, hat die Pflegebedarfsermittlung auch aufgrund eines Schemas zu erfolgen. Daher eruieren wir laut der vorangegangenen Punkte, wie weit ein kausaler Zusammenhang zwischen der derzeitigen Symptomatik und der Lebensgeschichte zu erstellen ist. Wenn zum Beispiel eine Mutter, um dem Kind nicht im Wege zu sein, in ein Heim geht etc.

Die Pflegebedürfnisse richten sich danach:

- Welche Auslösungsmomente für eine akute zerebrale Dekompensation verantwortlich sind. Diese sind anhand der Lebensgeschichte zu eruieren.
- Welche Hintergründe aus dem Leben sich heute für das Auftreten einer pathologischen Symptomatik ergeben.
- Sind Familiendramen die Ursache für die Flucht aus der Welt und reagieren sie daher mit Desorientiertheit.
- Sind Sünden, Verfehlungen Schuld am Auftreten einer paranoiden Symptomatik.
- Sind primäre Versündigungsideen Auslösungsmoment.
- Ist ein langes schweres Leiden aus nicht eingehaltenen Über-Ich-Normen der Quälgeist unserer heute 80jährigen Seele.
- Ist das Sammeln alter Dinge eine Maßnahme, die dem Alten Sicherheit gibt.
- Sind Verhaltensstörungen den im Wohnhaus Anwesenden schon immer ein Dorn im Auge gewesen.
- Liegt ein neurotisches Nachholbedürfnis nach Anerkennung vor.
- Liegt ein Nachholbedürfnis nach Zärtlichkeit vor.
- Hat man aus dem Leben eine negative Bilanz gezogen und scheint daher suizidal eingeengt.
- War man ein Findelkind, lebte in verschiedenen Heimen, läßt man sich dadurch fallen und will ein Ende.
- War man immer sympatikoton und fast hypomanisch und wird heute durch Hausordnungen etc. eingeengt.
- Hat man noch Lebenstrieb oder überläßt man sich dem Destruktionstrieb.
- Hat man auf Grund seines Lebens so abnorme Prägungen, daß einen die jetzige Umgebung nicht verkraftet.

Die hier nur angeklungenen und diffus aufgezählten Punkte (ohne Wertigkeit und nicht vollständig) ergeben die daraus zu ziehenden Pflegeziele.

Pflegeziele

Ist die Pflegediagnose erstellt, stehen die Probleme des Patienten fest, für deren Lösung er unserer Hilfe bedarf. Daher ist die Zielformulierung der nächste Schritt. Die Pflegeziele geben die Richtung der geplanten Pflege an, die zur Problemlösung eingeschlagen wird. Sie sind zugleich der Maßstab, an dem die Wirksamkeit der geplanten Pflege beurteilt wird. Das heißt, daß der Unterschied zwischen Ist-Situation (Problemformulierung) und Soll-Situation (Pflegeziel) gemessen wird.

Folgende Anforderungen sollen Pflegeziele beinhalten:
Sie sollen patienten- und problemorientiert (vor allem symptomorientiert) sein. Patientenorientierung beinhaltet, daß die Ziele vom Patienten her formuliert werden. Es ist nicht primär wichtig, was ich als Pflegender erreichen will, sondern primär ist der Wille bzw. der angenommene Wille des Patienten bei der Zielformulierung zu berücksichtigen.

Die teilweise stark abgebauten Patienten sind nicht juristisch entmündigt. Daher können wir sie auch nicht psychologisch entmündigen und einem Kind unter 6 Jahren gleichsetzen. (Ich darf sie an das erste Kapitel erinnern, in dem die Krankenschwester Muttersatz ist). »Ja man kann doch nicht, die wird verhungern... Ja das geht doch nicht, die stürzt... Um Gottes Willen, die zündet sich noch die Wohnung an... Noch ein Löffel für die Mutter...«

Hier gibt es starke Differenzen innerhalb der Pflegerschaft und den Schwestern. Die eine Schwester sagt, der Patient soll aufstehen. Die am darauffolgenden Tag Diensthabende legt den Patienten wieder nieder. Wenn wir selbst nicht wissen, was wir wollen, wie sollte es dann der Patient erkennen?

Unabhängig von den Pflege-Divergenzen haben wir noch bei der Problemdefinition, bei der Zielformulierung mit Differenzen zwischen
- Institution und Patient
- Angehörigen und Patient und
- politisch unterschiedlichen Anschauungen der Betreuenden zu rechnen.

Gewinnt ein Politiker die Wahl mit dem Slogan: »Alle alten Menschen sollen in ihre Wohnungen«, kann auch der schlechteste Rehabilitations-Pfleger mit großem Erfolg rechen. Ist genau das Gegenteil der Fall, kann auch das beste Rehbilitations-Team keinen einzigen Patienten in die Wohnung re-integrieren. Wesentlich erscheint aber, daß wir wenigstens wissen, was wir wollen!

Die Ziele sollten weiter »problemorientiert« sein, was nicht mit ursachenorientiert gleichzusetzen ist. Die Ursache der Symptomatik ist für die Pflege nicht immer primär wichtig (ärztl. Diagnose), sondern die durch die Symptomatik entstehenden Probleme und Beeinträchtigungen (symptomspezifischer Ansatz, und zur Erinnerung »Der Nachbar leidet«).

Dabei sollten die Ziele analog zur Problemformulierung in die Reihenfolge ihrer Dringlichkeit gebracht werden (Prioritäten setzen).

Diese Prioritäten müssen ebenfalls patientenorientiert sein. Der Pfleger muß das tun, was für den Patienten erforderlich ist, und nicht auf Ersatzhandlungen ausweichen. Zum Beispiel: Weil er psychotherapeutisch kein ROT (Realitäts-Orientierungs-Training) erzeugen will, versucht er (für den Patienten) den Hilflosenzuschuß zu bekommen; weil ihm das Gespräch im Sinne der negativen Intention bei einem paranoiden Patienten zu schwer erscheint, führt er ihn zum Augenarzt.

Solche Beispiele, die ich aus eigener Erfahrung kenne, würden ein Buch füllen. Das heißt, in der Praxis machen viele das, was sie nichts angeht, weil sie das, was sie tun sollten, nicht können!

Die Ziele sollten erkennbar sein und den Patienten nicht überfordern (verlängerte Adapationszeit ist bei allen Handlungen zu bedenken).

In der Vergangenheit machte sich bei der Frage, was in der therapeutischen Pflege bei Betagten denn noch erreichbar ist, sehr schnell therapeutischer Nihilismus breit. Diese Haltung ist heute allerdings im Wandel begriffen, da sich mehr und mehr die Re-Aktivierende Pflege in der Arbeit mit alten Menschen durchsetzt (Ciompi 1970). Manchmal vollkommen unabhängig davon, ob die Pflegepersonen dies wollen oder nicht – der Betreuungsaspekt mit Herz ist dann vorbei, wenn das Geld ausgeht. Dies dürfte bei der Zunahme alter Menschen recht rasch der Fall sein.

Ein einfaches Kausalitätsdenken, daß früher die Bedeutung zerebraler Abbauprozesse in den Vordergrund stellte, hat der Vorstellung eines komplexen Netzwerkes (sich gegenseitig bedingender Faktoren) Platz gemacht, in welches neben zerebralen und somatischen Aspekten vor allem auch das Feld psychosozialer Gegebenheiten mit einbezogen ist.

In der Folge konnte auch der Begriff »Demenz« nicht mehr länger im Sinne eines irreparablen Defektes aufrechterhalten werden. Die mehrdimensionale Forschung hat eine Vielzahl von Faktoren aufgedeckt, welche eine zerebrale Grundstörung verschlimmern oder mildern können. Hier sind Ansatzpunkte für die Krankenpflege erkennbar.

Die Übergangspflege, die wir auf der Grundlage der Reversibilitätstheorie erarbeitet haben, hat sich allgemein zum Ziel gesetzt, den Patienten so schnell wie möglich (Pflegeziel) von der Liegephase in die Gehphase (und dies mit der Diff. Diagnose) »wie leben, wenn er nicht sterben will« zu bringen. Übergreifendes Fernziel ist immer der in der Wohnung re-integrierte Patient.

Es handelt sich hier um ein hochgestecktes Ziel. Dieses kann aber bei 70-80 % unserer multimorbiden (durchschnittlich 80jährigen) alten Menschen auch erreicht werden.

Ich bin der Ansicht, daß in diesem Zusammenhang der Mechanismus der »self-fullfilling-prophecy« (bei einer optimistischen und zuversichtlichen Grundeinstellung des Personals) einen positiven Einfluß ausübt. Ebenso macht sich der therapeutische Nihilismus im umgekehrten Fall negativ bemerkbar. – Außerdem sollten die Ziele überprüfbar sein.

Dieser therapeutische Erfolg wird zum wesentlichen Teil daran gemessen, wie sich der Patient in seiner Umgebung zurechtfindet, mit seiner Umwelt zurechtkommt und wie er die sich ihm stellenden Aufgaben bewältigt.

Die Planung der Pflegemaßnahmen und deren Durchführung

Stehen Probleme und Ziele fest, können die Pflegetätigkeiten geplant werden, die das gesteckte Ziel verwirklichen und das Problem bewältigen helfen. (Probleme bewältigen heißt jedoch nicht unbedingt Probleme lösen).

Die Pflegemaßnahmen leiten sich von der Pflegediagnose und den Zielen ab. Sie beschreiben spezifische Pflegetätigkeiten, wobei Angaben über den Zeitpunkt bzw. die zeitlichen Abstände und die Häufigkeit der Maßnahmen nicht fehlen sollten.

Dies wird bei uns alles sehr oberflächlich gehandhabt und funktioniert nach einer guten Einschulung der Mitarbeiter trotzdem. Das heißt, daß ich nicht sehr viel Geld und Zeit für Spielereien übrig habe.

Allerdings sollten die Maßnahmen konkret benannt werden (symptomspezifisch und handlungsorientiert), denn vage Formulierungen wie »den Patienten emotional stützen«, helfen in der Praxis wenig weiter.

Kustodiale versus aktivierende Pflege

Die Planung der Maßnahmen ist entscheidend abhängig davon, ob das Therapiekonzept eher kustodial (Bedüfnisverbesserung in der Anstalt) oder eher spitex (Rehabilitierung in die Wohnung) sein soll. Traditionell hat die Altenpflege eher eine kustodiale Prägung, die sich zu ihrer Rechtfertigung auf die sogenannte Disengagement-Theorie beruft. Diese Theorie besagt, daß es im Alter zu einem gegenseitigen Ablösungsprozeß zwischen Individuum und Gesellschaft kommt. Der allmähliche Rückzug von früheren Interessen und Aktivitäten auf eine passivere und selbstbezogenere Haltung, die sich unter Mithilfe der Umgebung vollzieht, wird als natürlicher, in der Regulation des Körpers verankerten Prozesses angesehen, was das psychologische Gleichgewicht nicht beeinträchtigt, sondern eher verbessert.

Laut dieser Theorie ist es also falsch, durch Re-Aktivierende Pflege auf einer möglichst langen Beibehaltung aller früheren Aktivitäten und Interessen zu bestehen.

Bei genauer Betrachtung ergibt sich, daß das Disengagement zu einem beträchtlichen Teil (wenn auch nicht vollständig) ein unfreiwilliges, von der Gesellschaft erzwungenes ist, daß der Verlust an Aktivität die Selbstregulation empfindlich stört und einen wirklichen Rückzug zur Selbstbesinnung und Integration sogar unmöglich macht.

Die Disengagement-Theorie hat sicherlich ihre Berechtigung. Sie sollte jedoch nicht unterschiedslos auch auf diejenigen angewandt werden, die noch leben wollen. Das Recht auf Ruhe hat sich heute leider schon zu einer gesellschaftlich erzwungenen »Pflicht zur Ruhe« gewandelt.

Ich darf, wie schon von mir beschrieben, auf die Emanzipierungsbewegung (Graue Panther) der betagten Gesellschaft und auf die Differentialdiagnose nach BÖHM (Leben oder Sterben) erinnern.

Wir dagegen vertreten sehr konsequent den re-aktivierenden Ansatz in der Altenpflege und fördern durch Fordern. Ich bezeichne diese Pflegeform als »Helfen mit der Hand in der Hosentasche« und meine damit, daß wir etwas Gutes zu bewirken und nicht etwas Gutes zu tun haben.

Der Zeitaufwand ist meist größer (Bett selbst machen bzw. die Patienten ständig auffordern, daß die Betten gemacht werden sollen), der therapeutische Effekt im Sinne einer Rehabilitierung – Re-Integrierung allerdings auch, und dies genauso bei sogenannten stark abgebauten Pflegefällen.

Meiner Meinung nach wird durch den kustodialen Behandlungsstil aus jedem »gehenden« Patienten ein »liegender« und sehr schnell aus dem liegenden Patienten eine hospitalisierte Rehaleiche.

Um dies zu verhindern, wurden unsere Erfahrungen so weit ausgebaut, daß in unserer Anstalt der Begriff des teilstationären Patienten bei Tag, und des teilstationären Patienten bei Nacht eingeführt wurde.

Das heißt, daß Menschen (auch solche, die mittels polizeilicher Anhaltung – Zwangsunterbringung), die zu uns kommen, meist mit einer akuten zerebralen Dekompensation versehen, nicht mehr aufgenommen werden (also kein Bett bekommen, da das Spitalsbett ja einen Krankenhausgewinn darstellt), sondern nur einen Tag oder eine Nacht zur ambulanten Begutachtung bleiben und dann wieder mittels psycho-sozialen Pflegepersonen, den Übergangspflegern, das Haus verlassen. Dies brachte mit sich, daß wir Hospitalisierungen verhindern und Dekompensationen aufgrund des Aufnahmegeschehens einstellen konnten.

Daher müssen zwei Kategorien von Patienten und deren Zielsetzung und Planung unterteilt werden.

Die re-aktivierende Pflege stützt sich zum einen auf die Reversibilitätstheorie (Ciompi), zum anderen auf die Disuse-Hypothese (Berkowitz nach Fischer und Fischer 1983), nach der Fähigkeit und den Funktionen, die nicht gebraucht werden und verkümmern.

Analog spricht man in der Biologie und Medizin von einer Inaktivitätsatrophie. Bei einer Nichtbenutzung kommt es im Gehirn zu einer Reduktion von Synapsen. So ist im körperlichen Bereich, wie auch im geistig-seelischen Bereich ein dauerndes Training vorhandener Fähigkeiten erforderlich, um einer Inaktivität vorzubeugen.

Aktivierung, vor allem aber *Stimulierung* (mit kräftigen Stimuli) ist lebensnotwendig. Entzug von Stimulierung führt, wie die Hospitalisie-

Trennung der Patienten nach Indikation

Demenzen eher irreversibel Typ Alzheimer Typ Multiinfarkt Demenz	**Pseudo-Demenzen** spontan reversibel organisches Psychosyndrom cerebrale Decompensation psycho-soziale Decompensation
Patienten meist Psych. Krankenhaus, Altersheim	Patienten meist Interne Stationen und Transfer
mindestens 2 Wochen Aufenthalt Psych. Krankenhaus	Schlafgäste ambulant (Tag oder Nacht)
Zweck Re-Aktivierung Training des Gedächtnisses	**Zweck** Rückfallverhinderung Hospitalisierungsverhinderung
daher ÜBERGANGSFLEGE	**daher** STARTHILFE

obligatorisch für alle Patienten zur pflegediagnostischen Absicherung

Differential-diagnostischer Ausgang

ca. 65 Stunden in 3 Monaten	ca. 30 Stunden in 2 Wochen Natürlich kann ein akuter Patient zum Training ad Übergangspflege kommen
eher Stationsgehilfen	eher Dipl. Psych. Personal

rungsforschung und Deprivationsexperimente gezeigt haben, zu schwerwiegenden psychischen Störungen.

Gerade der alte Mensch ist in der Situation, daß sein Erregungsniveau durch den Entzug sozialer (auch Streit), sensorischer und perzeptueller Stimulierung erheblich reduziert wird und er in seinen Fähigkeiten und Möglichkeiten Einbußen hinnehmen muß. Eine Aktivierung und multiple Stimulierung auf körperlicher und emptionaler und kognitiver Ebene vermag Involutionsprozessen entgegenzuwirken (vgl. PETZOLD in PETZOLD, BUBHOLZ 1979).

Den aktivierenden Ansatz in der Pflege durchzuhalten, ist für den Pflegenden allerdings nicht immer ganz einfach. Nicht nur aufgrund eventueller Widerstände des Patienten. In der Öffentlichkeit herrscht ein Bild »des guten Pflegers« noch vor (Generationswechsel). Den Alten gegenüber soll man hilfsbereit sein, bei Tätigkeiten, die ihm schwerfallen, nach Kräften unterstützen (d. h. sie ihnen abnehmen). Der Pfleger soll nett, lieb und freundlich sein. Kurz und gut: ein Bild des guten Menschen (was immer das auch sein soll).

Auch der Pflegende selbst ist durch das Helfersyndrom (starke Über-Ich-Norm) oder gesellschaftliche Etikette in seinem Verhalten gegenüber alten Menschen geprägt. Und nun plötzlich: »Mach dein Bett selber, Oma.« Das dies nicht nur durch die provokative Formulierung, sondern auch inhaltlich zunächst einmal schockiert und auf Ablehnung stößt, ist selbst für mich einleuchtend und eingeplant. (Die Quellen unserer Betagten).

Hier wird deutlich, wie wichtig es ist, durch Fortbildung und Supervision die verunsicherten Pflegepersonen (»ist es eigentlich richtig und menschlich, was ich da mache?«) aufzufangen und durch gezielte Öffentlichkeitsarbeit einen allmählichen gesellschaftlichen Bewußtseinswandel herbeizuführen.

Die beste aktivierende Pflege ist zum Scheitern verurteilt, wenn Angehörige und Nachbarn durch falsch verstandene Hilfsbereitschaft und »Nächstenliebe« sowie neurotischen Altruismus die aktivierende Pflege ohne »den Alten« zu fragen, was er denn will, boykottieren.

Da bei einer nur an Funktionen orientierten Pflegeauffassung der »Pflegeprozeß« auf Verständnislosigkeit stößt (REICHMANN), soll anhand sehr demonstrativer Beispiele im Anhang ein Denkanstoß Interesse wecken.

Da diese Beispiele aus der Wirklichkeit stammen, wird eine Übereinstimmung mit unserer skeptischen Kollegenschaft erzielt werden können und meine Aufklärung (nichts wissen erzeugt bekanntlich Desinteresse) hoffentlich überzeugend wirken.

Der Gesamtzusammenhang der pfl. Zielsetzung soll anhand der Beispiele erkennbar werden. Daher werde ich die Beispiele kürzen, denn zu lange Berichte wirken Kernstück-mindernd.

Es wäre wünschenswert, daß eine positive Auswirkung (bei Nachahmung) auf die Alltagswirklichkeit, Bestätigung durch Erfolg, d. h. Verbesserung der Pflegequalität, mit größerer Berufszufriedenheit erlebt wird.

Ich brauche nicht nur am Rande zu erwähnen, daß wir mit unserem System einige gravierende Zielpunkte der Regionalziele für die Gesundheit 2000 schon erreicht haben.

Da ein pflegewissenschaftliches Weiterkommen nur dann möglich ist, wenn Wissenschaftler auf schon bestehendes (Literatur) aufbauen, sehe ich mich gezwungen, mein drittes Buch als *Pflegerisches Enzyklopädie-Buch abzufassen.*

Ich bin gerade dabei, viele solcher Pflegestrukturabläufe in einem Sammelband mit der jeweils dazugehörenden pflegerischen Maßnahme zu sammeln.

Wir müssen uns wohl daran gewöhnen, daß sich auch Leute, die sich profilieren wollen, nicht immer nur neue Begriffe erfinden (oder aus alten Büchern neue schreiben) sollten, sondern das man nur durch pflegerische Arbeit (und Kenntnisse aus der schon bestehenden Literatur) etwas in Gang bringt. Das wäre nach nun sieben Jahren des Begriffes Pflegeforschung und Dokumentation wohl an der Zeit.

Zusammenfassung

Da anscheinend die drei Hauptpfeiler der Normen am Zusammenbrechen sind, die Pflegepersonen aber an Ritual und Ethik aus Sicherheitsgründen festhalten, kommt es bei engagierten Pflegepersonen zum Leidenszustand und ihren Auswirkungen (Abwehrverhalten).

Sicherheit, auch die Sicherheit, im nächsten Leben von Gott belohnt zu werden, ist in der heutigen, fast postchristlichen Zeit zusammengebrochen und führt zur Lähmung.

Alle diese psychodynamischen Aspekte haben wir unbewußt und vorerst uneingeplant durch ein System (das eben Sicherheit gibt) präventiv bekämpft und behoben.

Gerade dies dürfte einer der Gründe sein, warum und wieso Pflegepersonen durch Mehrarbeit zufriedener sind als jene, die nach einer 20-Stunden-Woche überfordert, schon nach einem Jahr von der Krankenpflege abwandern und Bio-Bauern werden.

Mach dein Bett selber Oma

Re-Aktivierung
Re-Mobilisierung
Re-Vitalisierung
Re-Sensibilisierung
eines alten, zum Beispiel bettlägerigen und moribunden Menschen ist leider nicht nur eine praktische Frage des *wie*, das sich ja nicht nur in der Decubitusversorgung erschöpfen kann. Es ist auch eine Frage des *warum* und des *wozu*.

Wer von uns kennt nicht das furchtbare, manchmal in uns aufsteigende Gefühl, ob man bei diesem oder jenem Patienten nicht die Wasserinfusionen weglassen sollte; ob es nicht menschlicher sei, eine Vitamininfusion zu vergessen.

Wer kennt nicht die furchtbare Frage, ob passive Bewegungsübungen Leben wecken können oder schon eine Art »Leichenschändung« darstellen?

Ich möchte damit aussagen, daß es nicht genügt, in der Geriatrie das symptomspezifische Verhalten zu kennen, die Eigenart des Sklerotikers zu begreifen. Vielmehr tangiert uns doch die Entscheidungsfrage: »Leben oder sterben lassen« nach allen Fachregeln unserer Kunst.

Da natürlich auch ich nicht frei von Gefühlen bin, gestatten sie mir vorerst eine Frage an sie zu richten, eine Frage, die ich anhand eines Schemas aufzeichnen möchte.

Bei welchen Sympotomen auf somatischer und psychischer Ebene denken sie an Re-Aktivierung? Bei welchen Symptomen würden sie »zu Tode pflegen« als richtige Maßnahme für ihren Patienten betrachten?

- Körperliche Animation

gut Selbsthilfetherapien,
Milieutherapien,
Umgebungs-Verbesserung,
Tagesstrukturen,
Fördern durch Fordern,
Beschäftigungstherapien,
Arbeitstherapien
sinnvoll und laut Altgedächtnis

leidlich AZ- und EZ-Besserungen,
Mobilisierung nach Schemata,
Altgedächtnis-Animation,

Gefühlshebungen,
Beschäftigungstherapien,
Massagen
Ab hier Essenstraining (drei Portionen, langsam nachwärmen, Körperpflegetraining, Spiegeltraining);

schlecht Aufbau-Gespräche,
Animation,
passive Bewegungstherapien,
Reizstromtherapien im Bett,
Atemtherapien,
Gehschulen, Gangschulen,
Umlagerungsübungen,
Isometrische Übungen

sehr schlecht Differenzial-Diagnose Dias (leben, sterben?),
Gebrauchsbewegungsübungen,
passive Bewegungsübungen,
Umlagerungsübungen,
Vollpflege des in Embryostellung sich befindlichen Patienten nach allen Regeln der Kunst;

global: Keine Besserung – dann Bedürfnispflege mit Hospitalisierungsverhinderung;
Außenkontakte bewahren!

Die Aktivitätstheorie

(Tartler 1961, Lemon 1972) besagt im Grunde, daß ältere Menschen, die aktiv sind und aktiv bleiben können (weil es ihnen die Gesellschaft erlaubt, die Familie erlaubt), ihre Lebenszufriedenheit auch im Alter bewahren. Wenn sie durch die Umwelt zur Inaktivität gezwungen werden, aus dem Rollenspiel ausscheiden, dann ziehen sie sich zurück (Ich darf sie an das Kapitel »Rollenspiele« erinnern). Daher wird von Rosenmayer (Wien) nicht umsonst gefordert, Alte sollen »lebensgeschichtlich begründetet, daher für sie erfüllende Aufgaben erhalten«. Erst dadurch erfahren sie wieder Selbstbejahung.

Aktives Leisten und daher von anderen gebraucht werden ist nach dieser Theorie ein non plus ultra für die Altenversorgung. Großteils berufen sich meine pflegerischen Forschungsmaßnahmen und ihre praktische Durchführung auf diese Theorie, die ich damit als Praktiker nur bestätigen kann.

Die Disengagement-Theorie

Die Vertreter der Disengagement-Theorie meinen, daß sich das Zurückziehen (Rückzugstheorie) der Alten aus dem Leben, aus den sozialen Kontakten und Rollen nicht nur von der Gesellschaft, sondern auch vom »Individuum erwünscht« wird, und die wesentlichste Voraussetzung für zufriedenes Altern darstellt. Einige Autoren haben diese Theorie modifiziert. So hat zum Beispiel Havighust 1961 erklärt, daß eine hohe Lebenszufriedenheit erst dann entsteht, wenn ein Individuum gelernt hat, »sich seinen Alterungsvorgängen anzupassen«. Mehr oder weniger langsam fahren, aber nicht stehen bleiben, lautet hier also die Devise.

Praktisches Leben

Fassen wir ohne englische Terminologie die verschiedenen Theorien zusammen, so kommt heraus, das alles richtig ist. Es stimmt, wenn man sagt:
alle Alten sollen in ein Heim, sie sind erst zufrieden, wenn sie versorgt werden (Disengagement-Theorie).
Oder: Hohe Lebenszufriedenheit entsteht, wenn sich die Alten anpassen an ihre Multimorbidität und ihren Hirnabbau (Modifizierte Disengagement-Theorie).
Oder: Laßt sie doch arbeiten, bremst sie nicht, laßt sie teilnehmen am Arbeitsprozeß, dann sind sie glücklich, wenn sie gebraucht werden (Aktivitäts-Theorie).
Oder: Menschen sind nur zufrieden, wenn man materielle und auch nicht-materielle Werte tauschen kann (Austausch-Theorie).

Ich frage mich bloß immer, nach welcher Theorie meine gerontopsychiatrischen Patienten »Lebenszufriedenheit« erlangen könnten?

Wenn wir alle zuvor erwähnten Thesen zulassen, keine Gegenmaßnahmen treffen, dann erreicht der Klient zuerst einmal seinen sozialen Tod, auf den schließlich und endlich der somatische Tod folgt.

Todestrieb, Destruktionstrieb

Freud erwähnte zum ersten Mal den Todestrieb, also das Gegenteil des Lebenstriebs. In abgewandelter Form könnte man sagen, entweder der Mensch lebt mit seinen Lebenstrieben oder er geht sterben mit seinem Destruktions- oder Todestrieb.

Ich möchte mich absolut nicht weiter in den Streit der Analytiker einmischen, deshalb verlasse ich rasch wieder dieses Gebiet und kehre zurück zu meinen eigenen Beobachtungen und Erfahrungen die sich aus der

Praxis ergeben. Fest steht für mich, – auch in Anlehnung an FREUD, daß Tod nichts anderes ist als die Tatsache »daß wir dorthin zurückgehen, wo wir schon einmal waren«.

Besieht man die psychologischen Rückzugstendenzen eines älteren Menschen, so kann man diese in der Praxis auch noch mit somatischen Vorgängen bereichern, daß heißt, anhand von somatischen Zeichen und der dazu gehörigen Körpersprache Rückziehungstendenzen messen.
Sexualität geht zurück (sie wurde Oma);
Lebensgeister sinken (eventuell Hyperkompensation möglich);
Menschen wollen wieder eine Mutter;
sie wollen Körperkontakte (wie das Kleinkind), Streicheleinheiten sind gefragt;
Liegen bleiben und sich füttern lassen, sich trockenlegen lassen finden Gefallen;
Mit Kot spielen;
Orale Reflexe;
Embryostellung
– und somatischer Tod.

Sterben-gehen ist also ersichtlich – und unser diagnostischer Blick danach für die Menschen eine vitale Indikation.

So erscheint es mir notwendig, für den Praktiker einige Rückzugsbeispiele aus dem täglichen Leben zu erwähnen; Rückzugsbeispiele, die wir in durch das Gespräch erkenntliche und in durch das Gehabe erkenntliche Symptome unterteilen wollen.

Sie müssen mir aber jetzt schon gestatten, daß ich keine Fallbesprechungen durchführen und mich nur auf Stichwörter beschränken werde. Die Pflege von Menschen im Rückzugsgeschehen und im Todestrieb werden wir später generell zusammenfassen.

Rückzugstendenzen im Gespräch:

Gleichzeitig zwischen Ja und Nein

Menschen, die nicht mehr wollen (ihren jetzigen Zustand nicht wollen), reagieren in ihren Gefühlen, bevor sie sich negativ entscheiden, ambivalent. Sie werden hin und her gerissen zwischen dem Ja und dem Nein. Dadurch wird natürlich eine Lebensentfaltung, eine Lebensgestaltung unmöglich gemacht. Auf die Frage: Wollen sie wieder ihre Wohnung sehen; ihren Kasteninhalt ordnen; ... wird mit, Natürlich, aber heute ist es zu kalt dazu, geantwortet. Auch die Körpersprache, die Mimik ist zurückgekommen, zeigt kein Interesse, kein Wetterleuchten zieht über das Gesicht dieser Menschen mehr.

Sprachverarmung
Sprechen ist eigentlich etwas Motorisches. Man bewegt sich. Wenn ein Mensch im Rückzug ist, nimmt eben diese Motorik, diese Psychomotorik ab. Er zieht sich von der Kommunikation mit anderen, von der Gesellschaft zurück.

Ich darf sie dabei nochmals an unsere Vorschäden (Prägungen) erinnern. Natürlich haben unsere Patienten Schwierigkeiten mit dem Reden. Denn was soll man schon reden, wenn nichts gesagt werden kann.

Hier wirkt sich der geringe IQ und die geringe Bildung stark prägend aus. Aber auch die Tatsache, daß unsere heutigen Alten nie viel geredet haben, da sie nichts zu sagen hatten.

Es gibt wissenschaftliche Forschungen, die besagen, daß ein Durchschnittsehepaar maximal sieben Minuten pro Tag miteinander spricht!

Ich darf sie aber auch wieder erinnern, daß das Reden in der individuellen Biographiesprache erfolgen muß.

Hätte, wäre, würde...
Auch diese Wörter sind typisch für ein »Nicht ganz da sein«, für ein »Nicht ganz aktiv sein«, für ein »Sich entfernen«.

Niedergeschlagenheit
Auf die Lebensbilanz bezogen (und ich darf sie erinnern, daß Alterselbstmorde häufig aus der Situation der Lebensbilanz entstehen) spricht der Patient über sein erlebtes Schicksal negativ:
»Alle meine Enttäuschungen sind in Erfüllung gegangen«, »Ich bin immer ungerecht behandelt worden«, »Ich war immer Unterdrückter«, »Ich hatte nie Glück«, ...

Enttäuschung, Entrüstung, Entsagung des Lebens sind die Folge. RINGEL prägte hier einen erschreckenden Satz, den ich in diesem Zusammenhang wiedergeben muß:
»Die wichtigste Aufgabe ist es, den Menschen vor sich selbst zu schützen.«
Auch der Satz des Internisten Max HERZ soll hier Erwähnung finden. HERZ meint:

»Was kränkt, macht krank«
Das heißt, das Kränkungen, Kränkung erzeugende Gespräche dem Rückzugstrieb, dem Todestrieb förderlich sein können.

Sie kennen doch sicher alle die Storys von afrikanischen Negerstämmen, wo sich somatisch gesunde Menschen auf einen Opfertisch legen und »sterben gehen«. Seziert man diese jungen Burschen, erkennt man als Sterbeursache Altersveränderungen. Die Psychosomatik ist also auch bei Sterbeeinleitungs-Vorgängen nicht zu unterschätzen.

1. Patienten ziehen sich zurück, sie setzen sich in eine Ecke, sie verhindern und behindern das Näherkommen von anderen Menschen.
2. Sie haben ein, wie schon in der Einleitung erwähntes, Lemmige-Verhalten. Sie flüchten »vor der Welt«.
3. Wenn die Seele verkümmert, verkümmert auch das Aussehen. Solche Leute vernachlässigen ihren Körper; Pflege, Waschen, Schminken, sich schick Anziehen gibt es nicht mehr.
4. Hypokinese d. h. die Bewegungen verlangsamen wie die seelischen Vorgänge. Der Gang versteift, ebenso versteift die Mimik, Bewegungen werden schlapp: niedersetzen und niederlegen sind das »Ziel«!
5. Das Pflichtgefühl (sie wissen, den Prägungen nach sind unsere derzeit Alten in ihrem aktiven Leben voller Pflichtbewußtsein und Pflichtgefühl gewesen) läßt nach (Blumen im Tagesraum werden nicht mehr gegossen, etc.)
6. In der ersten Zeit ihrer Rückziehung (und ich erwähne dieses Symptom, weil es auch manchmal bei uns Pflegern vorkommt) werden sie selbstlos. Selbstlos sein (RINGEL), heißt aber eigentlich »nicht sein«, »nicht vorhanden sein«.
7. Sie verzichten freiwillig auf Lebensqualität, melden Telefon, Radio und Fernsehen, manchmal sogar die Heizung ab.
8. Als Steigerung gehen sie sogar »freiwillig«, da sie der Tochter oder dem Sohn nicht im Wege sein wollen, in ein Altersheim.
9. Sich zurückziehen heißt aber auch zum Beispiel bei Gehörlosen, daß sie ihren Hörapparat abdrehen. Bei Sehbehinderten, daß sie ihre Brillen verlegen.

Da ich für mein Personal immer nach Kurzinformationen und ihm verständliche Methoden suche, haben wir für die Rückzugstendenzen und für die drepressive Einengung das »Losigkeits-Syndrom« kreiert. Das heißt, umso mehr Wörter mit der Endsilbe »-los« gefunden werden können, umso mehr handelt es sich um eine ernst zu nehmende Rückzugstendenz, die nicht immer mit einem passiven Sterben, sondern auch mit einem aktiven Sterben (Selbstmord) einher gehen kann.

Beispiel für »-los«-Wörter: appetitlos, stuhllos, mutlos, traglos, interesselos, antriebslos, machtlos, willenslos,.... als Zeichen der Rückzugstendenz, die schließlich und endlich mit dem Todestrieb als Steigerung des »sich aus der Welt Entfernens« gekoppelt wird.

Der Todestrieb ist jener Vorgang, der praktisch dem Lebenstrieb entgegengesetzt ist. Die alten Menschen durchlaufen im Retourgang somit ein zweites Frühkind- bis Säuglingsstadium (zur Erinnerung: ein Alter kann nicht »kindisch« werden, denn er hat eine Biographie, ein Leben hinter sich). Auf den somatischen Bereich bezogen aber muß man mir diese Vereinfachung wohl erlauben.

Ein Säugling, ein mit Trieb und Instinkt ausgestattetes Wesen ist unsauber, agressiv, selbstsüchtig, rücksichtslos, unersättlich und zerstörerisch. Er durchläuft in seinem Menschwerden die orale, anale und sexuelle Phase und liegt schon im Mutterleib in embryonaler Stellung im Schutze des Uterus.

Unser sich in der Rückziehung befindlicher Patient duchlebt sehr oft die gleichen Stationen, allerdings rückläufig. Wer von uns kennt nicht die orale Phase seines Patienten: wenn er am Finger lutscht oder gar im präkomatösen Zustand an fremden Gegenständen saugt.

Wie sie in den einführenden Bemerkungen gelesen haben, habe ich mir vorgenommen, keine Fallbesprechungen zu schreiben. Da ich hier aber ein ebesonders beeindruckende Erinnerung habe, gestatten sie mir eine Ausnahme.

Der Fall E. P.

Traumverloren und desorientiert sitzt der heute 85jährige Herr E. P. im Tagesraum der psychiatrischen Abteilung. Er spricht kaum, verlangt weder nach Essen noch nach Trinken. Er sondert sich von den übrigen Patienten und Pflegern ab, zupft an seiner Jacke herum.

Wir meinen es gut mit ihm und wollen eine Differentialdiagnose »Leben oder Sterben« über den Patienten ergehen lassen. Der Tagesraumpfleger versucht Streit mit dem Patienten zu bekommen, um seine Lebenstriebe (Agression) zu wecken, kein Erfolg.

Er versucht, den Patienten zu bedrängen, indem er beim Gespräch immer näher rückt, – keine Reaktion.

Er versucht ein Gespräch aus der Biographie – Thema »Wir reden über die erste, dem Patienten verhaßte Gattin«, – kein Erfolg.

Der nun sich in Resignation befindliche Pfleger macht einen letzten Versuch und bietet dem 85jährigen eine Zigarette an: Herr E. P. stürzt sich wie wild auf die Zigarette, steckt sie tief in den Mund und raucht wie wild darauf los: »Hurra, er lebt!«

Nachsatz:

Seine zweite Gattin, die kurze Zeit später zu Besuch kommt, sieht dieses verflixte Malheur, wie sie meint, und berichtet, daß Herr E. P. seit 30

Jahren nicht mehr geraucht habe. Trotz starker Desorientierung läßt er aber gewisse Sicherheitsvorkehrungen, zum Beispiel das Abstreifen der Glut in den Aschenbecher nicht außer acht. Anscheinend wurden eingefahrene Verhaltensmuster geweckt (wie weit dies in Zusammenhang mit oralen Nachholbedürfnissen oder gar oralen Reflexen zu bringen ist, lasse ich offen).

Fest steht, daß wir ein Mittel gefunden hatten, mit dem wir zumindest die erste Zeit noch verbal kommunizieren konnten. Später verweigerten wir ihm die Zigarette aus »gesundheitlichen Gründen«. Und sie hätten sehen sollen, wie der mit uns geschimpft hat! Leben! Leben!

Pflegerische Maßnahmen bei Rückziehung und Todestrieb

Sie werden mit mir empfinden oder nachempfinden können, bzw. verstehen können, daß man in der ersten Zeit meint (wenn man an der Theorie der Aktiven Pflege mitgearbeitet hat), daß man alle und jeden Patienten rehabilitieren müßte, daß sich doch alle Menschen der Welt ihre Wohnung, die Freiheit, als Ziel vorstellen.

Nun, heute nach vielen Jahren meiner Tätigkeit weiß ich, daß ich irrte. Nicht alle Menschen haben als besonderes Ziel, ihr Leben in ihrer unbeheizten Wohnung zu verbringen. Manche haben auch das Ziel, sich totpflegen zu lassen, sich fallen zu lassen, sich ausruhen zu wollen nach einem sei es ergiebigen oder unergiebigen Leben.

Für mich ergab sich also eines Tages das Problem, wer läßt sich eigentlich zurückführen, bei wem hat es Sinn, bei wem nicht. Für wen bringt die Zurückführung ins Leben eine Erhöhung der inneren Zufriedenheit? Heute würde ich für folgende Einstellung eintreten:

Ich glaube, daß ein Mensch sein Leben lebt und seinem Tod so entgegengeht, wie er immer schon gelebt hat. Und so unterteile ich, wissenschaftlich nicht korrekt, meine Klienten nach ihrem Leben in

a) sympaticotone (lebhaft, motorisch überagil) und

b) parasympaticotone (ruhig, psychomotorisch langsam bis träge, bis Totstellreflex) Menschen.

Sympaticotone Menschen

sind jene Typen, die ein Leben lang Freiheitstrieb, Unruhe, Hastigkeit, mit einem Wort ein unsicheres, abenteuerliches Leben als Lebensziel (der Weg ist das Ziel) lebten. Sie sind oder waren Menschen, die kaum eine Minute in ihren vier Wänden verbrachten, immer unterwegs waren, am Leben beteiligt waren. Am Sonntag Skifahren, am Montag ins Kino, am Dienstag Essen gehen, am Mittwoch ...., Motorik bestimmte ihr Leben.

Diese sympaticotonen Menschen bleiben auch im Alter voller Tatendrang und Unternehmungsgeist. Ihre Freiheit ist ihnen heilig und auch manche Anstrengung wert. Sie können sich vorstellen, wenn man dieses Beispiel auf die Neurologie überträgt, wie stark, wie schrecklich ein sympaticotoner Mensch unter einer Lähmung leiden müßte! Ganz im Gegenteil dazu verhalten sich die

parasympaticotonen Menschen,
die ein Leben lang am Freitag nach Dienstschluß die »Rolläden herunterließen« und erst am Montag (weil sie mußten) aus ihren Verstecken wieder auftauchten und in die Firma gingen. Diese leiden mit ihrer Lähmung beim Briefmarkensammeln, Fernsehen, Bücherwurm-Verhalten bedeutend weniger.

Der parasympaticotone Mensch ist ein Sicherheitsfanatiker: sicher ist er nur in seinen vier Wänden, sicher nur als pragmatisierter Fix-Angestellter, als Eisenbahner oder Wachmann.

Er will sein Leben sicher leben, aber auch sein Ableben sicher gestalten. Diese Menschen bekommen sie fast nie aus dem Bett, denn wenn sie erst ein sicheres Spitalsbett haben, dann wollen sie dieses auch behalten. Re-Aktivierung ist kaum möglich, denn sie waren ja nie aktiv.

Das heißt anders gesagt, ich gehe heute in meiner Ansicht den goldenen Mittelweg nach einer differentialdiagnostischen Reizanflutung.

Immer aber muß die Entscheidung über die Rehabilitierung in die eigenen vier Wände oder dem zu Tode pflegen nach allen Mitteln der Pflegekunst getroffen werden.

Für beide aber, für die im Heim und für die zu Hause muß eine »Befindens-Pflege« eine lebensbejahende, eine Lebenssinn gebende Maßnahme getroffen werden.

Leben wecken
Die Lust an Trieben (an der Befriedigung von Trieben), sowie von emotionalen Grundbedürfnissen muß also erarbeitet werden, neu geweckt oder erweckt werden. »Der Patient muß sich erst seelisch regen, bevor wir ihn motorisch bewegen.« Wie sie wissen, stellt aber das Ausleben von Trieben für die Allgemeinheit zumeist schlechte Eigenschaften dar. Somit sind Sexualtrieb, Agressionstrieb, Machttrieb, übermäßiger Nahrungstrieb, etc. Eigenschaften, die man eigentlich verdrängen möchte.

Ich werde nie im Leben einen Studienrat vergessen, den ich als Wahlonkel angesehen habe. Er erkrankte mit 85 Jahren an einem Prostatakarzinom und wurde mit weiblichen Hormonen behandelt. Die Erkrankung wurde damit längere Zeit beherrscht; aber, wie es schon geht in der Medizin, er wurde nicht über die Diagnose informiert, noch wurde ihm gesagt, worin die Behandlung besteht und daß er dabei seine Potenz verlieren wird (offenbar dachte man, die hat er ja sowieso schon lange nicht mehr). Eines Tages kam er aber völlig vernichtet zu mir und klagte: »Ich mag nicht mehr leben, es ist bis vor kurzem noch so gut gegangen und jetzt ist alles vorbei«.

Als ich ihm erklärte, daß dies eine Folge der Therapie sei und daß er derselben sein Leben verdanke, er daher nach dem derzeitigen Wissensstand nur zu wählen habe zwischen Verlust des Lebens oder Verlust der Sexualität, da sagte er keineswegs, wie viele erwarten würden, »Da wähle ich selbstverständlich das Leben«, er erbat sich Bedenkzeit.

Einmal kam in meine Ordination eine 72jährige Bäuerin aus dem Waldviertel. Ich stellte bei ihr eine schwere Melancholie fest, erklärte ihr die Erkrankung, verschrieb Antidepressiva und wollte gerade den nächsten Ordinationstermin festsetzen, da sagte sie:
»Hat man bei der Depression sexuelle Bedürfnisse oder erlöschen sie bei dieser Erkrankung?« Als ich ihr erklärte, daß es charakteristisch für die Depression sei, daß das sexuelle Verlangen wesentlich reduziert sei, ja oft völlig aufgehoben sei, rief sie aus: »Gott sei Dank, daß ich das weiß. Aber rufen Sie bitte gleich meinen Mann herein und sagen Sie ihm das auch, denn der will ja täglich mit mir Verkehr haben.« Dann habe ich also den 75jährigen Mann informiert. Er hat es mühsam eingesehen und mir zuletzt beschwörend zugerufen: »Bitte machen sie meine Frau möglichst rasch gesund!«

Auch Aktivierungsmaßnahmen aus dem Sexualtrieb sind mit praktischen Durchführungsproblemen behaftet. Da ich derzeit erst dabei bin, in der Krankenpflegeforschung die Bedeutung des Sexualtriebes zur Lebenstriebweckung (oder -Aufrechterhaltung) zu erproben, kann ich darüber hier noch nichts niederschreiben.

Zusammenfassend mochte ich bemerken: Zum Leben ist Lebenstrieb notwendig; dieser kann gespeist werden aus:

- Dem Sexualtrieb; dieser scheidet aus, da wir noch zuwenig Erfahrung gesammelt haben, um darüber aussagend berichten zu können.
- Dem Nahrungstrieb; scheidet aus, da bei Hirninsuffizienzen auch Benachteiligungen des Nahrungszentrums zu erwarten sind und der Patient demnach nicht einmal weiß, ob er Hunger hat oder nicht.
- Dem Agressionstrieb; dieser bleibt zuguterletzt als vorwiegende Aktivierungsmaßnahme. Er ist von uns am weitesten erforscht und sein Einsatz zeigt die besten Erfolge.

Viele Menschen beziehen ihren Lebenswillen nicht oder nicht nur aus den Trieben schlechthin sondern aus dem Glauben, aus dem Glauben an Gott. Sollte also eine Pflegeperson aus den Grundlagen der Biographie ihres Patienten erfahren, daß ihr Klient einmal oder heute noch praktizierender Katholik, Protestant etc. sei, dann muß natürlich dieses, auch wenn ich selbst anders denke, berücksichtigt und beachtet werden.

Religion hilft vielen Menschen ihr Schicksal zu ertragen, hilft als Dynamo, Leid zu ertragen, hilft zu leben.

Zuguterletzt findet also der Agressionstrieb als pflegerische Maßnahme, von uns bereits erprobt, als gängigstes differentialdiagnostisches »Aufwachmittel« Erwähnung.

Agressionstrieb als Lebenswecker

Gefühl: stellen sie sich vor, sie liegen als morbider Patient in ihrem Bett und starren nun schon seit einigen Tagen auf den weißen Spitalsplafond. Wieviel Leben, wieviele positive Feedbacks zum Erleben werden sie wohl als Stimulatien erreichen? Ich darf erinnern, je älter der Mensch, desto kräftiger müssen die Stimulantien sein.

Pflege: Wenn man hingegen dem Patienten mittels Diaprojektor stark emotionalisierende Bilder auf den Plafond wirft, Bilder, die aus seiner Biographie herrühren und somit einen starken Stimulationswert haben, wird sich in seinem Gesicht wahrscheinlich etwas abspielen.

Dieses Abspielen, diese kurze Aufzucken um seine Augenregion, um seine Mundregion ist es, das uns sagt, hier treffen noch Reize von außen über die Reticularformation nach innen. Das heißt, dieser Mensch lebt noch und sollte psychisch aktiviert werden.

Die Differentialdiagnose mittels Reiz und Emotion und Trieb ist erfolgt.

Streit: auch Gespräche, die eigentlich Streit (Zank) erzeugen, können als differentialdiagnostisches Weckamin Verwendung finden. Ich darf an einem kurzen *Beispiel* demonstrieren, was ich meine:

Frau XY war über 14 Tage auf unserer Station. Immobil, zurückgezogen, starrte sie in den Tag und wartete; erwartete praktisch nur das Essen. Die Schwester bemühte sich (die Patientin war nämlich somatisch völlig in Ordnung) um eine Rehabilitation nach Hause.

Doch die Patientin hustete uns etwas und erklärte, daß sie nicht um die Burg in »ihre kalte Bruchbude zurück gehe, denn hier ist es schön warm und sauber«.

Wir erfuhren, daß Frau XY ein Leben lang mit ihrer leiblichen Schwester im Clinch gelebt habe. Sie haßte ihre Schwester. Diese biographische Tatsache wurde als Lebenstriebswecker verwendet.

Nachdem wir unserer Frau XY so nebenbei mitteilten, daß sie wohl die Wohnung aufgeben werde und das gut sei, denn ihre Schwester habe bei uns angerufen und uns gefragt, ob sie die Wohnung für sich haben dürfe und wie sie zu dieser Wohnung käme, da sprang unsere Patientin auf, entrüstet und empört, zog sich an, ging nach Hause und wurde auf der Station nie mehr gesehen.

Der Trieb (hier Haß) als Lebenselexier hatte sein therapeutisches Ziel erreicht.

Der Fall W. M.

Wieder eine Frau, die mit Decubitus liegend und Kontrakturen versehen das Spitalsbett hütet. Todpflegen oder Leben wecken?

Anhand ihrer Biographie hat Frau W. M. einen Onkel, den sie um alles in der Welt nicht ausstehen kann, da er ein Lebenskünstler ist. Das heißt, er hat nie gearbeitet und auf Kosten von anderen gelebt. Dieses ratifizierte Mißverhältnis nutzten wir aus. Wir bestellten den Onkel auf die Abteilung, klärten ihn auf, worum es ginge und schickten ihn als Besucher in den Krankensaal.

Da die Patientin annahm und annehmen mußte, daß der Onkel als Erbschleicher auf die Station gekommen war, wurden alle ihre Lebensgeister geweckt und sie ging nach zwei Wochen nach Hause.

Der *Fall Frau G.*

Die von Herrn J. betreute Frau G. stand im Tagesraum sitzend einem Re-Aktivierungsgespräch ablehnend gegenüber. Keine Antwort auf Fragen sind auch eine Antwort, der Kollege mußte sich entschließen, stärkere Stimulantien zum Einsatz zu bringen.

J. rückte der Patientin mit seinem Sessel immer näher und überschritt damit ihre 1,5 Meter Intimsphäre, und siehe da, die Patientin schrie: »So lecken's mich doch am Arsch, sie Trottel!«, – differentialdiagnostische Maßnahme vollzogen. Frau G. lebt.

Nun, ich glaube, daß diese kurzen Beispiele aufzeigen können, was ich meine. Leben ist eben Zeigen von Zorn, Sorgen, Unruhe in sich, Unruhe auf der Abteilung, Wirbel und Streit; sich dagegen zur Wehr setzen, bedeutet be-leben, eine Re-Animation der Gefühle. Für viele Menschen ist eben zum Leben ein sogenannter *Erfordernishochdruck (RR)* erforderlich. Fest steht, daß unsere heutigen Alten Überlebenskämpfer sind und demnach etwas zu kämpfen, zu arbeiten, zu leisten benötigen, um leben, weiterleben zu können.

Zur Verhinderung einer Überforderung wird die Kraft aus der sich das Leben wieder entwickelt, ihrer *Biographie* entnommen. Das heißt, wir verwenden absichtlich keine aktuellen Konflikte aus dem hier und jetzt, sondern bedienen uns alter und altbewährter Eigenschaften.

Dieser aktivierenden Pflege (wobei der Patient aktiv wird und nicht wir) gab ich den Titel: *»therapeutische Pflege auf den Grundlagen der Biographie«.*

Aktivierende Pflege auf der Station – Reizanflutung durch die Biographie des Patienten

Wie wir schon alle wissen, sind die heutigen alten Leute aus ihrer Lebensgeschichte heraus Muskelroboter und Lebenskämpfer. Der Leitsatz, nur wer arbeitet bis er umfällt, ist stark, ist in seinem Gedächtnis geprägt.

Diese Prägung: Ordnung, Arbeit und Pflichterfüllung geben Sicherheit, werden auf der Station weiter fortgesetzt. Das heißt, wir gönnen dem normalen Durchschnittspatienten keinen Spitalsurlaub, denn wer rastet, der rostet. Im Praktikum wird von uns mit ihm ein verbaler Pflegevertrag abgeschlossen. Langsam, in kurzen Sätzen, immer wiederholend, wird der Patient gefragt, »ob er wieder nach Hause will«. Bejaht er dies, wird der Vertragspunkt »2« eröffnet:

»Dann müssen sie aber ab morgen ihr Bett selber machen, sie dürfen dann diese Arbeit nicht einer Krankenpflegeperson überlassen. Dann müssen sie aber ihren Kasten und ihre Kleider selbst in Ordnung halten, nicht eine Pflegeperson damit belasten.«

Diese Mitteilungen, auch wenn sie der Patient gar nicht voll versteht, führen meist dazu, daß der Aggressionstrieb des Patienten wächst. Schließlich und endlich nimmt ja jeder Patient an, daß Pflegepersonen Diener sind. – Das ist ja nicht nur im Altgedächtnis gespeichert, es wird auch durch die Dienstkleidung signalisiert.

Natürlich müssen wir unseren Klienten und seine Verwandten informieren, weshalb und warum wir »nichts tun«, sondern »mit der Hand in der Hosentasche« helfen.

Ich gehe also von der Tatsache aus, daß jede Tätigkeit, die wir dem Patienten abnehmen wie Betten machen, frisieren, ausspeisen, etc., sein Los verschlechtern, da er stündlich zur Erkenntnis kommen muß, »daß er nichts mehr wert sei«, daß er dies oder das auch nicht mehr kann. Und diese Vorgänge verstärken nur weiter die Rückzugsphase.

Wenn er aber aufsteht und sein Bett selbst macht, hat er das Gefühl, etwas geschafft zu haben, etwas geleistet zu haben. Am Abend eines aktiven Tages ist er müde und benötigt keine Schlafmittel, die ihn am nächsten Tag bei neuen Aktivitäten ohnehin nur behindern würden.

Im übrigen, weil wir gerade beim Betten machen sind, fällt mir ein, sie nochmals daran zu erinnern, daß wir alles von unseren Patienten erlernt haben. Wir haben also nie die aktivierende Pflege erfunden, es gab sie immer; unsere Patienten mußten sie uns nur zeigen.

Beispiel:

Sie wissen, daß es bei der organischen Hirninsuffizienz im Alter sehr häufig zum Symptom der Wach-Schlafrhythmusstörungen kommt, daß heißt, die Klienten dösen am Tag und gehen in der Nacht geistern.

Betrachtet man sich wieder einmal die Biographie eines Patienten, stößt man auf die Tatsache, daß die heute 85jährige, ordnungsliebende Hausfrau in der Früh nach dem Verlassen des Bettes die Matratzen zum Lüften aufstellte und die Federbetten über das Fenster hing. So sahen auch alle Nachbarn, welch saubere Hausfrau sie ist.

Vorgezeigt und nachgemacht: Das heißt, daß wir bei pflegerischen Maßnahmen nichts anderes auf der Station zu tun haben als die tüchtige Hausfrau nachzuspielen: in der Früh werden die Matratzen aufgestellt – und kein Mensch kann sich mehr während des Tages niederlegen: ein gelungenes Rezept, Schlaf-Wachrhythmusstörungen in den Griff zu bekommen.

Natürlich schaut die Station etwas anders aus als eine übliche Geriatrie. Aber eine Geriatrie ist kein antiseptischer Operationssaal. Das heißt, ich brauche Leben auf der Station, da muß man es schon verkraften, daß meine Station manchmal als »Saustall« bezeichnet wird.

Und nun werden sie natürlich sagen, in einem Saustall möchte ich aber nicht leben. Sie sollen ja auch hier nicht leben. Sie sollen zu Hause leben. Sie sollen hier re-aktiviert werden, und zu diesem Zweck darf eben auch ein bißchen Unruhe auf einer Station herrschen. Ein Spital soll ein ungesunder Ort sein und ist es auch (LEODOLTER), aus dem man sich wünschen müßte, so schnell als möglich wieder wegzukommen.

Natürlich legen sich auch manchmal Patienten mit Schuhen ins Bett – aber das haben sie ihrer Biographie nach immer so gemacht, weil es in der Wohnung eben kalt war und keiner heizte.

Haben sie gewußt, daß alte Leute oft im Wintermantel in ihrer Wohnung sitzen, nie heizen, weil das zu kostspielig ist? Sie sind es eben so gewohnt. Komisch wird der Zustand erst dann, wenn solche Patienten einen extramuralen Betreuer bekommen. Diese Betreuer sind natürlich eine kalte Wohnung nicht gewöhnt und nun sollen sie sich in einer solchen plötzlich aufhalten? Und schon wieder drängt sich die Frage auf, gehört der Patient nicht doch ins Heim ??? – oder gehört nur die Betreuung weg, und schon ist wieder alles in bester Ordnung?

Bevor ich aber ins Philosophieren gerate, wollen wir uns wieder auf unsere aktivierende Station, in der die Patienten aktiv sind und nicht wir, zurückbegeben. Und weil wir beim Thema »Bett« stehen geblieben sind, machen wir hier weiter.

Es ist auch klar, daß die Patienten, auch solche mit neurologischen Erkrankungen, »allein essen«. Wer kennt nicht das typische Beispiel: Patient mit leichter Lähmung, ob spastisch oder schlaff ist egal, wird, da er nicht schnell genug essen kann, wie es die Schwester benötigen würde (das Geschirr muß ja zu einer bestimmten Zeit zurückgehen) gefüttert.

Zwei Stunden später aber kommt die Ergotherapeutin und lehrt den

Patienten, einen größeren Löffel zu halten und übt und übt. Ein Vorgang, der fast lächerlich anmutet, denn eine Stunde später, beim Essen, wird er ja schon wieder gefüttert.

Aktivierende Pflege

Es werden in diesem Fall eben drei Portionen statt einer aufgeschrieben – denn der Großteil des Essens wird nicht in den Mund gelangen – und immer wieder erhält der Patient eine nachgewärmte Portion. So übt er selbst, einen kleinen Löffel davon in den Mund zu bekommen.

Natürlich müssen sie den Patienten darüber aufklären, daß er sich voll Spinat machen wird, da er ja .....; aber eines Tages hat er von den drei aufgeschriebenen Portionen eine selbständig gegessen.

Die schwierige Arbeit kommt aber erst! Dann nämlich, wenn den Verwandten, die kurz nach der Mittagszeit auf Besuch kommen, erklärt werden muß, warum der Patient voller Spinat ist. Wenn hier die Pflegedienstleitung nicht mitspielt, gibt es keine aktivierende Pflege.

Zum Bett und zum Patienten gehören auch alle Kleinigkeiten, die er gewohnt ist. Es darf daher erst gar keine Frage darüber erwachsen, ob der Patient XY, der etwas desorientiert ist, seine Geldbörse, sein eigenes Kopfkissen, sein eigenes Gebiß usw. behalten darf.

Eigentlich darf er das alles auch verlegen. Dieses Recht steht uns allen zu. Gerade die eigene Geldbörse verkörpert Macht, verkörpert Eigentum und Eigenverantwortlichkeit und wirkt lebenserhaltend.

Und da wir immer noch beim Thema Krankenbett sind, möchte ich auf gar keinen Fall vergessen, daß

- geriatrische Menschen immer schon ein eigenes, individuelles Schlafbedürfnis hatten. Der ältere Mensch kommt zumeist schon mit vier Stunden Schlaf pro Nacht aus. Der Anstaltsschlaf ist aber mit zwölf Stunden von 19.00 bis 7.00 Uhr festgesetzt. Wie soll das gutgehen?
- ein Bäcker um 2.00 Uhr morgens aufsteht, muß ich doch niemanden sagen. Das weiß jeder! Nur wir nicht. Denn, wenn ein 85jähriger Bäkker bei uns geistert, dann bekommt er statt »Arbeit« Mogadon.
- es in manchen Heimen noch üblich sein soll, daß man nicht auf individuelle Kissen, auf runde, eckige, schöne und verschmuddelte Rücksicht nimmt.

Wie sie also aus dem Thema »Krankenbett« schon ersehen konnten, musizieren wir nicht, basteln wir nicht, wie es manchmal üblich sein soll, sondern wir gehen von der Tatsache aus, daß ein alter Mensch im Altgedächtnis lebt, wir also seine Lebensgeschichte noch vor seinen Befunden kennen müssen, um eine gezielte Betreuung durchführen zu können.

Wer von uns denkt schon daran, daß eine jetzt 90jährige Greisin ein-

mal eine gute Skifahrerin war und dies auch heute noch könnte, obwohl sie desorientiert erscheint?
Wer von uns traut einer 80jährigen, fast blinden Frau zu, daß sie einmal Englisch unterrichtet hat und dies heute noch für andere Patienten könnte?

Meiner Arbeit liegt folgende Überlegung zugrunde. Der Alte Mensch lebt im Altgedächtnis. Sein Neugedächtnis ist insuffizient bis kaputt ... ich meine, daß sie mir bei diesem Satz recht geben werden, und er eigentlich keiner weiteren Diskussion bedarf. Auch ich nahm mir diesen Satz zur Grundlage meines Handelns und frage immer erst nach der durchschnittlichen Lebensbiographie einer heute 85jährigen, und wenn wir die Schicksale zusammenzählen, kommen wir fast immer etwa auf diesen gemeinsamen Nenner: Die heute 85jährige blickt zurück auf einen zu Ende gehenden ersten Weltkrieg, eine Hungersnot, Arbeitslosigkeit, einen zweiten Weltkrieg, drei Kinder, und einen sich in Kriegsgefangenschaft befindlichen Mann, ... aber gebastelt, musiziert und einer Freizeitbeschäftigung nachgegangen ist sie nicht, weil ihr nie langweilig war, weil sie keine Zeit zur Muße hatte.

Auf den Grundlagen dieser an sich banalen und einfachen Überlegung entstand, wie schon oft betont, mein Konzept, so daß wir nun in der Aktivierung auf der Station praxisrelevant fortfahren können.

Wenn also der Patient den verbalen Pflegevertrag akzeptiert hat, sein Bett so gut oder so schlecht wie möglich selbst macht, gehen wir daran, Lebenstrieb und Lebensinteresse aus der Biographie zu wecken:
Durchblättern von alten Ansichtskarten und Photoalben, die Besucher zur Besuchszeit mitbringen, sind Erinnerungen an die Jugend, wecken Emotionen und sind ein guter Einstieg für Gespräche und dafür, daß wir »sein Leben erkunden wollen«.
Erzählungen, die der Patient uns gibt, bringen uns seinem Leben näher und werden zur Animation herangezogen.
Dabei erfahren wir, welche Tätigkeiten, welche Neigungen unser Patient hatte, als er 25 oder 30 Jahre alt war. Gerade die Tätigkeiten, die in den Prägungszeitraum unseres Patienten fallen, sollten als effiziente Re-Aktivierungsmaßnahmen herangezogen werden.

Jemand, der früher Englisch-Nachhilfe erteilt hat, sollte, selbst wenn er paranoid und desorientiert ist, wieder dazu herangezogen werden, besser dazu gebeten werden, sein Wissen weiterzugeben, an uns oder an andere Patienten (Alkoholiker, Psychopathen), Englisch zu lehren. Dies muß nicht ein perfektes Englisch sein, sondern Hilfe zum Neu-Aufbau seiner Person sein.

Eine heute 80jährige, die vor vielen Jahren in einem Variete als Tänzerin auftrat und daher schminken kann, sollte ersucht werden, ihre im Bewußtsein tief verankerten Wissenspotentiale an Junge (Süchtige oder Schwestern) weiterzugeben und so kann ein Schminkkurs im Tagesraum abgehalten werden. Sie, die heute 80jährige zeigt uns jungen Unerfahrenen, wie es »gemacht wird«. Alter kommt wieder zu Ansehen: sie ist jemand, sie ist unsere Schminkexpertin.

Ich glaube, daß anhand dieser kleinen Beispiele klar ersichtlich geworden ist, worum es geht was wir beabsichtigen, und was schließlich und endlich auch hilft.

Bei vielen Gelegenheiten habe ich mich gefragt, warum sich manche Damen mit deprimierender Biographie nicht schon lange aufgehängt haben, warum sie am Leben blieben -ohne dazu zu leben? Wieder ist es ganz etwas einfaches, etwas Banales, das anscheinend nur der Praktiker kennt.

Das »Essen«

Wie schon gesagt, lebt man mit einer Energiequelle, die sich Trieb nennt, und unbestritten ist der Nahrungstrieb (das Besorgen, Verarbeiten und Verzehren von Nahrungsmitteln) eine Energiequelle, die enorm tragend ist.

So wie man über den Sexualtrieb in manchen Situationen nur reden, phantasieren oder ihn in der Illusion erleben kann, kann man auch den Nahrungstrieb aus der Vorstellung und der Phantasie leben.

Manchmal läuft auch die Pflegeforschung verschiedene Wege. So lernte ich einmal im Zug bei der Heimreise von einem Krankenpflegekongreß einen Historiker kennen, der sich insbesondere mit der Geschichte des Nationalsozialismus befaßte. Beschlagen in diesem Fach, erfuhr ich folgende, zu meiner Trieb-Lebenstheorie passende Quelle:
In der Sorbonne liegen Kochrezeptesammlungen, die von Soldaten aus dem zweiten Weltkrieg in Gefangenenlagern niedergeschrieben worden sind. Diese armen, rachitischen, fast verhungernden Personen haben sich am Leben gehalten, indem sie mit letzter Kraft schriftlich Kochrezepte austauschten (wer kennt die beste Zwiebelsuppe?).

Das war das Elixier, daß sie über die schwere Zeit am Leben hielt. Triebersatzfunktionen im Sinne von Aufschreiben, darüber philosopieren, phantasieren, sind also lebenserhaltende Funktionen.

Sie sehen, allein über Essen zu reden, ist lebenserhaltend, ist Energie. Die praktische Schlußfolgerung meiner Forschung ist demnach, »alte Frauen mit einer mißlichen Lebensgeschichte sind noch immer auf der Welt und erfreuen sich dieser, da sie immer schon und ein Leben lang *»die beste Köchin weit und breit«* waren«.

Wenn dies aber so sein sollte, dann müßte doch Reden, Handeln und vor allem Kochen als Animationsprogramm hier an erster Stelle stehen und müßte doch dies zum System ausgebaut werden, dachte ich – und führte es in die Praxis ein.

Heute ist es so, daß wir unsere Patienten, uns zuliebe, in ihren Wohnungen für uns kochen lassen (Trainingsprogramm). Natürlich nicht in einer Probeküche des Spitals, denn wenn eine Patientin nach Hause rehabilitiert werden soll, dann muß sie natürlich auf ihrem alten Herd, mit dem oft schon rostigen Kochgeschirr kochen und nicht in einer sterilen, mit vielen Druckknöpfen versehenen chromblitzenden Anstaltsküche.

Natürlich, wenn mein Endziel nicht die Rehabilitation in die Wohnung ist, sondern der Klient auf meiner Station bleiben soll oder will, ist die Spielerei in der Spitalsküche besser als gar nichts, denn Reizanflutung ist Reizanflutung, auch wenn sie nicht das Ziel der Restitutio ad integrum bringt.

Zu Beginn der Re-Aktivierung, also noch auf der Station, wenn der Patient aus irgendeinem somatisch bedingten Grund noch nicht kochen kann, da er nicht einmal gerade stehen kann, versuchen wir ebenfalls die Energiequelle »Nahrungstrieb« als Weckamin zu verwenden.

Wir ersuchen unsere Patientinnen, sie mögen uns doch zuliebe ihre erprobten alten Kochrezepte aufschreiben oder uns diktieren.

»Frau XY, ich habe gehört, daß sie einmal eine prima Wirtshausköchin waren. Könnten sie nicht mir zuliebe so ein Rezept über böhmische Germknödel aufschreiben?«

Die Patientin wird sofort der Emotion verfallen und zu sich vielleicht sagen: »Mein Gott, mein Pfleger, der arme Kerl, sicher hat er zu Hause so ein Weibchen mit roten Fingernägeln sitzen, die nicht kochen kann. Ich muß ihn vor dem Hungern bewahren.«

Aus dieser oder einer ähnlichen Emotion heraus wird nach gutem und langem Zureden, denn diese Patientengruppe hat meist den Nachteil, daß sie eine mangelhafte Schulbildung haben und daher kaum schreiben können und wenn sie schreiben können, oft noch in Kurrentschrift die Texte abfassen.

Das heißt übersetzt: »Animation aus der Biographie« ist das Aufschreibenlassen von Kochrezepten, um Lebenstrieb und Lebenssinn zu geben.

Wenn man dann – und das darf man nicht vergessen – nach zwei bis drei Tagen wieder auf die Station kommt und der Patientin mitteilt, daß man anhand ihres Kochrezeptes diese oder jene Speise nachgekocht hat und es »ganz traumhaft« geworden ist, hat man das Selbstbewußtsein seiner Patientin um vieles gehoben, ohne eigentlich mit ihr wesentliche Arbeit gehabt zu haben.

Man hat ein Selbstbewußtseinstraining, ein Überlebenstraining durchgeführt, das kaum mit Medikamenten überboten hätte werden können.

Wir jungen, unerfahrenen Leute haben von unseren Alten gelernt. Sie haben uns etwas gelehrt aus ihrer reichen Erfahrungskiste.

Heute, nach einigen Jahren, habe ich dieses »Kochrezept-Animationsprogramm« weiter ausgebaut und kann nun einige statistische Erfahrungsdaten weitergeben, so zum Beispiel wird heute die »Kochrezept-Pflege« zur *Differentialdiagnose* herangezogen. Wenn man einem frisch aufgenommenen, derzeit total desorientierten Patienten die Dauerfrage, das Dauerersuchen um ein Kochrezept stellt, wird nach cirka ein bis zwei Stunden ein wildes, unorientiertes Geschreibsel entstehen. Ersucht man nun diesen Patienten nach einigen Wochen Trainingspflege neuerlich um ein Rezept, kann man differentialdiagnostisch erkennen, ob sich das Hirn des Menschen wieder ordnet, da sich das Schriftbild ordnet oder aber bei Morbus Parkinson vergrößert.

Ich kann mich dabei an eine sehr typische Situation erinnern, die ich hier in Kurzform wiedergeben möchte.

Beispiel:
Eine total verwirrte Patientin wurde von mir andauernd (über zwei Stunden) aufgefordert, ein Schnitzelrezept zu schreiben. Nach drei Stunden hatte ich einen Zettel in der Hand, auf dem kreuz und quer nur Brösel zu lesen stand. Es war Schnitzel ohne Fleisch, Salz, Ei und was sonst noch alles dazu gehört hätte.

Nach einigen Wochen Spitalsaufenthalt und zwei Wochen Wohnungsaufenthalt erhielt ich auf einmal ein sehr schönes und geordnetes Kochrezept. Die akute cerebrale Dekompensation aufgrund eines Wassermangels war behoben.

Sie können sich sicher vorstellen, daß das Wort »Brösel« mein Interesse geweckt hatte. Warum, hatte die ehemals sehr Desorientierte nichts anderes auf dieses Rezept geschrieben? Dazu befragt, gab mir die Patientin folgende Antwort:
Sie lachte zunächst und erzählte mir dann: Ihr schon lange verstorbener Mann wünschte sich von ihr nur Brösel, die durch das Reiben von alten Brötchen mittels einer handbetriebenen Bröselmaschine hergestellt wurden. Sie aber haßte das Bröselreiben und sei so auf dieses emotional negativ gefärbte Bild sehr stark fixiert gewesen.

Wie auch immer, Kochrezepte als Animationsprogramm stellen für mich ein großes Potential an Lebensweckaminen dar.

Differenzierung
Ich habe schon immer rein gefühlsmäßig die Vermutung gehabt, daß es gewisse Unterschiede geben muß zwischen jenen Menschen, die im Alter im Pflegeheim oder jenen, die im Alter auf der Geronto-Psychiatrie abge-

Psychiatrisches Krankenhaus
der Stadt Wien — Baumgartner Höhe

Aufn. Zl.	Eintritt	NAME:	Geb. Dat.	Diagnose:	Pav.:

geboren 1903

[illegible] [illegible] 1903
Apfelstrudel [illegible] [illegible]
Wasser-Fett [illegible] Zucker Fett
Rosinen Apfel
[illegible] 1/2 Stunde backen

depressiv – (ohne Brille geschrieben! – CAVE)

Aufn. Zl.	Eintritt	NAME:	Geb. Dat.	Diagnose:	Pav.:

geboren 1905

1 Karradl hätt am liebsten
mit Salat, eine Fleischsorte.
Kochsalat ~~mit~~ Salzkocher mit
Knoblauch kochen und einen Rahm dazu
geben.

10 dkg Mehl
1 Ei
10 dkg [illegible].
Zucker
} = mittlerer Kuchen

Verwirrtheit

lagert werden. Anhand des Kochrezepte-Animationsprogramms habe ich schon einige und zwar treffende Aussagen machen können.

Zu Beginn einer Erfindung oder Entdeckung und ihrer Erprobung stellt man sich natürlich vor, seine eigene Erfindung müßte überall und immer klappen. Doch das täuscht. Eines Tages wurden meine Rezepte weniger, die Patienten der Psychiatrie weigerten sich: »ich habe keine Brille«, »ich habe nie gekocht«, »lassen sie mich mit dem Zeug in Ruhe«, kam als Antwort. Statt eines Rezeptes erhielt ich Beschimpfungen.

Für einen Erfinder nicht nur frustierend sondern auch ärgerlich. So ging ich daran, meine Kochrezepte-Therapie in Altersheime und auf interne Stationen zu verlagern.

Und siehe da, hier schrieben die Alten wie die Wilden drauf los. Was war die Ursache, daß die 85-jährige auf der Internen schrieb, die 85jährige auf der Psychiatrie manchmal auf mein Programm hustete?

Nachforschungen ergaben, daß fast alle heute geronto-psychiatrischen Patienten schon immer auffällige Menschen waren und meistens heimgeschädigt (Tbc, Fürsorgefälle, Langzeitpatienten) waren. Das heißt, sie kochten nie, sie wurden bekocht. Sie arbeiteten nie, sie ließen den Sozialdienst für sich arbeiten. Geronto-psychiatrische Patienten landen im Alter meist nicht umsonst auf der Psychiatrie. Sie landen dort aufgrund einer langen Patientenkarriere.

Schließlich und endlich kann wieder nur die liebe, arbeitsame Mutti zur arbeitsamen, pflichtbewußten Animation herangezogen werden. Der immer arbeits-unwillige Patient hingegen, scheidet auch bei dieser lebensbejahenden Therapie fast aus.

Seltsamerweise kann man außer den »arbeitsunwilligen« Tbc- und Heimgeprägten noch eine andere psychiatrische Gruppe entdecken, eine Gruppe, die man wohl kaum auf der Psychiatrie erwarten würde. Es handelt sich um stark auftrumpfende Damen, für die immer schon der »schwache« Mann kochte... Eine Patientengruppe also, unter denen der Mann eigentlich ein Leben lang der »Patient« war, das im Sinne der Aktivierung.

Unterschiedliche Prägungen in unterschiedlichen Zeitepochen

Wie sie schon gelesen haben, wollen wir Streit-Bewegung in unsere Patienten bringen. Dieses Unternehmen kostet Kraft; wer kann schon wirklich mit alten Leuten hadern; so kam mir eines Tages wieder einmal der große Verbündete »Zufall« zu Hilfe.

Eines Tages setzte ich, durch reinen Zufall bedingt, zwei meiner Patienten im Tagesraum zusammen und ersuchte sie um ein Kochrezept.

Ich allerdings verzog mich anschließend in den Sozialraum auf eine Tasse Kaffee. Nach ca. einer halben Stunde drang heftiger Streit an meine Ohren. Die Damen im Tagesraum stritten sich. Sie stritten sich um die Zubereitungszutaten von Mehlspeisen. Nun war das ersten einmal eine tolle Sache, daß man Patienten zusammensetzen kann, und diese erregen sich gegenseitig so, daß wir als Animateure aus dem Spiel sind. Es brachte aber auch für die die Erkenntnis und Erleuchtung, daß eben ganz unterschiedlich in der Zeit vor, in und nach dem ersten Weltkrieg gekocht wurde.

In der Zeit vor dem ersten Weltkrieg wurden in der Mittelschicht Nahrungsmittel mit enorm vielen Zutaten erfunden: Guglhupf mit Rosinen, Nüssen etc.; Tafelspitz als teure, von den Zutaten her aufwendige Speise.

Im und nach dem Krieg waren Zutaten rar, so daß andere Nahrungsmittel erfunden werden mußten: Blechpfannen-Kuchen – das sind die flachen Dinger, wo man nur ein paar Zwetschgen oben drauf legt, – und fertig ist der Kuchen.

Da wir gerade beim Essen sind, möchte ich noch einige Punkte nebenbei anregen oder in Erinnerung rufen:

- der Patient kümmert sich selbst um sein Essen;
- auch neurologische Patienten mit extrapyramidalen Störungen versuchen selbst zu essen (drei Portionen aufschreiben statt einer);
- da die Sinne nachlassen, essen alte Leute lieber schärfer gewürzte Speisen. Schonkost ist gut, aber bringt die Leute um, schrieb einmal ein Arzt;
- unsere Alten können auch ein Nachholbedürfnis aus ihrer durchlebten Nachkriegszeit haben, so daß sie mehr essen, als gut ist. Vorsicht bei Diabetikern!
- Geburtstagsessen liefert Persönlichkeitsaufbau

Feste auf der Station

Wenn schon »Reklamebeglückungen« stattfinden müssen, so sollen sie wenigstens ein bißchen auf unsere Patienten zugeschnitten sein, um wenigstens ein wenig animatorisch wirksam zu werden.

Man kann den heute Alten nur Heurigenlieder und Evergreens aufspielen. Moderne Schlager, die die Pfleger auf Platte zu Hause haben, sind zwar für diese selbst »Spitze«, lassen aber höchstens eine »Patientenflucht« bemerken.

Weihnachtsfeste

Würde ich auf alle Fälle durchführen, da sie im Altgedächtnis Folklorecharakter besitzen und die kindliche Zone der Seele anregen. Jeder kennt das Schimpfen vor der Weihnachtsfeier: »nächstes Jahr nicht mehr«, aber jeder stürzt sich wieder auf das große Familientreffen.

TV oder nicht TV

Wenn sie sich erinnern können oder mich schon referieren hörten, werden ihnen die Sätze: »mit Alten langsam zu sprechen«, »eine gute Klinik erkennt man daran, daß die Pfleger sich Zeit lassen, nicht aber an der baulichen Ausstattung«, bekannt vorkommen. Der Mensch ist so alt wie seine Adaptionszeit. Daher ist das TV-Spiel für abgebaute Patienten meist zu schnell – ist der Film aus, wissen sie den Anfang nicht mehr; trotzdem führt das Ganze zu einer Reizanflutung, aber nur dann, wenn man wenigstens gut sieht. Ich möchte daher empfehlen, TV-Sendungen im Arena-Prinzip (Sitzordnung) durchzuführen.

Zweifelsohne steht fest, daß die wesentlich langsamer ablaufenden Schattenspiele eine idealere Unterhaltungsmöglichkeit darstellen würden. Das sollte das »Animationspersonal« einmal überdenken.

Auch eine Kommunikationsecke, die »an früher erinnert«, und dies wird sicherlich regional verschieden sein, würde ich installieren, wenn ich meine Patienten als Dauerpatienten behalten müßte und damit versuchen, eine Verbesserung ihres Befindens zu erreichen.

Als weitere Reizanflutungsmaßnahme würde ich mich an FISCHERS »Gehirnjogging« halten, der in diesem seinen Buch auf Präventionsmaßnahmen empfiehlt und zu diesem Zweck folgende Berechnungen aufstellte:

- Musik hören: fördert die Hirndurchblutung um 20 %;
- sprechen lassen: fördert die Hirndurchblutung sogar um 70 %;
- Kopfgymnastik: verbessert die intercraniale Durchblutung und ist somit als therapeutisches wie als prophylaktisches Mittel gut geeignet;
- Briefe schreiben lassen: ist allerdings wieder in unserer praktischen Arbeit gewachsen, daß heißt, wir fordern unsere Patienten auf, mit ehemaligen geriatrischen Patienten, die sich wieder in der Wohnung befinden, einen Schriftverkehr zu eröffnen. Ich brauche sie wohl nicht erinnern, wie wertvoll aus unserer Biographie, wie emotional effizient für uns die »Post« ist. »Wer Post erhält, ist einer, um den sich jemand kümmert. Er ist nicht vergessen von den anderen.« Ebenso kann ich ihnen empfehlen, Patienten von Zeit zu Zeit aus ihrem Urlaub etc. zu schreiben. Dadurch vermitteln sie eine echte, tragende Freude.

Der Ton macht die Musik

Sehr oft steht man vor dem Phänomen, schimpfen zu wollen, aber freundlich sein zu müssen. Ein inneres Dilemma, das nicht ohne weiteres verdrängt werden kann.

Aber es muß ein ernstes und vernünftiges Gespräch nicht unbedingt ein »böses« sein. Es wird nur von einer bestimmten Gruppe von Menschen so erlebt, eben von jener Gruppe, die wir betreuen, von Menschen, die ein

Leben lang Freundlichkeit vortäuschen mußten, da sie sich anderes nicht trauten.

Ich würde aber trotz allem empfehlen, den geriatrischen Pateinten entschieden im Erwachsenen-Ich anzusprechen. Übrigens, das sind sie gewöhnt. Der »Chef« oder ein anderer, der etwas zu sagen hatte, schlägt auch einen härteren Ton an. Man erwartet sich solches sogar.

Außerdem möchte ich nicht vergessen, sie daran zu erinnern, daß im verhaltenstherapeutischen Moment auch eine »negative Zuwendung« Zuwendung ist und manche Patienten ganz wild um Negativ-Zuwendung betteln. Alkoholiker und Psychopathen sind manchmal bösartig und werden dafür gerügt und erhalten so eine negative Zuwendung, denn eine positive Zuwendung war infolge ihres Verhaltens nicht möglich.

Zusammenfassend sei gesagt: Jede Pflegeperson muß in der Lage sein, ihren Patienten mitteilen zu können, was sie für ihn tut, was sie aber auch nicht tut.

Der Patient muß aufgrund unserer Sprechweise darauf kommen, daß wir ihn nicht verhätscheln, sondern sein Bestes wollen, indem wir für ihn nichts machen (helfen mit der Hand in der Hosentasche); daß dies einen langwierigen Ausbildungsweg benötigt, muß ich ihnen nicht mehr sagen. Versuchen sie es nur!

Warum soll nicht ein ehemaliger Kunsttischler auf der Station die Sessel reparieren? Warum soll nicht ein Bauhilfsarbeiter, der als Hobby fischen ging, mit einem Pfleger an die Gewässer fahren? Ich finde, dies ist ein Dienst am Kranken!

Um Aktivierungen auf den Grundlagen der Biographie durchführen zu können, sollte man als Grundlage folgende Punkte beachten:

- Ich muß meinen Klienten wertfrei akzeptieren, als das, was er ist. Ich muß ihn mit seinen psychischen Anfälligkeiten leben lassen, am Leben lassen und das zu Tode pflegen einstellen.
- Ich muß eine positive Übertragung durch Selbstpräsentation erreichen. Der Pfleger muß daran glauben, daß sein Patient nach Hause geht, muß glauben, daß er durch die Biographie seines Klienten dessen Befinden verbessern kann.
- Der Patient hingegen kann die Echtheitskriterien meiner Bemühungen oder Nicht-Bemühungen messen. Er mißt sie am Ton und am Tonfall meiner Stimme. Es gibt unterhaltsame Versuche, in Krankenhäusern Gespräche auf Tonband aufzunehmen und sie dann den betreffenden Pflegepersonen vorzuspielen. Furchtbar, wie manche Leute »infantil« mit ihren Klienten sprechen.
- Ich muß die Zeitgeschichte meiner Klientel erkennen und erfahren. Deshalb werde ich auf den nächsten Seiten Zeitgeschichtliche Feed-

backs widergeben, um das Verständnis für diese Generation zu verbessern.

Es gibt natürlich eine Unmenge von Animations-Programmen, die sie in den verschiedensten Büchern nachlesen können.

Die Biographie unserer Patienten

Wie sie schon aus den anderen Kapiteln erlesen konnten, toleriere ich (als hauptsächliches pflegerisches Ziel) das Altgedächtnis, das Altverhalten meines Klienten und werte es auf keinen Fall als Symptom.

Die Aktivierung mittels der Biographie des Patienten ist nicht nur bedeutsam aus der Tatsache heraus, daß Patienten im Altgedächtnis leben, sondern auch, daß es kaum möglich ist, Korrekturen eines Lebenslaufes nachträglich durchzuführen. Jeder Mensch macht immer wieder dasselbe, dieselben Fehler und Verhaltensstörungen wiederholen sich.

Es steht auch fest, daß alte Menschen, die zur gleichen Zeit aufgewachsen sind, derselben Generation angehörten, daher zur selben Zeit ihre Lebensgeschichte erlebten, auch dieselben Lebenserfahrungen gemacht haben, dennoch in der Suche nach Glück, Geld etc. jeder für sich in ihrer eigenen, einmaligen Weise reagierten und demnach ein unterschiedliches Verhalten an den Tag gelegt haben.

Kurzabriß einer Wiener Durchschnittsgeschichte

Geburtsjahr: 1900; Prägung: um 1920; heute: 87 Jahre:

Geschichtlich

Nach dem Ersten Weltkrieg blieb von der großen k.k. Monarchie ein kleines Restösterreich. Kein Mensch wußte, wohin, wie das Leben weitergehen sollte. Wer überleben wollte, mußte *Lebenskämpfe* aushalten und *Überlebenstechniken* beherrschen. Durchschnittlich gab es nur 1,5 Kilo Brot pro Woche zu essen, aber auch für diese eineinhalb Kilo Brot mußte man bald, bedingt durch die Inflation fast alles verkaufen, was man hatte. Die Gewinne lagen bei den Hausherren. Wer kennt nicht den bei unseren Patienten oft fixierten Zorn auf die »reichen« Hausherren, auch wenn sie das heute oft nicht mehr sind, – »Die Wucherer, diese Blutsauger, die nehmen uns alles und lassen uns verhungern. » Da man sich eine Wohnung kaum leisten konnte wegen des hohen Mietzinses und Wohnungen auch nicht in genügendem Ausmaß vorhanden waren, mußte man sich Bettgeher einquartieren. Es ist für uns heute unvorstellbar, daß bis zu zehn Leute auf Zimmer-Küche hausten, daß ein Mensch aus einem Bett aufsteht, und sich der andere, der gerade nach Hause kommt, in das noch warme Bett legt, besser gesagt, wie tot hineinfällt.

Wenn man sich diese kurze Beschreibung aus dem Leben eines Arbeiters durchliest, kann man schon eher begreifen, daß sie heute unter einer verwahrlosten Wohnung etwas ganz anderes verstehen als wir.

Natürlich waren diese harten Zeiten gleichzeitig goldene Zeiten. Denn ein Schnitzel mit Salat kostete einen Schilling. Man darf aber nicht vergessen, daß der Durchschnittsmensch, den wir heute betreuen, diesen Schilling kaum jemals sah. Erkennen sie vielleicht den Unterschied zwischen bürgerlichem und proletarischem Leben? Können sie sich vielleicht vorstellen, daß diese Menschen keine besondere Schulbildung erfahren konnten, und daher heute kaum schreiben können, daß sie Hier- und Sitzenbleiber waren, da es in der Schule höchstens warm war. Können sie sich aber vielleicht auch vorstellen, daß einige unserer Patienten noch immer gerne hierbleiben? Daß wir sie daher nicht rehabilitieren können, weil sie im warmen Nest des Spitals bleiben wollen und Angst vor draußen haben, Angst haben vor ihrer Vergangenheit? Können sie sich vorstellen, daß der Mensch mitunter ohne Schuhe im Winter gehen mußte – wir schlagen heute einen riesigen Wirbel, wenn er keine Hausschuhe anhat. Das der Mensch *Brotberufe* vor den Augen hatte und das Wort »Brot« als Lebenssinn betrachtete?

Biographisches Verhalten

Es ist daher leicht begreiflich, daß unsere heute 87jährigen etwa folgende Eigenschaften haben müssen: sie schreiben wenig, lehnen sich gegen unsere Rezept-Schreiberei auf, da sie nicht schreiben können, nicht, weil sie nicht schreiben wollen. Daß sie gerne hospitalisieren, denn hier ist es wenigstens warm, sie haben ein eigenes Bett. Daß sie Licht sparen und in der Wohnung versuchen bei einer zwanzig-Watt-Lampe zu lesen? Daß sie auf ihren wohlgemeinten Rat »Drehen sie doch alle Lampen von ihrem Lüster auf, dann sehen sie besser beim Lesen«, nicht nur verzichten, sondern sich über den Vorschlag noch ärgern, denn sie sind ein Verschwender, sie sind ein Hausherrentyp in ihren Augen. Sie werden auch verstehen, daß ihre Kleidung auch heute noch aus sogenannten »Immer noch brauchbaren Fetzen« bestehen muß. Sparen, Überleben, Hamstern für noch schlechtere Zeiten ist die Devise. Wer von uns kennt nicht die Dame, die im Wintermantel im Bett sitzt, friert, aber bei Gott nicht auf die Idee kommt, zu heizen, obwohl über 100000 Schilling erspartes Geld unter der Matratze versteckt liegen? Bei dem Vorleben, bei diesem Erleben wundert mich nichts! Wenn ein Mensch aus seinem Altgedächtnis heraus heute wieder wie im Jahre 1920 lebt. Da liegen sie doch falsch mit ihrer übertriebenen Vorstellung vom Leben: ein Bad, ein Auto, eine Lampe mit einigen 100-Watt!

Geburtsjahr: 1910; Prägung: um 1930; heute: 77 Jahre

Geschichtlich
Etwa um 1930 kommt zu den sowieso schon schlechten Lebenbedingungen die Weltwirtschaftskrise hinzu. Die stetige Gefahr, die ohnehin schon schlechtbezahlte Arbeit zu verlieren, wird zur Sorge Nummer eins. Demutshaltungen, Unsicherheiten, Lügen, ein bißchen links ausgerichtet sein, Betteln in untergebenen Positionen waren an der Tagesordnung. Lumpen sammeln, Koks ausklauben war alltäglich. Straßenmusikantentum und Bettlertum gelangten zur Hochblüte. Die, die Arbeit hatten, mußten mit enormer übermenschlicher Anstrengung versuchen, weiter zu arbeiten – bis sie umfielen. Können sie jetzt die Handlungen ihrer Patienten besser verstehen. Ahnen sie nun, daß unsere Klienten:
Führer-orientiert handeln, Autoritätsdenken besitzen und daraus natürlich auch unserem weißen Mantel brav folgen;
Angst hatten, Angst vor Verrat, Angst ums Überleben, diese Angst aber durch vermehrte Brotarbeit kompensieren konnten, denn wer Hunger hat, wer aktiv am Leben bleiben will, mindert seine Angst;
Kommunikation mit anderen ablehnten und ablehnen; die Angst vor anderen Menschen, vor Verrätern war zu groß und diese Zeit wiederholte sich zu einem späteren Zeitpunkt noch einmal. Können sie sich vielleicht vorstellen, wie unsere geriatrischen Patienten zu Arbeiten im Team stehen?
Daß *die Omi* in der *Großfamilie blieb*, da man sie als Heimarbeiterin unbedingt benötigte, auch dann noch, wenn sie inkontinent geworden war. Hier muß man unbedingt erwähnen, daß es eben einen großen Unterschied gibt zwischen jenen Personen, die in bürgerlichen Familien aufwuchsen oder hineingewachsen sind und jenen, die immer dem unteren Stand angehörten und demnach von der »lieben Omi im trauten Heim schwärmen;
Daß *Hamstern überlebensnotwenig* war – und im Altgedächtnis auch heute noch so sein muß. Daß alte Semmeln, Würste mit Salmonellen nicht weggeworfen werden dürfen, weil es morgen schon vielleicht überhaupt nichts mehr zu essen geben wird? Daß der Zorn auf Menschen, »die alles haben, wo ich nichts habe«, fest gespeichert ist in ihrem Emotionsverhalten? Wer kennt nicht die Sprüche unserer Patienten: »die neben mir, die hat ja alles, einen Mann, Geld, Essen, ich aber ....«
Daß *man Haß hat gegen andere*; es konnte eben kein Mensch seinen Neigungen und Hobbys nachgehen. Solches führt zu Neid und Haß jenen gegenüber, die es konnten.

Als Beispiel könnte ich meine Patientin F. K. erwähnen, eine Frau, die um jeden Preis Pianistin werden wollte – und auch das Talent dazu beses-

sen hätte. Die Weltwirtschaftskrise zwang sie aber dazu, Arbeiterin zu werden. Nach vielen Jahren wollte sie ihre versäumte »Karriere« nachholen und schaffte dies natürlich nicht mehr. Ihr Haß gegen heute berühmte Klavierspieler ist enorm.
– Daß *»ihre Lieder«*, ihre Musik, – sie kennen doch die traurigen Wienerlieder, die immer ums Sterben gehen, die immer nur erzählen, daß es einmal besser werden wird, – musikalische Ersatzhandlungen darstellen?

Geburt: 1914; Prägung: 1934; heute 73 Jahre

Geschichtlich
Zu all dem Elend entstanden politische Bürgerkriege, die christlich-soziale Heimwehr kämpfte gegen den roten sozialistischen Schutzbund; – Bürgerkrieg 1934! Wer kann sich da nicht vorstellen,
daß der *Haß zwischen Roten und Schwarzen* noch immer existent ist? In der Praxis heißt das, daß sie nur eine politisch »falsche« Zeitung in der Tasche haben müssen, und schon von ihren Patienten als Feind, als Gegner entlarvt sind;
Daß man sich versteckt, verkriecht und beim Klopfen an der Tür nicht öffnet: *Mißtrauen zu allem und zu jedem* sind üblich. Nicht auffallen ist Pflichtübung, ist Überlebenstraining. Besser ist, man beschuldigt andere: dann ist man selbst aus dem Schneider und überlebt wieder für einige Stunden. Wer kennt nicht den Patienten, der ins Bett macht, seinen Stuhl dann über mehrere Betten weit schießt und die Nachbarin beschuldigt, ins Bett gemacht zu haben. Ist das vielleicht noch unverständlich?

Geburtsjahr: 1918; Prägung: 1938; heute: 69 Jahre

Geschichtlich
In der gleichen Art ging es eigentlich weiter. Denn kurz nach dem Ersten Weltkrieg begannen schon die Einleitungsversuche zum Zweiten Weltkrieg. Man war ja schon trainiert. Trainiert auf nicht selbständiges Denken, aber auf selbständiges Überleben. *Druck* und *Angst* waren die Leitmotive des Überlebens. Eine umfassende deutsche Erziehung zum Pflichtbewußtsein trat ein, Frauen wurden zu Gebärmaschinen, Frauen gingen in den Arbeitsdienst und wurden »wer«. Im Turnerbund konnte man sogar Vorturnerin werden, wenn man hart genug war, wenn man genug Grips dazu hatte. Wer nicht in den Arbeitsdienst wollte, heiratete eben.

Wer versteht nun noch immer nicht,
daß *das gewünschte Tochter-Mutterverhalten* nicht immer das beste ist? Töchter waren da, nicht weil man sie brauchte, liebte, sondern weil es

nicht nur Söhne gab, die das Regime brauchte. Töchter nahm man hin. Es ist doch nur allzu verständlich, daß diese Töchter heute nicht unbedingt die Aufopferung für die Mutter aufbringen werden, die diese von ihnen erwartet;
daß es *ganz böse, alte Weiber gibt*, jene also, die in einer Munitionsfabrik als Vorarbeiterin die treibende, antreibende, befehlsgebende Kommandoführerin war, kann sich kaum heute darauf umstellen, eine liebe Oma zu sein. Ebenso jene nicht, die im Zweiten Weltkrieg ihren Mann stehen mußten, weil ihr Mann an der Front war, dort fiel oder in Gefangenschaft geriet. Sie mußten Strategien der Härte entwickeln, die sie nicht mehr ablegen können;
daß es eine *Unmenge von neurotischen Ehen gibt*, wo eben geheiratet wurde, weil man dadurch dem Arbeitsdienst entfliehen konnte. Daß dies nicht immer die glücklichste Verbindung wurde, können sie sich denken.

Diesem lückenhaften geschichtlichen Kurzabriß möchte ich gerne einige verschiedene Milieustudien zum besseren Verständnis gegenüberstellen. Milieustudien, die helfen sollen, zum Verständnis für unsere Patienten beizutragen.

Milieustudien anhand der Pflegedokumentation

Man muß mit den Patienten sprechen, statt über sie, denn die Vergangenheit kann Schatz oder Last sein.

Teamsitzung, Übergabe oder wie immer auch dieses Forum heißen soll, es spielt sich ungefähr so ab:
»Wie geht's dem Maier?« – »Heute ist er schlecht, mit dem kann man nichts anfangen.«
»Wie geht's der Müller?« – »Au weh, die Müller«, klagt eine monotone Stimme, »die kenn' ich schon lang, – immer gleich, die Frau.«
»Na, und die Patientin von Zimmer 5?« – »Ja, die wollen sie rehabilitieren, aber die geht nie! Ist ja direkt lächerlich, die Alte nach Hause bringen zu wollen!«

So oder ähnlich spielt sich das Wortspiel einer Weitergabe-Informationskette ab. Sie als Laie wissen natürlich nicht, wie es der Frau Müller oder der Frau Maier wirklich geht. Ich verrate ihnen hier, ich auch nicht.

Worte wie: »Na, der geht's schlecht«, – »oi je, die geht nie«, – »die kenn' ich schon 20 Jahre« ..., sind nämlich keine Aussage, sondern nur eine »Dienstübergabe«. Fragt man nämlich weiter »was verstehen sie unter schlecht?«, »was geht nicht?«, dann kommen wir zu ganz verschiedenen Aussagen, zu ganz unterschiedlichen Wirklichkeiten. Und welche stimmt???

Natürlich ist ein schlechtes psychisches Befinden nicht rehabilitierbar, nicht meßbar; psychische Spiele des Lebens sind nie meßbar, da sie eben mit Gefühlen verbunden sind und diese normalerweise uns Streiche spielen.

Da lobe ich mir schon die allgemeine Krankenpflege: die setzt ein Thermometer ein: wenn jemand 39,5 °C Temperatur hat, dann hat er sie, ob mir nun der Patient sympathisch ist oder nicht. Und wenn einer 100 °C plus (überspitzt) hat, dann hat er sie, ob ich ihn nun rehabilitieren soll oder will, nicht will oder nicht soll.

Psychische, psychiatrische Pflege beruht demnach auf der Beobachtungsfähigkeit und auf einer neutralen Einschätzung der jeweiligen Lage. Umso mehr ein Pfleger patho-psychologische Begriffe verwendet, umso eher kann man von wahrer Beobachtung und Mitteilung neutraler, objektiver Mitteilungen sprechen.

Notwendig dazu ist, daß der Pfleger wissen müßte, was er zu beobachten hat, welches Symptom bei einem Patienten auf den Grundlagen einer ärztlichen Diagnose und nicht auf Grund einer emotionalen Erwartung zu erhoffen ist.

Das heißt, psychische Krankenpflege beruht auf der Tatsache einer objektiven Beobachtung und an ihrer ungefärbten Weitergabe an den Nächsten.

Wie ihnen bekannt ist, stellt diese Forderung nach »objektiver« Aussage auch eine Forderung der Pflegedokumentation dar; allerdings gibt es viele weiße Flecken in der Dokumentation: zum Beispiel von psychiatrischen Krankenhäusern und Altenheimen.

Ich meine aber, daß es nicht damit getan sein kann, daß wir tagtäglich einen beginnenden oder schon vorhandenen Dekubitus beschreiben. Daß wir heute »ein bißchen mehr inflammiert« und morgen »ein bißchen weniger inflammiert« aufschreiben. Viel mehr liegt mir am Herzen, über das seelische Moment und den psychischen Zustand, beziehungsweise über seine Besserungsmöglichkeit zu berichten.

Um in der seelischen Krankenpflege objektiver zu werden, habe ich auf meiner Station und bei meinen extramuralen Patienten begonnen,

Lebensbiographien

aufzuschreiben, beziehungsweise diese von den Pflegern der Station aufschreiben zulassen. Aufgrund dieser Lebensläufe entstand so nach und nach auch meine wissenschaftliche Aussage zu allen Pflegethemen, die sie in diesem Buch lesen können.

Wir lernten aus dem gesprochenen und dem geschriebenen Wort von unseren Patienten, was Seelenpflege überhaupt sein soll, was psychiatrische Krankenpflege überhaupt ist. Wir lernten, was es bedeutet, eine Biographie zu haben. Denn jede Biographie, die ja praktisch mit dem Tag der Geburt beginnt und mit dem Tod endet, kann Glück oder Leid sein.

Das Verstehen einer Biographie soll verstehende Handlungen zur Folge haben.

Ich möchte nun einige meiner Milieustudien niederschreiben; teilweise wird dies nur in fragmentarischer Form möglich sein, doch haben diese für die daraus resultierende Pflege durchaus Bedeutung erlangt.

Ich möchte nicht unerwähnt lassen, daß zum Beispiel auch die Anstalt in Bethel über Aufforderung eines Lehrpflegers dieser Anstalt Biographien ihrer Rehabilitations-Patienten als Pflegedokumentations-Zusatzblatt geschrieben werden und in der Folge die Patienten genauso wie bei uns aktiviert werden.

Die hier wiedergegebenen Fälle stehen in der Praxis für eine große Anzahl von gleichlautenden Fällen. Das heißt, ich berichte nicht über spezielle Einzelschicksale, sondern gebe Berichte über Situationen, die immer wieder ziemlich gleich abgelaufen sind und die durch die erhöhte Zahl der Fälle als empirisch wissenschaftlich abgedeckt gelten dürften.

Viele der praktischen Lebensbeispiele hätte ich persönlich noch vor zehn Jahren nicht für möglich gehalten, da auch ich mich bis dahin nicht intensiv genug mit der Geschichte der heute 85jährigen beschäftigte. Auch während meines Geschichtsunterrichts habe ich das Elend unserer Vorfahren nur über mich hinwegplätschern lassen und kaum einen Bezug zum wirklichen Leben hergestellt.

Erst durch den andauernden Umgang mit meinen derzeitigen Patienten »in ihrem Milieu« habe ich emotionale Bindungen und Verständnis entwickelt; ich glaube, dies war der größte Lernerfolg für mich und Ausgangspunkt für meine darauf folgenden Überlegungen und Handlungen.

Alles, was in der Jugend wichtig ist,
wird auch im Alter wichtig sein!

Pflegedokumentationsauszüge:

Wohnen

Frau Z. L., heute 83 Jahre alt,
berichtet, in ihrer Wohnung sitzend, über eine Wanderglühbirne. Da wir jungen Leute keine Ahnung haben, was dies sein soll, erklärt sie uns »Tschapperln«, daß es sich bei Wanderglühbirnen um Glühbirnen handelt, die früher von einer Fassung in die andere geschraubt wurden, da man in einem Normalhaus halt eben nur eine Glühbirne besaß.

Historisch: Es war noch vor vierzig Jahren üblich, daß ein Normalsterblicher Glühbirnen nur mit Beziehungen im Tausch oder durch Schacher um viel Geld erhalten konnte. Die Glühbirne wurde demnach wie ein Schatz gehütet und, um den Verbrauch zu mindern, auch kaum, beziehungsweise nur im »Notfall« benutzt.

Frau Z. meinte, daß die Wanderglühbirne aber noch viel besser war, als das jahrelange Verdunkeln müssen bei Fliegerangriffen. Die Dunkelheit störte sie dabei nicht, eher der dadurch bedingte hohe Stromverbrauch, den sie sich nicht leisten konnte.

Es ist daher völlig klar, daß alte Leute aus ihrer Biographie heraus im Dunkeln bei einem Minilicht arbeiten und lesen. Kein Mensch kann diesen Geprägten eine Tungsrahmröhre mit 1000 Watt einreden; so ein Verschwender! Ich als Pfleger muß begreifen können, welcher Frust beim Patienten entsteht, wenn ich bei einem zufälligen Glühbirnenwechsel diese fallen lasse. Glühbirnen sind ein Heiligtum.

Frau M. L., heute 86 Jahre alt,
ist beim differentialdiagnostischen Ausgang absolut desorientiert. Sie findet sich in ihrer näheren Wohnumgebung nicht zurecht, erkennt ihr Haustor nicht und steht auch sehr verloren vor der Eingangstür zu ihrer Wohnung. Traumverloren fuchtelt sie mit verschiedenen Schlüsseln an ihrem Schlüsselloch herum, ohne die Tür aufsperren zu können. Durch meine Hilfe konnte schließlich die Wohnung betreten werden. Sofort stürmte Frau L. zum zweiflammigen Gasherd und kontrollierte, ob die Gashähne geschlossen sind. Auch während des zweistündigen Aufenthaltes in der Wohnung ging Frau L. M. plötzlich und unmotiviert zum Herd, um dieses zu kontrollieren.

Außenanamnese: einige ihrer Verwandten haben sich durch das ehemals giftige und sehr explosive Gas das Leben genommen. In den Zeitungen las man fast täglich von Explosionen oder von Todesfällen durch ausströmendes Gas (poröse Gummischläuche der Zuleitung).

Das heißt doch, das tief verwurzelt in ihr *Angst* vor Gas und Gasgeräten besteht. Angst, die wesentlich tiefer verwurzelt ist als kognitive Leistungen des Alltags. Frau L. M. ist trotz starker Desorientiertheit, die sich langsam besserte, nicht Opfer einer Gasexplosion oder -vergiftung geworden.

Es ist daher völlig klar, daß Gas und Öfen (meist Allesbrenner) einen enormen emotionalen Wert (Angst) besitzen, so daß auch Menschen mit geringen Gedächtnisleistungen in ihren Wohnungen lebensfähig sind. Übrigens gilt dies auch für das Zusperren oder Aufsperren der Wohnungstür. Wie oft kontrollieren eigentlich sie zu Hause, ob ihre Tür verschlossen ist, bevor sie in Urlaub fahren? Ja, ja, Prägung, Altprägung ist alles.

Frau E. K., heute 85 Jahre alt,
wurde in Niederösterreich geboren. Ihre Wohnung bestand aus einer Art Schuppen. Das Plumpsklosett befand sich hundert Meter vom Haus entfernt. Es ist klar, daß sie als Kind nicht auf die Toilette ging; vorwiegend in den Wintermonaten war dies durch den Neuschnee auch unzumutbar. Nach ihrer Verheiratung zog sie nach Wien. Ihre Wohnung bestand nun aus einem Zimmerchen, in dem meist noch ein »Bettgeher« wohnte. Die Toilette befand sich am Ende eines langen Korridors, den man aber wieder nur über den Hof erreichen konnte. Am schönsten und sichersten dürfte demnach für die Notdurft der Kübel, von Kindheit an gewohnt, gewesen sein.

Es ist daher völlig klar, daß sie heute wieder den vertrauten Kübel in der Wohnung als Toilette benutzt und dabei Sicherheit genießt.

Frau Sch. J.
behauptet beim Betreten der Wohnung, diesen Saustall, den man hier vorfindet »schon wieder einmal dieses Miststück von einem Dienstmädchen« hinterlassen habe. Und daß die Arbeitsmoral dieser Proleten seit der Sozialismus in das allgemeine Gedankengut Einzug gehalten hat, nachgelassen habe. Übrigens sei dieser Hausschuh, der in der Mitte des Zimmers liegt, der Schuh ihres Neffen, der anscheinend diese Wohnung als Absteige benütze.

Außenanamnese: Frau Sch. J. war vor fünfzig Jahren Besitzerin einer Konditorei und konnte sich ein einziges Mal, nämlich im Jahr 1940, eine Bedienstete leisten. Seit 1941 ist sie sozusagen verarmt. Von einem Dienstmädchen war seitdem weit und breit keine Rede mehr. Auch hatte sie in ihrem Leben einige Liebschaften, die alle in einer sogenannten Absteige stattgefunden haben.

Es ist daher völlig klar, daß der Haß auf die Proleten, die ihrer Meinung nach zu wenig gearbeitet haben und dadurch die Konditorei in Konkurs gebracht haben, als normal zu bezeichnen. Es ist auch verständlich, daß ein schlechtes Gewissen aus ihrer Biographie (Absteige mit Liebhabern) nun in Form von Projektionen an andere .... Lausbuben (Neffe) ... die Schuhe herumliegen lassen, weitergegeben werden muß. Es ist auch klar, daß hier nur eine pflegerische Maßnahme im Sinne eines Realitäts-Trainings erforderlich ist. Will man den Patienten nicht unbedingt aufbauen, aggressiv machen, sollte man beim Betreten der Wohnung als Pfleger zum Beispiel auf das Mitnehmen der von der SPÖ herausgegebenen Arbeiterzeitung verzichten. Eine Klarstellung, daß wir nicht Dienstmädchen oder Proleten sind, mit denen man beliebig umspringen kann, ist eine lebensnotwendige Maßnahme für den Pfleger. Sollten wir in diesem Fall eine Schwester schicken, die die Ausstrahlung einer »Helferin« besitzt, kann es nicht sehr lange dauern, bis es zur Überforderung dieser Person kommt. Ein Burnout-Syndrom wäre ihr gewiß.

Frau XY und viele, viele andere alte Menschen haben in ihren Kindertagen am liebsten auf einer Mülldeponie (Mistgstätt'n) gespielt. Das Spielen mit alten Dosen, Bauschutt und anderem Gerümpel war der optimale Tummelplatz der Kinder ungefähr bis zum Jahre 1950. Mist, Schmutz, Schutt sind zum Inbegriff der »guten, alten Zeit« geworden. Erdlöcher, Höhlen, Bombenruinen, in denen man auch manchmal Messingtürschnallen abmontieren konnte (und aus dem Erlös ins Kino ging) wurden zum Inbegriff der Freiheit und Kindheit. Diese Plätze strahlten Sicherheit, Geborgenheit, Freundschaft aus, auf die man sich auch in depressiven Stimmungen zurückziehen konnte. Auf solchen Plätzen wurde »Vater, Mutter und Kind« gespielt, trafen sich die Kinder der Umgebung. Auch ich habe schöne Erinnerungen an solche Plätze. Auf einem, dem »Schirach-Bunker« rauchte ich die erste Zigarette.

Es ist daher völlig klar, daß sich manche alten Leute in von Gerümpel vollgestopften Wohnungen wohlfühlen, sich quasi auf dem ehemaligen Tummelplatz der kindlichen Freiheit zurückziehen und im Dreck »Sicherheit« finden. Übrigens findet sich, glaube ich, auch in der Mittelschicht dieses Phänomen, nur daß diese statt in Mülldeponien nach Brauchbarem zu suchen, zum »Trödler Abraham« geht, wenn sie auf der Nostalgiewelle schwimmen will. Verwahrlosung muß also nichts Schlechtes darstellen. Für den Patienten allerdings kann man den Mist ruhig ein bißchen vermindern und durch Besuchsdienste ersetzen, die in sehr bescheidenem Maße eine Rolle der ehemaligen Spielgefährten übernehmen können.

Leben / Wohnen

Frau M. B., heute 82 Jahre alt,
besuchte eine einklassige Volksschule und wurde nach dieser sofort in eine Stellung geschickt. Bevor sie die einklassige Volksschule besuchte, wurde sie allerdings schon weit vor dem sechsten Lebensjahr als »Koks-Stielerin« eingesetzt.

Historisch: es war in der Zeit nach dem Ersten Weltkrieg üblich, daß Kinder in Abfallgruben geschickt wurden, um den dort anfallenden Verbrennungsrückstand der Öfen nach noch brauchbaren, nicht ganz verbrannten Koksstücken abzusuchen. Als Tagesleistung konnte durchschnittlich ein Kübel Koks als Brennmaterial nach Hause getragen werden. »Das Geld liegt auf der Straße und kann dort aufgesammelt werden.«

Koks-Sucher haben also, biographisch gespeichert, erlernt, mit wenig auszukommen und noch weniger zu haben. Alles, was darüber ist, ist Verschwendung, ist Snobismus. Heizen war nicht lebensnotwendig, sondern ein Luxus, den man sich meistens nur zu den »hohen Feiertagen« leistete. Die übrige Zeit saß man eben im Wintermantel in der Wohnung herum und hoffte auf den Frühling.

Es ist daher völlig klar, daß Leute mit solcher Prägung auch heute noch in einer Substandardwohnung im Winter nur mit dem Wintermantel bekleidet sitzen. Eine Befindensverbesserung kann erreicht werden, indem man dem Patienten rät, mit einem Thermophor ins Bett zu gehen und länger liegen zu bleiben.

Leben / Hygiene

Herr W. K.
kam als achtes Kind von Bergbauern in Niederösterreich zur Welt. Herr W. K. stand für seine Waschungen in der Kindheit nur ein kalter Brunnen zur Verfügung. So lehnte er schon als kleines Kind das kalte Wasser ab.

Historisch: Wenn sie sich mit Zeitgeschichte etwas näher beschäftigen, werden sie sicher sehr rasch erfahren, daß der Durchschnittsmensch maximal in zweimonatigen Abständen ein Vollbad über sich ergehen ließ. Eine Frühwaschung fand nur mit zwei Fingern statt, man wischte gerade die Augen aus. Als die Zeiten etwas besser wurden, nahm die Badelust bei der besseren Arbeiterschicht zu und man wusch sich schon fast wöchentlich in einem Lavoir (Bottich). Besonders Hygiene liebende alte Menschen besitzen noch immer zwei Stück davon: eines für das »Untergestell« und die Füße und eines für das Gesicht und den Oberkörper.

Es ist daher völlig klar, daß manche Menschen auch heute noch keine wahre Freude an unseren hygienischen Pflegeheimen haben, da Zwangsbaden oft als frustrierende Maßnahme empfunden wird. Nachforschungen der Lebensbiographie sind erforderlich. Bezeichnungen des Bades als Orientierungshilfe, können nicht als Brause- oder Wannenbad signalisiert werden, da sich die alten Leute maximal in einem oder mehreren Lavoirs gewaschen haben.

Leben

Herr R. W. stört durch lautes Herumgehen um 2 Uhr nachts die Mitpatienten.
Herr R. W. stört die Nachtruhe, indem er um 1.30 Uhr schlaflos und bettflüchtig durch die Abteilung geht und seine Arbeitskleidung sucht.
Herr R. W. bekommt seine Bedarfsmedikamentation.
Herr R. W. stört ab 1.00 Uhr nachts die Abteilung und ist schlaflos.

Biographie: Meine Damen und Herren, was halten sie hier von einem Biographie-Gespräch? Dieses wurde auch durchgeführt. Dabei stellte man fest, daß Herr R. W. 35 Jahre lang als Bäcker in einer großen Bäckerei gearbeitet hat. Wissen Sie, wann Bäcker aufstehen? Um zwei Uhr nachts!

Es ist daher völlig klar, daß Herr R. W. um 2.00 Uhr morgens oder etwas früher vom Pfleger aufgeweckt wird. Er kann dann bis 8.00 Uhr morgens in der frei stehenden Ambulanz sitzen, spazieren gehen. Auf alle Fälle werden wir den Schlafrhythmus des Bäckers kaum durch Mogadon ändern können.

Soziales

Frau K. L.
stellte plötzlich die Forderung, sofort nach Hause gehen zu müssen, weil ganz dringende Bedürfnisse zu erfüllen wären. Was wollte sie? Frau K. L. wollte nach Hause, da sie nach ihrem Abtransport durch den Rettungsdienst nicht schnell genug in der Lage war, die drei Matratzen ihres Bettes zum Lüften aufzustellen. Und nun bestand ihrer Meinung nach die Gefahr einer Geruchsbelästigung durch Nicht-Lüften. Aha-Erlebnis!

Historisch: es ist bei den heute 85jährigen üblich, die Matratzen nach dem Schlafen zum Lüften aufzustellen und das Bettzeug über das Fensterbrett zu legen. Nur so sehen die Nachbarn, daß man eine ordentliche und saubere Hausfrau ist.

Es ist daher völlig klar, daß wir aus diesen Pflegedokumentationen lernen, daß es selbstverständlich ist, als therapeutisch aktivierende Maßnahme und als Maßnahme gegen den gestörten Wach-Schlafrhythmus auf der Abteilung die Matratzen aufzustellen. Erstens ist die dann eine sehr reine Abteilung und zweitens können sich die Patienten während des Tages nicht niederlegen, so daß sie abends müde sind. Wenn sie am Abend müde sind, brauchen sie keine Schlafmittel

Familie

Frau Z. O.
ist Mutter zweier Kinder; sie hat einen Sohn und eine Tochter. Die Tochter kümmert sich aufopfernd seit Jahren um die Mutter; versorgt sie, praktisch gesehen, rund um die Uhr. Den Sohn hat weder die Abteilung noch die Mutter seit vielen Jahren zu Gesicht bekommen. Frau Z. O. wird eingeliefert, da sie seit längerem die Tochter nicht mehr erkannte und diese zur Grundbetreuung nicht in die Wohnung ließ.

Der von uns zur Außenanamnese verständigte Sohn kommt auf die Abteilung und die desorientierte Frau Z. O. erkennt ihn auf Anhieb und schwärmt von ihrem lieben, guten, immer zu der Mutter haltenden Sohn. Wir müssen also festhalten, daß die dauerpflegende Tochter verdrängt wird. Der an der Mutter keinen Anteil nehmende Sohn aber voll akzeptiert wird.

Historisch: Wissen sie eigentlich noch, daß man seinerzeit als Frau einen Sohn gebären mußte? Eine Frau mit mehreren Söhnen erhielt sogar ein Verdienstzeichen des Staates. Der Sohn, der Mann, der zukünftige Ernährer (auch der der Mutter) – so stellen sich dies die Mütter heute noch vor), weckt sogar die desorientierte Mutter auf.

Es ist daher völlig klar, daß man bei der Milieutherapie, beim Umgang mit Verwandten solches berücksichtigen muß, der Tochter erklären muß, weshalb die Mutter sie nicht erkennt, und den Sohn zu therapeutischen Zwecken einspannen muß. Die Gesprächsebene liegt etwa so, »daß der Verwandte unbedingt die Mutter wieder mit nach Hause nehmen will«, wir sie ihm aber nicht mitgeben wollen, weil wir eben Patienten benötigen.

Leben

Frau R. L.
behauptet bei der heutigen Rechtssprechung, daß »alte Leute Ordnung haben, Ordnung halten« und dies sei eine absolute Notwendigkeit, denn, wer Ordnung hält in seinem Leben, dem sein Hirn sei auch im Alter geordnet! Junge Leute, die so unselbständig, unordentlich und unpünktlich sind, werden einmal viel früher verkalken und diffus wirken.

Sollten diese Thesen meiner Patienten stimmen, dann wird ja die nächste, die heute antiautoritär erzogene Generation im Alter noch unglücklicher, unzufriedener und verwirrter sein als die heutigen Alten.

Es ist daher völlig klar, daß auch ich der Ansicht bin, daß das oberste

Gebot aus der Biographie der Patienten ersichtlich ist: nämlich – »Pünktlichkeit der Betreuer«, daß zweitens aus der Biographie der Patienten ersichtlich ist: »Ordnung muß sein«, denn nur Ordnung gibt die Sicherheit, etwas richtig gemacht zu haben.

Leben / Freizeit

Drei Frauen meiner Station
sind scheinbar die besten Strickerinnen aller Zeiten. Sie haben sicher schon ganz Wien mit Schals und Socken bestrickt. Da sie dies so gut können, werden sie natürlich auch von unserer Ergotherapeutin zum Stricken animiert (übrigens können das die Patienten zehnmal besser als die Ergotherapeuten). Von Montag bis Freitag stricken sie mit der Ergotherapeutin. Samstag und Sonntag hat die Ergotherapeutin frei. Was soll man da mit den Patienten tun, bzw. was tut der Patient? Er strickt.

Historisch: in früherer Zeit war es unmöglich, Freizeitprobleme zu haben. Gearbeitet wurde von fünf Uhr morgens bis spät in die Nacht, natürlich auch am Samstag und Sonntag. Meistens waren die Frauen neben der Hausarbeit als sogenannte Tagelöhner mit Heimarbeit beschäftigt. Die Hände vollbringen subkortikal gespeicherte Tätigkeiten (Stricken) wie eine Maschine auch dann noch, und das möchte ich betonen, wenn das Hirn und die Hirnleistungen auf ein Minimum geschrumpft sind.

Es ist daher völlig klar, daß wir, solange noch eine Möglichkeit vorhanden ist, in der aktivierenden Pflege nicht übersehen dürfen, daß auch Freizeit-Programme (Sonntagsprogramme) notwendig sind, daß wir mit unseren Patienten fest trainieren müssen. Das Realitätstraining ist also auf die Freizeit abzustimmen. Ich darf dabei erwähnen, daß die Freizeitprogramme auch auf das Alter abgestimmt werden müssen. Die heute 80jährige hört nicht sehr gern die Musik der »Beatles«. Heurigenmusik ist ihr da schon lieber. Auch eine Fahrt zum Heurigen, die sich die Patienten selbst wählen und organisieren müssen, ist eine gute Idee. Nicht wir führen und schleppen sie, sondern sie sollen uns mitnehmen. Das kann man natürlich ein bißchen steuern, ansonsten wird es kaum klappen.

Familie / Essen

Die Patientinnen
interessieren sich sehr für unsere Teeküche. Sie wollen, nein, sie müssen (auch im desorientierten Zustand) bei der Austeilung des Mittags- und Abendessens mitmachen, mithelfen, einteilen helfen, organisieren helfen. Das bedeutet weitgehend ihr Leben: Ernähren der Familie.

Historisch: Brot war früher ein Grundnahrungsmittel. Es war Mangelware. Nur mit Lebensmittelkarten und selbst nur mit enormer Anstrengung konnte es aufgetrieben werden. Brot wurde daher in einer eigenen Brotlade verwahrt, – versperrt! Nur die Mutter hatte den Schlüssel dazu und mit dem Schlüssel die Möglichkeit, brave Kinder durch eine größere Schnitte zu belohnen und die schlimmen Kinder mit einer dünnen Schnitte Brotes zu bedenken. Dies erzeugte natürlich auch Angst bei den Kindern. Denn schlimm sein, nicht angepaßt sein, erregte den Zorn der Mutter und hatte ungestillten Hunger zur Folge. »Du darfst nicht, du mußt«. Diese dogmatischen Sätze standen im Vordergrund der Erziehung. Die Angst, etwas falsch zu machen, war mit Angst um das tägliche Brot verbunden. Es ist interessant, wie viele alte Leute auch heute noch Ansgt haben, etwas falsch zu machen.

Es ist daher völlig klar, daß Brotausteilen auch Macht bedeutet, Macht über die anderen; man kann mit dem Brot auch Zuwendung austeilen, kann durch Nicht-Austeilen eine Bestrafung setzen. Derzeit sind wir in dieser Machtposition. Wir Pfleger besitzen den »Schlüssel zur Brotlade«. Vergessen wir dies nicht! Es ist daran zu denken, daß Patienten zum Beispiel bei Erstausgängen unter großer Angst leiden, unter der Angst, etwas falsch machen zu können. Und das führt sogar teilweise zur Überforderung mit Kollapszuständen.

Leben

Die Patienten
jammern, heulen, lassen sich bei meinem Eintreffen fallen. Sie bewegen sich nicht, sind inaktiv, erscheinen schwerkrank bis sterbend. Kaum fordere ich die Patienten auf, etwas zu tun, kommt der monotone Satz: das kann ich nicht, mir ist so schlecht, ich muß mich hinlegen, ich muß mich ausruhen, ich bin so unglücklich, ...

Historisch: manche Menschen haben in ihrem Leben erfahren, daß sie ganz gut durchs Leben kommen, auch durchs Berufsleben, wenn sie nicht zuviel können, wenn sie sich alles zeigen lassen von den anderen, den Gescheiteren. Wenn diese Haltung tief ins Gehirn gegraben ist, und man damit Erfolg hatte, dann versucht man das bekannte Schema des Raunzens auch im Alter.

Es ist daher völlig klar, daß der Patient aus seinem Kranksein Gewinn schlägt, daß der Patient durch sein zunehmendes Leiden gewinnt. Er gewinnt erstens einmal dadurch mehr Zuwendung und zweitens die Sicherheit seiner Pflegeperson nicht zu verlieren. Und so schaukelt sich seine Krankheit gepaart mit unserem Fleiß bis in die Unendlichkeit oder bis zur Überforderung des Pflegers hinauf. Reizanflutung mit der bestimmt formulierten Feststellung was wir tun und was nicht, das ist unsere aktivierende Pflege; – natürlich nach eingehender ärztlicher Abklärung eines tatsächlichen somatischen Zustandes. Hysterische Bettelaktionen müssen wir mit entschiedener patriarchalischer Vaterstimme abwenden. Helfen bedeutet es auch schon, wenn ich sage, »na, ich werde dir schon helfen«.

Frau K. W.
ist mit einer ausgeprägten paranoiden Idee und der dazu gehörigen Stimmung ausgestattet. Frau K. W. meint, daß die Luft verpestet sei, daß man Türen und Fenster schließen müsse und nicht auf die Straße gehen dürfe. Frau K. W. verbarrikadiert sich in ihrer Wohnung, die sie auch nie verläßt.

Außenanamnese: Frau K. W.'s Gatte war in der Nazizeit bei Vergasungen tätig. Viele Menschen verloren durch ihn ihr Leben. Das konnte sie nicht verkraften. Mit dem Bewußtsein, daß ihr Gatte an Morden beteiligt war, hätte sie nicht überleben können. Sie fühlte sich als Gattin mitschuldig, weil sie, von dem Unrecht, dem Verbrechen wissend, nicht den Versuch unternommen hatte, dagegen anzutreten. So entwickelte sie in Verdrängung der Realität die paranoide Idee von der verpesteten Luft.

Es ist daher völlig klar, daß einige paranoide Ideen auf der Basis eines schlechten Gewissens gelagert sein können. Bei rechtzeitiger psychischer Behandlung, bei manchen gläubigen Menschen sogar schon durch die Beichte, könnte hier viel abgewendet werden.

Mein Vater
wurde, als ich ein Jahr alt war, zur Wehrmacht eingezogen. Ich sah ihn fast nie; nur zur Urlaubszeit. Er war mir ein Fremder in Uniform, wenn er nach Hause kam. Meine Mutter regelte alles. Sie besorgte Holz vom Wald, backte aus Kaffeesud Torten, erhielt und erzog so ihre Kinder recht und schlecht. Meine Mutter sorgte für uns und dieses Sorgen hatte zur Folge, daß sie die »Größte« war. Nach dem Krieg kam der Vater wieder heim und lieferte nun ebenfalls der tüchtigen Mutter sein Lohngeld ab. Sie konnte eben alles einteilen. Meine Mutter reparierte auch Stromleitungen in unserem Haus und bewerkstelligte kleinere Reparaturen.

Anmerkung: Ich glaube auch, daß die größten »Emanzen«, die es wohl je gab, jene Frauen sind, die heute so um die 80 Jahre alt sind. Ich möchte aber auch nicht abstreiten, daß sie daher auch für viele unselbständig gebliebene Kinder (heute um die 50 Jahre alt) immer noch zuständig sind.

Es ist daher völlig klar, daß ein Mensch, der ein Leben lang als für alles zuständige Autorität gelebt hat, trotz seiner organischen Abbausituation versuchen wird, uns gegenüber ebenfalls als Autorität aufzutreten und einsichtslos und keine Kritik duldend, erscheint.

Soziales

Frau R. L.
wartet täglich auf die Anordnung, sie möge doch zum Frühstück gehen, sie möge doch zum Mittagessen gehen. Sie wartet auch auf die Anordnung der Medikamenteneinnahme. Ohne Anordnung begibt sich Frau R. L. auch nicht zur physikalischen Therapie oder zum Arzt. Frau R. L. ist anscheinend auf Anordnungen fixiert. Dabei müssen diese Anordnungen in hartem Befehlston erteilt werden, ansonsten reagiert die Frau nicht. Mein Pflegepersonal leidet darunter. Freundliche liebe Worte haben keine Wirkung.

Historisch: wer von uns kennt nicht die Sprüche wie »Ein Mann ein Wort«, »Was man versprochen hat, muß man auch halten«; – Sprüche, die unsere heute alten Mitmenschen hochgehalten haben. Treue ist nämlich, so schreibt SATORY, jene sittliche Tugend, mit der der Mensch seine Versprechen erfüllt. Es wirkt ähnlich formalistisch, schreibt SATORY weiter, wie das übliche Verständnis des Gehorsams. Man meine ja auch, Gehorsam gäbe es nicht, wenn nicht zuvor ein Gebot oder ein Befehl ergangen sei, da Gehorsam nichts anderes sei als die Erfüllung eines Befehls. Wo kein Befehl, da kein Gehorsam.

Es ist daher völlig klar, daß es bei einem derart geprägten Menschen üblich ist, auf »Befehle« zu warten, auf Befehle zu reagieren. Sollten also andere verhaltenstherapeutische Möglichkeiten nicht bestehen, so kann der Pfleger ohne schlechtes Gewissen entschiedene Befehle dem Patienten erteilen. Befehle und Gehorsam geben manchem alten, manchmal auch manchem jungen Menschen Sicherheit.

Geschichten von der Re-Aktivierung

Frau G. K.
befand sich seit drei Wochen auf unserer Station. Die ärztliche Diagnose lautete senile Demenz, Parkinsonismus, kardiale Dekompensation. Frau G. K. bewegte sich auf der Station nur mühsam fort. Sie benützte alle ihr zur Verfügung stehenden Personen als Haltegriff. Sie erschien unsicher und enorm behindert durch ihre hyperkinetischen Bewegungen. Psychisch gesehen gab sie sich gereizt, unnahbar bis bösartig. Sie versuchte ständig ihr Bett aufzusuchen. Auch das frühmorgendliche Matratzen-Aufstellen zum Lüften brachte nicht den gewünschten Erfolg. Frau K. legte sich auf das Sofa, von dem sie sich natürlich nicht selbst mehr in die Höhe bringen konnte. Frau K. wird der Übergangspflege zu einem differentialdiagnostischen Ausgang zugewiesen.

In der Wohnung angekommen, halb gestützt, halb getragen, zieht Frau

K. sofort an beiden Füßen Rollschuhe an und fährt trotz Parkinson-Syndrom durch die Gegend. Sie bewegt sich für das Ausmaß ihrer Erkrankung ziemlich sicher. Frau K. wird mit ihren Rollschuhen in ihre Wohnung entlassen.

Zugegeben werden muß, daß in der Wohnung eine relative Unordnung herrscht. Das heißt, daß die Wohnung mit Zeitungsstößen fast bis zur Decke zugeräumt ist. In den Gängen dazwischen bewegt sich Frau K. Wir können nur hoffen, daß diese ihre Wohnungsatmosphäre nicht durch eine übereifrige Betreuerin oder Heimhilfe weggeräumt wird. Ansonsten ist mit einer Neuaufnahme der Klientin zu rechnen.

Nebenbei, natürlich hatten wir nicht daran gedacht auf der Abteilung, die Biographie der Patientin zu erfragen, ansonsten hätten wir erfahren, daß Frau K. 1941 die Rollschuh-Straßenmeisterschaft in Wien gewonnen hat. Ich glaube, daß alle fest eingefahrenen, alle gespeicherten Bewegungen auch noch im hohen Alter und bei neurotischen Störungen klappen. Man braucht sich nur stark Gehbehinderte ansehen, wie sie ihr Leiden selbst kompensieren, solange, bis ihnen jemand hilft, – dann ist ihnen geholfen.

Im Leben von *Frau M. B.*
waren die Kinder überaus wichtig. Frau M. B. ist seit Jahrzehnten sublimierende Kindergärtnerin. Sie hat nie geheiratet, sondern immer nur für »ihre Kinder« gelebt. Seit der Aufnahme im Psychiatrischen Krankenhaus gingen ihr die Kinder ab. Ihr Leben war nutzlos geworden. Sinnlos was das Weiterleben, unerfüllt ihr Dasein. Sie flüchtete in die »ich verstehe die Welt nicht mehr«-Situation und spielte »verwirrt«. Auch kirchliche Feste wie Weihnachten oder Ostern konnten Frau M. B. nicht in die reale Welt zurückbringen.

Schwester Inge, eine Kollegin der Station, brachte vor einigen Monaten ihr Kind mit auf die Station. Wir führten es zu Frau M. B. und ließen sie mit dem Kind allein. Wir versuchten nur Frau M. B. klarzumachen, daß wir derzeit niemanden zum Aufpassen für dieses Kind hätten. Frau M. B. lebte innerhalb von Stunden auf. Sie ist derzeit entlassen und als Wahloma tätig.

Nebenbei, sie erinnern sich, daß ich schon darauf verwiesen habe, wie gerade emotional tragende Erlebnisse aus der Biographie zur Wiederauflebung und Teilnahme am Leben gut sind.

Seit diesem Beispiel bringen viele unserer Schwestern ihre Kinder bei Hausbesuchen mit großem Erfolg mit. Kinder erinnern an die eigene Vergangenheit, spiegeln das eigene Leben und bringen somit weitere Feedbacks aus der eigenen Biographie.

Frau A. K.
ist dem Anschein nach auf der Station wohl die ärmste Frau, die uns je untergekommen ist. Täglich bettelt sie um noch ein Stück Brot, um noch einen Nachschlag, wenn Suppe übrigbleiben sollte. Frau K. ist ärmlich gekleidet auf die Station gekommen; sie erschien verwahrlost, ihr zu einem Zopf geflochtenes Haar war mit Schmutz und Kopfläusen versetzt. Frau A. K. bettelte auch die Besucher, die auf die Station kamen, um Zigaretten an. Ihre dazu getragene Trauermine rührte jedes Herz so, daß Frau A. K. nach cirka 14 Tagen Stationsaufenthalt einen stattlichen Vorrat an Zigaretten hatte. Auch bei den ersten Ausgängen hatte Frau A. K. gebettelt. Sie bettelte fremde Leute auf der Straße nach einem Fahrschein an, da sie doch so schlecht gehen konnte und kaum Geld für das tägliche Brot habe. Frau A. K. starb letztlich in ihrer Wohnung an einer Lungenembolie und ließ den Verwandten 800000 Schilling und einiges an Schmuck zurück.

Historisch: wenn ich mich zurück erinnere an meine eigene Biographie, fällt mir bei Frau A. K. auf, daß wir viel Ähnlichkeit hatten. Auch ich stand so als cirka zwölfjähriger Junge bei der Endstation der Stadtbahn, hatte einen weinerlichen Blick aufgesetzt und ersuchte die Leute um Fahrgeld, da ich angeblich meines verloren hätte und meine Mutter sich sicher schon Sorgen machte. Nach ungefähr zwei Stunden »harter Arbeit« hatte ich das Kinogeld beisammen und mein Trip in die Stadt konnte beginnen. Fazit: Jeder will der Ärmste sein; – die Mitleid-Masche zieht fast immer.

Natürlich hatte man in der Zeit, als Frau A. K. noch jung war, wirklich betteln müssen, um überleben zu können. Dies hat scheinbar bei ihr so gut geklappt, daß sie auch noch im Alter (obwohl sie es nicht notwendig gehabt hätte) ihre Bettelrolle eingenommen hat.

Es ist daher völlig klar, daß es für uns wichtig ist zu wissen, daß andere Zuwendungen, zum Beispiel zum Arbeiten schicken, eine bessere Zuwendung sind als Geld oder Zigaretten zu verschenken. Die Worte meines Vaters übertrage ich hier auf meine Patienten, auch auf die sogenannten Verhaltensgestörten oder Süchtigen. Sie lauten: »Zuerst arbeiten, dann gibt's Geld, dann gibt's Zigaretten, denn, aus nichts wird nichts«. Humaner ausgedrückt könnte man sagen: wenn du einem Hungrigen einen Fisch gibt, dann hat er einmal zu essen. Gibst du ihm aber eine Angelrute, dann kann er ein Leben lang dadurch satt werden. Ich glaube, daß gerade dieser Satz auch in der modernen Sozialpsychiatrie beachtet werden sollte.

Herr M. K.
war viele Jahre Buchhalter. Seine beiden Kinder hassen ihn wegen der Pedanterie, mit der er sie erzogen hat. Er ist auch auf der Station sehr

genau: sein Bett, sein Polster müssen gerade ausgerichtet sein. Sein Hemd ist immer faltenlos ausgezogen. Beim Essen entfernt er sich von den Mitpatienten, da sie seiner Meinung nach Säue sind. Er ist langsam, überlangsam, und wenn man es genau nähme, müßte man sein Essen des öfteren nachwärmen. Bei Gesprächen ist er weitschweifig, redet lang herum und denkt über richtige Antworten lange nach. Bei den Visiten bringt er kaum ein Wort heraus, kann sich nicht artikulieren und erscheint daher eher dümmlich.

Biographisch: es geht doch aus der Biographie eines pedanten Buchhalters klar hervor, daß er Zeit zum Überlegen braucht (Adaptionszeit), daß er bei der zu rasch ablaufenden Visite kaum in der Lage ist, seine Beschwerden formulieren zu können.

Es ist daher völlig klar, daß sie den Patienten aufschreiben lassen, was ihm nicht paßt, welche Beschwerden er hat und daß sie das Thema eben erst bei der nächsten Visite behandeln. Kleine Ursache, große Wirkung ....; übrigens gilt dies auch für den Raum in dem Visiten oder Explorationen stattfinden. Ich möchte nur daran erinnern, »je enger der Lebensraum eines Menschen wird, umso aggressiver wird er«. Praktisch gesehen könnte es dann nicht mehr vorkommen, daß fünf Ärzte auf einen Patienten einsprechen und das noch dazu in einem engen Raum. – Das Durchdrehsyndrom (Lemminge-Verhalten) ist ansonsten unvermeidlich.

Biographisches Material aus der Zeitung

Gustav Knuth war in seiner Jugend ein eher zurückgezogen lebender Mensch, den man als einen fröhlichen Bären bezeichnete. Sein Leben war die Bühne, seine emotionale Angst bestand darin, irgendwann seine Texte nicht zu können, einen Hänger zu haben.

Knuth hatte vor langem schon einen Schlaganfall. Nach diesem hatte er sich relativ gut erholt, er hatte wieder Rollen bekommen. Nach einem weiteren Schlaganfall zog er sich aus dem aktiven Leben zurück.

Das Gedächnis setzte aus. Texte konnte er nicht mehr behalten. Produzent Rademann, der den »Eisernen Gustav« aufs »Traumschiff« eingeladen hatte, mußte schweren Herzens auf dessen Mitwirkung verzichten. Gustav Knuth zog sich völlig zurück. In seinem Haus wurde er aufopfernd von seiner Frau gepflegt.

Manchmal wachte er nachts schweißgebadet auf: »Titi, morgen muß ich auf die Bühne und ich kann meinen Text noch nicht!« Immer wieder plagte ihn dieser Alptraum.

Aus einer kommenden Pflegedokumentation

Überaus wichtig in meinem Leben ist und wird mein Lebenswerk, die Biographie der Patienten sein, wird sein, dieses in Wort und Tat zu verwirklichen.

Sollte auch ich ein Pflegefall werden und meine Pfleger einmal auf meine Biographie hören, werden sie mich sicher jeden zweiten Abend zu einem Referat von einem zum anderen Pensionistenheim führen. So daß ich meine dann uralten und abgegriffenen Skripten weiterlesen und verwenden kann. Ich hoffe nur, daß dann nicht ein Pfleger meine Skripten auf den Mist wirft, weil er meint, es sei ein dreckiges, stinkendes und abgegriffenes, wertloses Paket Papier.

Auf den vorangegangen Seiten habe ich versucht, einen Durchschnitt aller meiner Pflegedokumentationen aufzuschreiben, auf denen schließlich und endlich die vorangegangenen und das noch folgende Kapitel meiner Pflegeforschung fußen.

Es soll einen guten Durchschnitt darstellen, der beweist, daß Leitsymptome von geronto- und gerontopsychiatrischen Patienten aus der Vergangenheit stammen, und die Zukunft der Klienten bestimmen können.

Biographisches Material für Gescheite

»Verbiete dem Weinbauer das Weintrinken, dann wird er erst recht krank.«

Das Millieu, die Lebensgeschichte, beginnt mit der Ur-Kommunikation

Über die von mir hier erwähnte Ur-Kommunikation und ihre Auswirkungen in der Praxis habe ich natürlich kein Dokumentationsmaterial, da sie aber zum Verständnis generell notwendig ist, werde ich sie hier in einer Kurzabhandlung streifen.

Ur-Kommunikation ist wie alles im Leben Erlernte, Erfahrene und Erlebte tief in unserem Hirn gespeichert, so daß die Ur-Kommunikation auch einen wesentlichen Punkt in der Geriatrischen Seelenpflege darstellt.

Ur-Kommunikation und die Erlernung dieser steht, glaube ich, bei stark cerebralen Abbauerscheinungen an oberster Stelle, da alte Leute im Umkehrprinzip (zum Säugling gesehen) agieren.

Kommunikation ist erlernt:
durch Stimulation,
durch sich selbst kennenlernen,
durch Fremdkommunikation und die Erfahrung,
wie geht man damit um.

Stimulation

Kommunikation wird wie vieles in unserem Leben durch einen Reiz ausgelöst. Es ist also zu einer Handlung eine sensomotorische Basisstimulierung nötig. Diese Basisstimulierung kann beim Säugling (wie beim Alten) Neugierde oder Lebenstrieb sein. Ich meine damit, daß es darum geht, *Interesse am Leben durch Neugierde* als pflegerische Maßnahme zu wekken. Bei Säuglingen ist dies relativ einfach. Sie wissen, Eltern verwenden Rasseln, Glöckchen und das traditionelle »Kille-Kille-Spiel« mit den Fingern als Reiz, die Neugierde zu wecken.

Beim alten Menschen würde ich verbale Schlüsselreizansätze wie z.B. »Glauben sie, daß das Licht in ihrer Wonung brennt?« oder »Gestern hat mir ihre Schwester erzählt, daß sie ihre Wohnung will«, ... etc., setzen.

Das heißt, daß beim alten Menschen starke, kräftige Stimuli notwendig sind, um Eigeninitiative in Gang zu setzen. Es hat sich auch gezeigt, daß eine Dauerbezugsperson nicht ausreicht, eine Basisstimulierung zu ereichen – eher ist das Gegenteil der Fall.

Ein differentialdiagnostischer Ausgang, der übrigens mit jedem geronto-psychiatrischen Patienten gemacht werden sollte, kann ein großer Schlüsselreiz sein zur Weckung von *Neugierde und Lebenstrieb*. Ich möchte nicht unerwähnt lassen, daß natürlich schon bei der Basisstimulierung aus dem Ur-Gedächtnis die primäre Frage »Heim oder nicht Heim« Abklärung finden muß, damit die richtigen Schlüsselreize zur richtigen Situation passen.

Er bleibt im Heim:
wenn ein Mensch im Heim bleiben soll, warum auch immer, dann ist klar, daß man ihm eine gute Befindungspflege »warm-satt-sauber-Pflege« auch als Schlüsselreiz zukommen lassen muß. Der richtige Körperkontakt, das Essen als Grundstimulierung: »hier ist es aber nett«, ist dann ohne Zweifel das Richtige. Das freundliche Hausmädchen, die Schwester gehören obligatorisch dazu. Ein Lächeln geben, Hände halten, lieb sein als vibratorisch-sensorische Stimulierung sind genau das Richtige.

Er geht nach Hause:
Hier würde ich die absolute Neugierde und den Lebenstrieb primär wecken, bevor ich mich auf das fürsorgliche »Helfen« im urspünglichen Sinn einlasse.

Sich selbst kennenlernen

Ist ein Säugling neugierig gemacht worden, auf sich aufmerksam geworden, wurde er also stimuliert, geht er daran, sich selbst kennen zu lernen. Das gilt auch für den alten Menschen, der seinen Lebenstrieb verloren hat.

Ich-Kommunikation: das Erlernen und Erfahren des Ichs beim Säugling und in der Embryonalstellung des morbiden Pflegefalls.

Jede Mutter, jeder Vater weiß, daß sich Säuglinge selbst suchen, selbst finden, selbst erkennen müssen, bevor sie den nächsten Schritt in der Kommunikation, nämlich, sich mit anderen beschäftigen zu können, machen. Wer von uns kennt nicht die orale und anale Phase unserer Kinder, die sich, wie schon gesagt, später beim Sterbenden wiederholt. Die Ich-bezogene Forschung, Erforschung des eigenen Körpers im Sinne von ontogenetischen Reizen (vibratorisch, taktil, oral, anal) wird erlernt. Erst wenn wir uns kennen, kann man in die nächste Phase einsteigen.

Fremdkommunikation

Dies passiert meist akustisch, visuell und durch die Körpersprache. Das heißt, wir lernen, den Nächsten »wahrzunehmen«, »wahrzuhaben«. Dies geschieht, indem wir andere streicheln, gestreichelt werden, Hautkontakt erzeugen oder empfinden und mimische Zuwendung üben.

Ist unser Patient in diese Phase regrediert, dann muß und soll die Pflege natürlich in diesem Bereich als Seelenpflege ihre Durchführung finden.

Das »Lächeln« als Symbol, »ich erkenne Dich«, wird angestrebt werden, das Kopf-an-Kopf-Gespräch wird gesucht werden, vor allem aber die »Ausstrahlung des Pflegers«, die er selbst nicht steuern kann, wird im Vordergrund stehen.

Ich meine, daß Pflegepersonen, die eine bestimmte Neigung zur Pflege von geriatrischen Patienten, Suchtpatienten oder Alkoholikern haben, diese auch ausstrahlen, so daß der Patient rein gefühlsmäßig mitbekommt, ob dieser Pfleger »sein Pfleger« ist.

Fachlich noch so gut geschulte Pfleger, denen aber infolge mangelnder Neigung die Ausstrahlung fehlt, werden kaum Erfolge im Umgang mit geriatrischen Patienten verzeichnen können.

Umgang mit der Kommunikation

Erst in der vierten Phase unseres Kommunikationstrainings erlernen wir den an verbale Inhalte bezogenen Umgang mit der Kommunikation. Wir erlernen »Perzeption«, die sinngebende Verarbeitung von Reizen und ihre richtige oder falsche Deutung. Zu den Ur-Körperreizen tritt die inhaltliche Form der Sprache. Wie sie wissen, deckt sich aber selten das Erfassen sprachlicher Inhalte mit der dazugehörigen emotionsgebundenen Körpersprache, so daß auch in diesem Zustand der sogenannte Geisteskranke, psychisch Abnorme eher die Emotionssprache des Körpers versteht als den Inhalt der Sprache.

Der Säugling lernt also zuerst mit sich zu kommunizieren, dann erst die Kommunikation mit anderen. So kann man als Aussage dieses skizzenhaft behandelten Kapitels sagen, auch in der Geriatrie ist zuerst die richtige, überzeugende Ausstrahlung des Pflegers (wie in der Säuglingspflege) von besonderer Bedeutung. Erst an zweiter Stelle stehen die
Weckung von Schlüsselreizen,
von Neugier,
von Lebenstrieb
als die wichtigste Maßnahme der seelischen Krankenpflege bei stark abgebauten, regredienten Patienten.

Auch im täglichen Leben entkommen wir unserer Biographie nicht

Ich glaube, daß die frühen elementaren Erfahrungen zum Gebäude unserer Lebensphilosophie werden und ein ganzes Leben lang als treue Begleiter fungieren. Eine geheime, mitleidsfähige Verbundenheit mit den im Souterrain auf engstem Raum zusammengepferchten Menschen, die mehr hausten als wohnten und deren Los ich auch in meiner Familie, wenn auch nur am Rande, erfahren habe, ließen mich nie mehr los.

Und so ziehe ich auch heute noch in Bezirke, die dem internationalen Fremdenverkehr immer fremd und unbekannt bleiben werden, die keine alten Paläste und keine modernen Wohnbauten aufzuzeigen haben. So beschäftige ich mich heute noch mit der Unterschicht und ihrem Leben, das ich sicherlich besser begreifen kann, da ich es selbst am Rande miterlebt habe.

Ich glaube auch, daß ich mich trotz Studium, trotz Auszeichnungen, trotz Auslandsreisen nie ganz von meinem ursprünglichen Milieu entfernt habe und schon alleine deshalb eine besondere Aussage treffen kann.

Auch ich begegne manchmal meinem Milieu medizynisch und mit einem gewissen Galgenhumor, den ich allerdings nie missen möchte.

Für kluge Leser möchte ich nun versuchen, in kurzen Punkten biographisches Material als Arbeits-Feedback zusammenzufassen: zu dieser Zusammenfassung ziehe ich eine Arbeit von E. Wappelshammer heran, in der zwar nicht sklerotische Menschen re-aktiviert wurden, wie es bei uns der Fall ist, sondern die vorwiegend mit jüngeren Menschen in Volkshochschulen durchgeführt worden ist.

E. Wappelshammer stellte fest:

1. *»Fragen an alte Menschen nach ihrer Lebensgeschichte greifen Kompetenzen auf, die prinzipiell jeder aufweist, nämlich die Erinnerungen an das eigene Leben.«* Die physische und psychische Anstrengung, die diese Erinnerungsarbeit kostet, kann oft sehr hoch sein und weit über das Interview und das Gespräch hinaus andauern. So erzählen die Teilnehmer unseres Gesprächskreises immer wieder, daß sie lange nicht einschlafen konnten, weil ihnen durch das Gespräch bestimmte Erinnerungen an ihre Kindheit oder Jugend nicht aus dem Kopf gingen, oder das die Gespräche mit dem Ehepartner noch lange fortgesetzt wurden.

2. *Sprechen über die Vergangenheit erleichtert das Nachdenken über die Gegenwart.* So konnten wir über die Frage »wie war es denn früher?« vorsichtiger auf das Thema »Altern und Sterben heute« eingehen, als es im »Direktgang« möglich gewesen wäre.

3. *Das Sprechen über die eigene Lebensgeschichte eröffnete neue Gesprächsebenen.* Lebensgeschichtliche Fragen ermöglichen *allen* die Teil-

nahme am Gespräch, bringen eine Fülle von Neuem hervor und können auch eingefahrene Strukturen aufbrechen. Wir haben damit gute Erfahrungen bezüglich der Form des Lichtbildervortrages und der Führung durch eine Ausstellung gemacht.

4. *Der ständige Vergleich zwischen früher und heute zwingt immer wieder dazu, in Allgemeinheiten, d. h. in gewissem Sinn sozialwissenschaftlich zu denken.* So kann z.B. am Thema »Kindheit« sichtbar werden, daß Begriffe wie »Kind« oder »Familie« starken historischen Veränderungen unterliegen. In unserem Gesprächskreis wurde das etwa besonders deutlich, als Frau Gremel, eine ehemalige Dienstmagd, aus ihrer Biographie vorlas und die anschließende Diskussion bestätigte, wie häufig Kinder früher bei fremden Leuten arbeiten mußten.

5. *Durch die Auseinandersetzung mit der individuellen Lebensgeschichte können Vorurteile, wenn schon nicht gänzlich beseitigt, so doch in Frage gestellt werden.* So tauchen immer wieder Vorurteile bezüglich Alter, Familie, Rollenbild von Müttern, etc. auf. Aufgrund unserer Fragen oder mittlerweile auch der gegenseitigen Kontrolle in unserem Gesprächskreis wird aber ebenso oft sichtbar, wie wenig manche idyllischen Vorstellungen von Familie, Ehe etc. mit den eigenen Erfahrungen zu tun haben.

6. *Bewußtwerden der eigenen Geschichte verleiht neues Selbstbewußtsein.* Die eigene Biographie wird sehr oft nach längerem Zögern als etwas besonderes angenommen (Wir hören oft »das ist doch nicht wichtig«, »langweile ich Sie nicht damit?«). Gleichzeitig bleiben sie aber auch kein Sonderfall, denn durch das Gespräch mit anderen, denen es ähnlich ergangen ist, wird auch etwas von den allgemeinen Bedingungen des Lebens sichtbar. So diskutieren wir am Thema »Generationskonflikte«, welche Bedeutung der strengen Erziehung der Kinder in der Zeit des Nationalsozialismus zukam und wie sehr auch noch heutige Anschauungen dieser Generation davon geprägt sind (Abschließende Bemerkung einer Teilnehmerin: »Uns hat man das Schweigen beigebracht«).

7. *Die Auseinandersetzung mit der Lebensgeschichte der anderen Teilnehmer in dem Kreis verbessert das Verhältnis der älteren Menschen zueinander, ermöglicht erst Gruppengefühl und im Ernstfall vielleicht auch Solidarität.*

Anfangs gab es großes Mißtrauen, sich in einem »normalen« Pensionistenclub zu befinden. »Wegen der Alten komme ich nicht her«, hieß es öfters. Wir glauben, daß nicht nur die Anwesenheit von uns »Jungen« das Gruppengefühl bestimmt hat, sondern daß die gegenseitige Vermittlung von lebensgeschichtlichen Erfahrungen maßgeblich daran beteiligt war. Durch die Erzählungen erhielten die einzelnen Persönlichkeiten genauere Konturen, und die Kategorie »Alter« verlor ihre anfängliche Bedeutung.

8. *Das Sprechen über die Vergangenheit kann dazu beitragen, Bedürfnisse in der Gegenwart zu erkennen und Forderungen für die Zukunft zu formulieren.*

Immer häufiger sprechen die Gesprächsteilnehmer Probleme an, die ihr heutiges Leben betreffen, wie z.B. finanzielle Sorgen oder Isolation. Einige Male gelang es, die Formulierung von Bedürfnissen in Aktivität münden zu lassen. Einige Teilnehmer äußerten beispielsweise bei einem Gespräch zum Thema »Friedensbewegung« den Wunsch, ihre Erfahrungen im Krieg an Schulkinder weiterzugeben. Wenig später engagierte sich ein Ehepaar in einem Projekt über Nationalsozialismus als »Zeugen der Zeit«.

9. *Die anfängliche Frage nach dem »feed back« des Wissenschaftlers an seine Interviewpersonen läßt sich im Zusammenhang mit dem Projekt folgendermaßen beantworten:*
Aufgrund des Abstraktionsgrades wissenschaftlicher Arbeiten ist es in der Regel kein erfolgversprechender Weg den Befragten die fertige Arbeit vorzulegen. Das »Tauschgeschäft« zwischen Interviewer und Interviewten bedeutet vereinfacht gesprochen nicht Information gegen Abstraktion, sondern Information gegen Sozialkontakt. Darüber hinaus gibt es in unserem Modell die Möglichkeit, daß die alten Menschen einander ihre Geschichte vermitteln, um sie gemeinsam zu reflektieren. So bleibt etwa gesellschaftliche Klassenzugehörigkeit kein abstrakter Begriff, sondern zeigt sich in der Summe vieler konkreter Einzelerfahrungen in den verschiedensten Lebenssituationen, die den Teilnehmern des Gesprächskreises Unterschiede und Zusammenhänge viel anschaulicher nahe bringen kann, als jede wissenschaftliche Erläuterung.

10. *Die optimistischen Ausblicke bedürfen aber angesichts des Zeit- und Arbeitsaufwandes zuletzt auch einer gehörigen Relativierung:* Wir glauben zwar, daß unser Modell einer »Geschichtswerkstatt« mit alten Menschen eine vielversprechende Möglichkeit für emanzipatorische Erwachsenenbildung darstellt, sind uns aber auch im klaren darüber, wieviel Zeit und Arbeitsaufwand damit verbunden ist, und daß die hohen Erwartungen trotzdem sehr oft nicht eingelöst werden können.

Aber auch im Umgang mit Sterbenden wird die Lebensbiographie derzeit immer mehr in den Vordergrund gestellt. So schreibt Hilarion PETZOLD aus Düsseldorf in der deutschen Altenpflegezeitung folgenden, hier auszugsweise veröffentlichten Bericht:

»Umgang mit Sterbenden

Die Bedeutung der Lebensbilanz

Der schwerkranke, alte und insbesondere der sterbende Mensch ist in eine Situation gestellt, in der sich seine Lebensspanne dem Ende zuneigt. Es verbleibt ihm nur noch wenig Lebenszeit. Sein Zukunftshorizont greift nicht mehr weit, so daß er keine Hoffnungen aus dem, was noch kommen wird, schöpfen kann, zumindest, was sein Leben in »dieser Welt« anbetrifft, und auch Wünsche, Pläne und Sehnsüchte zerbrechen an dem Erlebnis der Begrenztheit der Zeit. Dies ist eine Situation, in der sich Menschen in besonderer Weise der Vergangenheit zuwenden. Sie ist das einzige, was noch verbleibt. An die Stelle der Zukunftsorientierung junger Jahre – der Zukunftstraum erscheint unermeßlich groß – tritt eine Vergangenheitsorientierung, denn der gelebte Zeitraum ist, zumindest bei älteren Menschen, ein großer Zeitabschnitt, ausgefüllt mit einer Vielfalt guter, aber auch belastender Ereignisse.

Natürlich kann eine Rückschau den Charakter der »Flucht« vor einer bedrückenden und schmerzlichen Gegenwart darstellen; jedoch muß man sich hüten, hier eine moralisierende Perspektive einzuführen. Warum soll der Sterbende, der alte Mensch nicht fliehen? Oft finden wir auch das Ausblenden der Vergangenheit als »Abwehrmechanismus«, als Angst, sich mit der Vielfalt negativer Erfahrungen auseinanderzusetzen; und auch hier stellt sich für uns, die Jungen, die Experten – Ärzte, Pflegepersonal, Psychologen oder Sozialarbeiter – die Frage: Mit welchem Recht verlangen wir von einem Menschen im Angesicht des Todes eine Auseinandersetzung mit seinem Leben?«

In über 20 Jahren Arbeit mit alten Menschen, Schwerkranken und Sterbenden in Form von Einzel- und Gruppentherapie, Sozialtherapie und Bildungsarbeit habe ich sehr viele Ideologien über das Altern und das Alter aufgeben müssen. Ich habe entdeckt, daß sehr viel von dem, was ich für die alten Menschen für gut oder richtig hielt, meine eigenen Wünsche und Ängste widerspiegelte. Was für einen alten Menschen, einen Schwerkranken oder Sterbenden gut ist oder nicht, kann nicht aufgrund irgendwelcher ideologischer Vorentscheidungen bestimmt werden, sondern es muß jeweils neu und differentiell mit dem Betreffenden herausgefunden und erarbeitet werden (Spiegel-Rösing, Petzold 1984; Petzold 1985). In diesem Sinne erfordert die Begleitung von Menschen in Alter und Krankheit die Auseinandersetzung mit den eigenen Ängsten, Todesbildern, Altersklischees, Abwehrstrategien und Sterbeideologien, sie erfordert weiterhin ein Überprüfen der eigenen Ressourcen. Denn das Angebot der Begleitung auf einer personalen Ebene sollte nicht zurückgezogen werden, wenn es einmal gemacht wurde. Das könnte dem bedrängten Menschen den letzten Halt nehmen.

Vergangenheitsorientierung

So sollte man gut vorbereitet sein und wissen, ob man von seinem seelischen Vermögen und seiner Lebenssituation dazu in der Lage ist, eine Kranken- oder Sterbebegleitung zu unternehmen. Diese Situation der Begleitung auf der Ebene personaler Begegnung, ja in Form einer »Wahlverwandtschaft«, wird uns als Pflegekräften und Therapeuten nicht immer möglich sein. Oft sind wir auf bloße »Versorgung« verwiesen, weil auch wir Grenzen haben. Es ist daher wesentlich, sich bewußt zu sein, wenn man mit einem Schwerkranken und Sterbenden in eine therapeutische Beziehung eintritt oder eine Begleitung übernimmt, daß man diese Aufgabe auch wirklich übernehmen kann, in Begegnung und Beziehung eintritt oder ob man es bei einem freundlichen und stützenden Kontakt beläßt – und auch der ist in vielen klinischen Institutionen selten genug.

Die differentielle Betrachtungsweise in Gerontologie und Thanatologie (Lehr 1979, Petzold, Spiegel-Rösing 1985) wird demnach auch darüber entscheiden, ob man mit einem alten Menschen, einem Schwerkranken oder Sterbenden in eine bilanzierende Aktivität eintritt oder nicht. Vergangenheitsorientierung, wie wir sie durch die »Aktivierung des Altgedächtnisses« im Senium oder überhaupt in belastenden Situationen finden – auch bei jüngeren Menschen nimmt in Krisensituationen eine Vergangenheitsorientierung zu (Davis 1979) -, ist nämlich noch nicht unbedingt »Lebensbilanz«. Die Ausrichtung auf die Vergangenheit hat zunächst einmal eine »identitätssichernde Funktion«. Das »kritische Lebensereignis« der Erkrankung oder der Sterbesituation bedroht die Identität. Aktivitäten fallen fort, Rollenzuschreibungen aus dem sozialen Kontext gehen verloren, die Fähigkeiten des Lebens sind eingeschränkt, die Möglichkeiten zur Kommunikation werden dünn. So wird auch der gewachsenen sozialen Welten und intakten Lebensgefühlen inhärente Sinn gefährdet. Indentitätserleben aber wird von einem Gefühl der eigenen Sinnhaftigkeit getragen. So bringt die Vergangenheitsorientierung Indentitätssicherung durch Rückgriff auf vergangenes Identitätserleben, auf vorgängige Sinnerfahrungen mit sich. Der Patient erzählt, wer er war, was er besessen hat, was er erlebte, und versucht auf diese Weise, mit dem Begleiter Vergangenes zu teilen, wo nur noch wenig oder nur eine eingeschränkte Gegenwart zu teilen ist, die der Station, des Zimmers im Krankenhaus oder im Pflegeheim.

Abschiednehmen

Die Auseinandersetzung mit der eigenen Geschichte, den wichtigen Ereignisen des eigenen Lebens führt zu einem »Abschiednehmen« von diesen Ereignissen. Das Loslassen geschieht durch das Anschauen dessen, von dem man sich trennen muß. Es ist dieses Betrachten aber auch eine neue Form der Aneignung, indem man sich die Geschehnisse des Lebens noch einmal ins Gedächtnis, ins Erleben hebt und sie noch einmal in intensiver Weise nachvollzieht. Das Abschiednehmen wird ein »Nehmen«, nicht nur ein Verlieren. Der Abschied und das Loslassen von der Vergangenheit, auch von Dingen, die man noch vom Leben einzuklagen hätte, von fehlender Liebe, fehlendem Erfolg, Dinge, die man anzuklagen hätte, z.B. Verletzung, Kränkung, Ungerechtigkeiten – und all dies kann einen Menschen festhalten -, machen das Vondannengehen für viele Patienten leichter.

Aber auch das Loslassen darf nicht zu einem festen Programm für die Sterbebegleitung werden. Die Dinge sitzen zu tief, als daß sie durch Gespräch, Beistand, psychotherapeutische Intervention lösen ließen. Man darf auch nicht der weitverbreiteten und auch von mir in früheren Arbeiten vertretenen Auffassung folgen, daß ein »inneres Loslassen« immer zu einem leichteren Tod führe. Dies ist zwar zuweilen so, in der Regel jedoch bei Menschen, die bis in die terminale Phase hinein sich ihre emotionale Differenziertheit, kognitive Klarheit und Willenskraft erhalten konnten.

Schlußbemerkungen

Dieses Buch soll als Beitrag und Feedback zur Verbesserung der gerontopsychiatrischen Versorgung verstanden werden, jedoch nicht als wissenschaftliche Behandlung der darin angeschnitten praxisbezogenen Themen.

So wie die komplette Versorgung der geriatrisch-psychiatrischen Patienten nicht nur auf Grund wissenschaftlicher Erkenntnisse, sondern zum Großteil auf der Menschlichkeit, Erfahrung und Einstellung zum Altenberuhen, so wird die in Wien installierte therapeutische Pflege vorwiegend auf empirischer Basis durchgeführt.

Auch wurde über die Grundpflege sowie die somatische Krankenpflege in dieser Darstellung nicht viel berichtet, da man sie als bekannt voraussetzen darf. Die Thematik des symptomspezifischen Verhaltens, auf das bei unserer Tätigkeit besonderes Augenmerk berichtet wird, wurde nur kurz gestreift.

Vom Objekt zum Subjekt

In der Öffentlichkeit sind gegenwärtig bedeutende Bewußtseins- und Einstellungsänderungen gegenüber den älteren und psychisch erkrankten Menschen im Gang: sie werden nicht mehr lediglich als Objekte einer mehr oder weniger guten Befürsorgung betrachtet oder gar übersehen und abgeschrieben, wie dies in den vergangenen Jahrzehnten häufig der Fall war, sondern sie werden als eigene große Gruppe der Gesellschaft anerkannt, ihre verschiedenen Bedürfnisse und Erwartungen werden angemessener wahrgenommen, ihre Rechte und Möglichkeiten immer mehr geachtet.

Schlußworte

Sie werden wahrscheinlich kritisch vermerkt haben, daß ich in einigen Kapiteln meines Buches einige Sätze bei weitem überzeichnet habe. Es gibt für diese Überzeichnung eine Erklärung, die ich hier als Abschlußsatz aussprechen möchte.

Emotional leide ich immer noch darunter, wenn sich eine alte Frau den Schlüssel, der ihr aus der Hand gefallen ist, selbst aufheben soll oder ihr Bett selbst in Ordnung halten muß. So kann es schon vorkommen, daß, obwohl ich fachlich weiß, das Fördern durch Fordern das Gegebene ist, ich dann und wann versage dann und wann trotzdem einen Patienten stütze, halte oder gar füttere ... Aber ich weiß dann wenigstens, es wird mir klar und bewußt, daß mein Gefühl über mein Fachwissen gewonnen hat. Wer ist schon fehlerfrei?

Da die meisten Bücher mit Zusammenfassungen enden und ich bei allem eine Ausnahme bin, werde ich an den Schluß meines Buches *Forderungen und Zukunftsperspektiven* stellen, in der Hoffnung, das wenigstens die Forderungspunkte von den zuständigen Gesundheitspolitikern gelesen werden.

1.

Da der gerontopsychiatrische Klient, sehr oft in den Augen der Ärzteschaft ein Endpunkt-Patient ist (in der internen Medizin heißt das »Terminal-Patient« und bedeutet »wir Ärzte sind mit unserer Kunst am Ende«), ist gerade dieser Patient für die »Pflege« prädestiniert.

Das heißt, bei Terminal-Patienten kann sich der Pfleger mit seiner pflegerischen Leistung, mit seiner pflegerischen Fach- und Seelsorge die ihm zustehende Bestätigung holen.

Gerade für diese Patienten wird von der Öffentlichkeit eine umfassende Betreuung verlangt. Diesen Wunsch können wir aber nur dann erfüllen, wenn wir weiterhin unseren Wissensstand durch qualitative, quantitative und uns auf längere Zeitabschnitte bezogene Forschungsarbeiten, Studien und Analysen stützen können. Gerade auch bei der Pflege dieser Patienten kann sich das Pflegepersonal durch neue Zielsetzungen eine tiefere berufliche Zufriedenheit erhoffen und wird sie auch erhalten.

Auf keinen Fall sollte der geronto-psychiatrische Patient und seine, sei es intra- oder extramurale Pflegeperson durch das in diesen Fällen auch gar nicht mehr ethisch vertretbare Eingreifen von Pädagogen, Psychologen oder sonstigen Medizinern in Alphastellung, voreinander getrennt werden. Gerade das Pflegepersonal oder besser gesagt nur dieses verfügt auch über die somatische Ausbildung, die zur ganzheitlichen Pflege von alten Menschen notwendig, ja lebensnotwendig ist. Das Pflegepersonal muß sich selbst den Rücken stärken und das geschieht, wenn es aktiv am Pflegegeschehen, aktiv an der Pflege- und Sozialpolitik teilnimmt, wenn es aktiv eine Neuorientierung der geriatrischen Pflege durchführt.

2.

Ein weg vom »zu Tode pflegen« und dem dazugehörenden Burnout-Syndrom muß vorrangiges Ziel sein. Aktivierende Pflege muß ohne Über-Ich-Hemmungen durchgeführt werden. Wir müssen das »Helfen mit der Hand in der Hosentasche« praktisch durchführen und nicht nur darüber sprechen. Ich glaube, daß in der Altenversorgung eine entscheidende Verschiebung zwischen intramuraler und extramuraler Pflege stattfinden wird, doch zur Durchführung dieser extramuralen Pflegetätigkeit müssen die Pflegepersonen aufgeschlossener und risikofreudiger werden.

1975 schrieb SCHENK:

»Die Lebenszufriedenheit eines älteren Menschen ist umso niedriger, je unähnlicher seine Alterssituation gegenüber der Situation seiner mittleren Lebensjahre ist.«

Daher noch einmal, Aktivierung auf Grundlagen der Biographie ist ein System, ein durchführbares System, das hilft, das Befinden der alten Menschen zu bessern. Es darf allerdings nicht unerwähnt bleiben, daß ich von meinem Tun und Handeln voll überzeugt sein muß. Die Grundhaltung »hier ist nichts zu machen«, ist falsch und bewirkt von vornherein, daß mein Pflegefall zum Scheitern verurteilt ist.

3.
Es steht doch fest, daß ein freiheitsliebender Mensch (sympaticotoner Typ, in diesem Buch als Neologismus von mir beschrieben) einen größeren Freiheitstrieb als ein parasympaticotoner Typ aufweist. Ich möchte damit sagen, daß freiheitsliebende Menschen unter dem Druck eines Spitals leiden. Das Spital verlangt zur Aufrechterhaltung seiner Hausordnung Selbstbeherrschung, Kooperation, es verlangt damit vom alten, freiheitsliebenden Menschen zuviel. Aus diesem Grund werden sich immer Patienten finden, die aus dem Spital flüchten und sogar eine psychische Unterversorgung zugunsten ihres psychischen Wohlergehens in ihren eigenen vier Wänden in Kauf nehmen. Für den sozialpflegerischen Dienst ergibt sich aber daraus die Beachtung einer erhöhten Toleranzgrenze dem Patienten gegenüber. Der Klient darf, wenn es ihm paßt, schimpfen und toben. Beherzigen sie bitte diese meine Bemerkung, auch wenn sie ihnen aufs Erste übertrieben oder überspitzt vorkommen mag.

Wenn jeder Mensch, auch der Patient, ein Subjekt ist, ein für sich Verantwortlicher, dann kann unsere Aufgabe, das pflegerische Ziel nur darin bestehen, den Patienten zur »Unabhängigkeit von pflegerischen Leistungen« zu bewegen.

Eine arge Überlegung, denn eigentlich würde dies in der Folge heißen: »gute Medizin, gute Pflege ist nur jene, die keine Pflege, keine Medizin benötigt«.

4.
In der Anstalt muß eine ganzheitliche Pflege installiert werden, das symptomspezifische Verhalten und die Aktivierung hat am Krankenbett zu beginnen, eine nahtlose Weiterbehandlung muß anschließend in der Wohnung des Patienten erfolgen. Institutionelle Forderungen sind zugunsten der Bedürfnisse der Patienten umzufunktionieren.

5.
Pflegeforschung ist nie beendet, ist nie abgeschlossen. Weitere Bedürfnisse und Möglichkeiten müssen immer wieder gesucht werden. Wobei man sicher schon vorweg nehmen kann, daß es allgemein gültige Rezepte nie geben wird, da jeder Mensch seine eigene Biographie und sein eigenes unwiederholbares Leben lebt, in seiner Zeit, in seinem Milieu, mit seinen Veranlagungen, mit seinen Möglichkeiten. Und das alles sind Phänomene, die sich, da sie Leben bedeuten, ständig ändern werden

6.
Traditionelle Handlungen, meinetwegen mit Folklorecharakter versetzt, sowie die aktiven Animationen sind vor die passiven zu setzen. In der aktivierenden Pflege soll nicht der Pfleger, sondern der Patient aktiviert werden. Betreuer sind Ersatzspieler. Mütter haben immer und stets den Wunsch, »meine Kinder werden mich einmal betreuen«. Wir müssen ihnen klar machen, daß wir nur Profiersatzspieler sind und daher diesen ihren Wunsch nicht erfüllen können.

7.
Wir müssen akzeptieren, daß alte Dinge den Menschen ans Herz gewachsen sind. Christian MORGENSTERN schrieb ein Gedicht auf so ein geliebtes Gerümpel; es beginnt: »Hört, mein Wecker ist gestorben....«

Ich meine damit, daß wir die Familientherapie, in die Milieutherapie das alte Gerümpel mit aufnehmen sollten, wir sollten den Verwandten klar machen, daß bei Übersiedlungen in Altersheime oder bei allfälligen Entrümpelungsaktionen durch die Jungen, alte Kästen, Reindln etc. möglichst mitgenommen, beziehungsweise aufbewahrt werden sollten. Erstens besitzt dieses alte Zeug einen hohen Erinnerungswert: jedes Ding ist erfüllt mit Leben der Mutter bis an den Rand und kann so die Erinnerung besser aufleben lassen als ein Bild der Mutter in der Schublade und zweitens hebt es das Selbstwertgefühl der Alten.

Je mehr Klienten aus einer Anstalt wieder entlassen werden, umso größer ist die Chance, das Bewußtsein der Bevölkerung dahingehend zu ändern, daß die Aufnahme in ein Pflegeheim oder eine Psychiatrie nicht mehr mit dem absoluten Ende gleichzusetzen ist. Ich glaube, daß es in der Folge auch ein Plus für die von den Patienten lebenden Heime bringen würde, wenn das Signal »Schnellrehabilitation« ertönt. Es ist ja vorstellbar, daß die Leute dann vorübergehend in Heime gehen und zu guter Letzt auch in ihren letzten Stunden der Pflegebedürftigkeit diese Heime aufsuchen werden.

9.
Unsere konsiliarpflegerischen Tätigkeiten in öffentlichen Spitälern haben uns gezeigt, daß die mobile Nachsorge, die »sanfte Entlassung«, und wie das auch immer heißen soll, ein Weg ist, auch neuro- und interne Betten zu leeren. Auch im Bettenleeren der Akut-Krankenhäuser haben wir somit Erfahrung und den Wegbereiter für andere uns nachfolgende Pflegepersonen geschaffen. Dies ist sicher nicht nur eine patientenbezogene Maßnahme, sondern finanziell gesehen auch von hohem volkswirtschaftlichem Interesse.

Notwendig für alle aktivierenden Schritte ist allerdings die Voraussetzung, die althergebrachten Berufsethik-Normverhaltungen in andere Bahnen zu lenken, die verlogene Berufsethik zu korregieren. Ich bin davon überzeugt, daß das sogenannte »Herz« jeglichen rehabilitativen Gedanken bremst.

In dem Buch »Einwände gegen das Christentum«, spricht D. M. MAC KINNON äußerst kritisch über das Phänomen der sogenannten menschlichen Aufopferung. Diese Aufopferungsethik, der wir auch in der Pflege begegnen, bewirkt, daß unter ihrem Deckmantel Grausamkeiten aller Art begangen werden. Dabei denke ich hier auch an die allzu rasch erfolgende Entlassung, die in manchen Staaten neuerdings in Mode kommt. Wie ich schon schrieb, möchte ich zum Abschluß nochmals erwähnen, daß ein »Tröstender, der im Mitleid ertrinkt, wie ein Kaninchen erscheint, das vor einer Schlange steht«.

Allerdings hat schon vor vielen Jahren Pastor Friedrich BODELSCHWINGH gesagt: »Wenn wir barmherziger werden wollen, dann müssen wir härter werden. Auch wer tröstet, darf nicht weich sein«.

11.
Hilfesuchende wollen nicht eine Diagnose sondern Hilfe. Daher sollen Pfleger das Befinden verbessern, der Arzt verbessert dann die Befunde. Dies ist aber nur möglich, wenn in der Ausbildung der Pflegepersonen nicht nur die Organ- und Funktionspathologie, sondern auch oder viel mehr die Beziehungspathologie, die Animation und die Biographie gelehrt wird.

Vertrauen und Dankbarkeit von seiten der Patienten erlangt man heute durch persönliche Zuwendung nicht so schnell und leicht wie durch ein Medikament. Auf die Dauer gesehen ist das erstere aber tragbarer. Der Patient im Jahr 2000 soll nicht unser Patient, sondern unser *Mitarbeiter* auf dem Weg zu seiner Gesundheit sein. Wobei wieder nicht vergessen werden darf, diese Sätze sind nur für »Pflegeneurotiker« bestimmt. Gesundheit bedeutet die Fähigkeit, etwas ertragen zu können, und wieviel unsere Alten ertragen können, müssen sie als Pfleger im extramuralen

Dienst erst erfahren. Denn solange unsere Anstalten institutionell betrieben werden, werden sie dies nie erleben. Auf alle Fälle darf durch den Pfleger nicht die Sehnsucht nach dem »warm-satt-sauber-Spital« erzeugt werden.

12.
Natürlich hat der ältere, sich zurückziehende Mensch auch das Recht, einmal zum Pflegefall zu werden. Zu diesem Zweck wird es und muß es immer Heime der verschiedensten Art geben. Ich kann mir aber zur Linderung des Aufnahmetraumas ohne weiteres eine Übergangspflege (Training ins Heim) gut vorstellen.

Sehr geehrter Leser

Ich habe versucht, ihnen ein Grundgerüst aus meiner Pflegeerfahrung zu geben und hoffe, es ist mir zumindest teilweise geglückt.

Wir haben in Wien die verschiedensten Zuweisungen von Neurologischen Krankenhäusern, Altersheimen und internen Stationen bei geriatrischen Patienten bekommen und im Sinne einer Konsiliartätigkeit meiner Arbeitsgruppe re-integriert. Auch die Kooperationsbereitschaft der praktischen Ärzte wurde durch den persönlichen Kontakt weiter forciert.

Gerade in Anbetracht der ständig steigenden Zahl von gerontologischen und geronto-psychiatrischen Patienten als Folge des sich ständig vermehrenden Fachwissens und der damit verbundenen Anhebung des Durchschnittsalters der Menschen, wäre die Einführung von sozialmedizinischen Pflegepersonen überlegenswert; dies würde nur eine berufsbegleitende, praxisrelevante Weiterbildung der Diplomkrankenpflegepersonen erfordern, denn nur so kann die Pflege der Patienten zu einer optimalen, sicheren und rehabilitativen Geronto-Psychiatrie werden und das teilweise schon resignierende Pflegepersonal neu motiviert werden, selbstständig zu arbeiten und neue Initiativen zu entwickeln.

Die in diesem Buch festgehaltenen Anregungen sollen daher lediglich eine Hilfe für den Leser oder die Verantwortlichen der Altersversorgung sein. Sie sollen eine Hilfe sein, die Situation besser zu beurteilen, sich einen Überblick über das, was bereits in der extramuralen Versorgung geschieht zu verschaffen. Sie sollen die Möglichkeit geben, sich durch gute Erfahrungen anderer zu eigenen, beziehungsweise neuen Initiativen und zur Zusammenarbeit mit schon bestehenden Institutionen inspirieren zu lassen.

Dies alles wird uns auch weiterhin gelingen, wenn wir uns entschließen, eine gemeinsame Zusammenarbeit aller in der Altenversorgung verankerten Berufsgruppen zu erreichen. Ohne »Sozialromantiker« zu sein, glaube ich, daß unser gemeinsames Ziel erreichbar ist.

Wir müssen versuchen, in der intramuralen, extramuralen und präventiven Krankenpflege denselben Weg zu gehen; nur so kann es uns gelingen, das Alte nicht als *Wohlstandsmüll* bezeichnet und behandelt werden.

Weiterführende Literatur

Auf dem Gebiet der geronto- und gerontopsychiatrischen Pflege gibt es kaum ein brauchbares Buch, das Nutzen für den Patienten bringen könnte. Meine Hauptunterlagen fußen noch immer auf den eigenen Pflegeberichten. Da aber die Grundthesen einiger fundamentaler Kapitel dieses Buches auf wissenschaftlicher Basis stehen, habe ich mich unter anderem folgender Bücher bedient.

Böhm, E.: Krankenpflege – Brücke in den Alltag. Psychiatrie-Verlag, Bonn 1985

Ciompi, L.: Aktuelle Probleme der geronto-psychiatrischen Forschung / Die Psychiatrie des Alters. F. Labhard, Basel

Dörner, K. / Egetmeyer, A. / Koenning, K.: Freispruch der Familie. Psychiatrie-Verlag, Bonn 1987

Dörner, K. / Plog, U.: Irren ist menschlich, Lehrbuch der Psychiatrie / Psychotherapie. 4. neu bearbeitete Auflage, Psychiatrie-Verlag Bonn 1987

Finzen, A.: Das Ende der Anstalt. Psychiatrie-Verlag, Bonn 1985

Fischer B. / Lehrl S.: Vierte Klausenbacher Gesprächsrunde. Gunther Narr Verlag, Tübingen 1983

Grauhan, A.: Berufsethische Normen in der Krankenpflege. Deutsche Krankenpflege-Zeitschrift, Jrg. 39, 7 / 8 / 85

Grond, E.: Praxis der psych. Altenpflege. Werk Verlag Banaschewski, 1981

Kanofski, Th., Oswald, H., Lehr, U.: Gerontologie. Kohlhammer-Verlag, 1984

Kaufmann, Chr.: Dienst am Kranken. Alexianerbrüder Aachen

Klenner, F.: Augenzeugen. Europa-Verlag, Wien 1982

Konferenzberichte: Sozialmedizinische Arbeit und Krankenpflegerische Bedürfnisse im Wandel. WHO-Eigendruck, Dänemark 1981

Konrad, H.: Proletariat. Böhlauverlag

Kupfer, P.: Wie sie den Tod besiegten. Orac Verlag, Wien 1978

Legewie, H.: Alltag und seelische Gesundheit. Psychiatrie Verlag, Bonn 1987

Lilie, H.: Rechtsnormen in der Krankenpflege Deutsche Krankenpflege-Zeitschrift, Jrg. 39, 7 / 8 / 85

Lowy, L.: Soziale Arbeit mit älteren Menschen. Lambertus Verlag

Nowotny, E.: Psychologie. Franz Deuticke Verlag, Wien 1972

Österreicher, K.: Interventionsgerontologie. Zeitschr. F. Gerontologie 12, Darmstadt 1979

Petzold/Bubolz: Psychotherapie mit alten Menschen. Junfermann Verlag, Paderborn 1979

Platt, D.: Funktionsstörungen des Gehirns im Alter. Schattauer Verlag, Stuttgart 1980

Rosenmayer, L.: Die späte Freiheit. Severin und Siedler, Berlin 1983

Satory, G. und Th.: Anregungen für junge ältere Menschen. Pfeiffer Verlag, München 1974

Strotzka, H.: Psychotherapie: Grundlagen, Verfahren, Indikationen. Urban & Schwarzenberg, München 1978

Watzlawick, P.: Wie wirklich ist die Wirklichkeit. R. Piper Verlag, München 1976

Werner, W.: Psychische Störungen des alternden Menschen. Eigendruck Hoechst 1983

Wingenroth, C.: Lebensfreude nach 60. Econ Verlag, Düsseldorf

Zimmermann, Robert: Alter und Hilfsbedürftigkeit. Enke Verlag, Stuttgart 1977

sowie unzählige Artikel aus Fachzeitschriften